津沽中医珍籍

第四辑

总顾问　张伯礼　张大宁

总主编　王栩冬　赵　强　郭利平

天津出版传媒集团

天津科学技术出版社

《津沽中医珍籍》系列丛书
编委会

总 顾 问	张伯礼　张大宁
总 主 审	高文柱　于春泉
顾　　问	吴仕骥　郭洪耀　郭洪图
总 主 编	王栩冬　赵　强　郭利平
副总主编	王　舒　张　磊　张勉之　刘　毅
	安世华　田　露　潘　东　陈景林
编　　委	（按姓氏笔画排序）
	马国海　王　蕾　王慧生　王耀光
	刘　晶　宋光明　张西波　张志国
	张朝晖　吴胜广　郝　征
秘　　书	何　璇　张丽红　李珊珊　张润琛

第四辑 编委名单

主　　编　赵　强　吴胜广
副 主 编　石江伟　陆　军　谢艳秋　何　璇
编　　委（按姓氏笔画排序）

王　伟　冯　伟　刘　丽　纪如峰

陈雅琼　孟　曦　姚春玲　袁紫嫣

温冠群

《津沽中医珍籍》系列丛书序文

  数百年的津沽大地，源远流长的中华文化在此汇聚，近一两百年来，华洋杂处，中西融汇，又成为中西汇通的发祥地。两种文化不断碰撞，不断积淀，形成了兼收并蓄的津沽文化。津沽中医文化亦然，历代南北医家云集于此，他们既勤求古训，博采众方，衷中参西，仁心济世，又著书立说，传承医粹，不仅成就了众多蜚声杏林的名医大家，也刊行了各类学科纷呈的医籍名著。

  由于年代久远，大多津沽名医之医籍名著，或仅存其名，或残破不全，或鲜见于世。如何将散落的津沽中医文化碎片进行较为系统的收集与整理，是时代的需要，是事业的需要，也是我市中医文化保存和发展的需要。

  习近平总书记在 2020 年 6 月 2 日主持召开的专家学者座谈会上指出："要加强古典医籍精华的梳理和挖掘。"作为当代中医工作者责无旁贷！我们要义不容辞地做好津沽中医文化"抢救性"工作，努力挖掘、梳理、传承其精华，戮力守正、创新、发展其国粹，使天津这座历史名城的文化遗产发扬光大。

  由天津市中医药研究院、天津中医药大学等单位，收集了津沽自金代末年至民国时期的 40 余种医籍残本、珍本等，进行了整理、校正、点评，并出版《津沽中医珍籍》系列丛书。文化是一个民族的灵魂，一个民族，如果没有自己的文化，这个民族永远不会强大。

出版这套《津沽中医珍籍》，就是落实习总书记"保护好城市历史文化遗产"重要指示的一个举措。中医文献的价值非常重大，虽然文献年代久远，但历久弥新，学术长青。文献中的精华，不仅有传承，还能从中寻找到解决临床问题的思路和方法，其独特的理论方法和原创的思维模式，也为解决当前医学难题开拓新的路径，丰富当代医药领域研究内容。

现在，中医药文献的人才已经出现了断层，如何抢救、挖掘、整理津沽散落的中医药古医籍文献，也是当务之急。欣慰的是，本市有一批热衷于此的中医医史文献人才，如有老一辈专家高文柱、吴仕骥、郭洪耀等，他们富有学术责任感，学识渊博，经验成熟，有能力指导做好这件事。同时也在这个过程中带出一支青年医史文献研究队伍，在实践中培养，在实践中成长。所以，我们必须抓住这个有利时机，高质量地完成这套丛书，不给事业留遗憾，不给时代留遗憾。

这套丛书具有一定的历史文献价值和临床实用价值，希望能为天津中医药事业乃至全国中医药事业，传承创新发展作出应有的贡献！

中国工程院院士　国医大师
中国中医科学院　名誉院长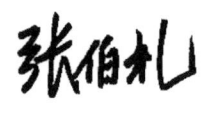
天津中医药大学　名誉校长

2024 年初冬于天津静海团泊湖畔

前 言

古往今来，医之大家灿若繁星，传世医籍浩如烟海，而今"要加强古典医籍精华的梳理和挖掘"，已是时代之需。

天津，自古因河而生，因河而盛，古时名为直沽，自明朝初年设为卫戍之地"天津卫"之后，也称"津沽"；因其位于渤海之滨，地处九河下梢，以独特的开放性地缘优势，使津沽文化具有鲜明的地域性、包容性和开放性。此品性，也沁润着不断传承与发展的津沽中医。

数百年来，中医在津沽大地生生不息，云集了大江南北的名家翘楚，吸纳了古今中西的医学精华。医家不仅仁心济世，技艺纷呈，而且著书立说，百家争鸣，逐渐形成了独具特色的"津沽医派""汇通学派"等彪炳于世。

津沽医家之医籍，上迄金元，下至民国，约有二百多种刊行，并流传于世。它见证了津沽中医的传承与发展脉络，记录了历代医家的学术思想和临床经验，传承了本地人民的养生与保健方法；它堪称是一座城市的历史文化遗产。然而，由于年代久远、天灾兵祸等因素，有些医籍，或鲜见于世，或仅存其名不知所处，或残缺不全而成残卷。

由于各种原因，以往全国各地尚未有全面地、系统性地挖掘和整理地方性中医古籍，本市亦然。

如何挖掘地方性中医古籍，我国医史文献一代宗师郭霭春教授在"地方志与医学文献整理"文中指出："至于民间医生所著医书大部分被遗漏了，不能不说这是作为医部专题书目的一大缺陷。地方志中有关医家书目，无论已经刊行，或家藏稿本，均加以著录。其书目之多，门类之全，都是以往书目所未见的。把这些书目分类甄录、汇集成编，不仅能显示出我国民间医学文献的光辉成就，补充以往书目的不足，而且有利于因地求书、因书知学"。

天津市中医药研究院，联合天津中医药大学郭霭春医史文献研究所等单位，组织全市有关专家，根据《中医古籍联合目录》《中国分省医籍考》等书籍的相关记载，并查阅地方志，确定收集与整理书目；收集范围主要是民国之前，由津门医家编著刊行或未刊行的；收集书籍主要源自国内中医药大学图书馆、省市图书馆等，甚至民间家藏；收集原书，或影印本，或抄本；整理人员本着固守底本原文，兼顾方便阅读，按照《中医古籍整理规范》要求进行整理，并完成文字由繁易简，版面竖排转横，且参照其他版本进行对校或他校。

本系列丛书涵盖了中医内科、外科、妇科、儿科、针灸、伤寒、疫病、养生、验方、中药、医话等类，共40多部书籍。其中《补注瘟疫论》《痧症传信方》《说疫》等书中对中医药防治瘟疫、鼠疫、霍乱、痢疾、天花等烈性传染病均有论述，能反映出天津地区自明代至民国时期防治疫病的整体水平，具有历史意义和现实意义。

《窦太师外科全书》《外科医镜》等书籍为自宋末元初至民国时期天津地区外科著作，书中对中医疮疡内外治疗诸法均有论述，对中医外科辨证论治的论述极为精当，详述中医外科器械，为中医外科著作中所不多见，反映出天津地区的外科发展史，具有极高的学术价值、文献价值和历史价值，也是本市中医疮疡学科在全国处于领先水平的根基；窦默所著《针经指南》，为中医学史上公认的具有极高价值的经典著作，与《针灸甲乙经》《针灸大成》齐名，其版本是目前保存最为完整的。

《医方丛话》《验方汇集》《三指捷编》《注礼堂医学举要》《经验良方》等书对中医内、外、妇、儿、眼各科皆有精当论述，并涉及养生和饮食，及畜病经验方等，尤其是《中西医话》《养生医药浅说》《国医正言》等，以中医为主，兼附西医之融合，可见天津地区当时中西医并用之端倪，其中西汇通之理念，至今历久弥新。

民国二十三年出版的《中华新药物学大辞典》，共收药品1500余种，以显微镜检查其内部构造，并分析其主要成分，测算其用量，试验其功效等，在我国率先开创了采用现代方法研究传统中药之先河。

为了便于了解津沽医家及其医籍的概况，在篇首对著书医家和专著内容进行了简介，在篇尾对其学术思想进行了注疏；同时，为了便于进一步研究该书籍，提供了藏书的主要线索。其用心之处，不可多见，如有失体，还望海涵。由于版式变更造成的文字变化，均已更正，底本中的异体字、俗写字、错别字均已修正，故均不出注。其中，生涩难懂之字词，生僻难见之术语，因现在查阅，随手可得，均不出注，还请包容。

张伯礼院士自2022年9月至今，多次对整理的书稿进行审阅，并从专业的角度进行指导，说"这对本市乃至全国中医是件好事，出版丛书，意义更大"，并作序以资勉励。

张大宁国医大师欣然写跋，认为此举"有助于深化中医学与地方传统文化交融互进，有助于推动本市中医药文化的创新性发展和创造性转化"。

高文柱研究员建议对津沽中医古籍无论刊行与否，有就皆收，它能更好地厘清津沽中医发生、传承、发展的脉络。

同时，此书还受益于医史文献专家的具体指教，受到了各级领导的高度重视与鼎力支持，得到了天津市中医药研究院，天津中医药大学暨第一、第二附属医院，南开区、北辰区、蓟州区、武清区、宁河区等医疗机构的专家参与，在此俯首致谢！

本系列丛书拟出版 20 余辑，以 5 辑为单元陆续整理与出版。因此，此次收集和整理是本市有史以来体量最大的中医文献整理工作的开始，更是一项极其重要的城市文化遗产保护工程。我们也期待古医籍藏家，共同参与挖掘与整理津沽中医珍籍之善事，不断地修补它的缺失。

由于编者水平有限，粗疏与错误之处在所难免，恳请同道，不吝斧正！

编者

2024 年 11 月

目 录

《窦太师外科全书》………………………………………… 1
《窦太师外科全书》简介 …………………………………… 4
《窦太师外科全书》注疏 …………………………………… 452
《窦太师外科全书》藏书线索 ……………………………… 455
《针经指南》………………………………………………… 457
《针经指南》简介 …………………………………………… 460
《针经指南》注疏 …………………………………………… 498
《针经指南》藏书线索 ……………………………………… 500

寶太師外科全書

崇順堂藏板

窦太师外科全书

宋·窦 默 著

安世华 刘 丽 孟 曦 审校

简 介

《疮疡经验全书》，又称《窦太师外科全书》，《窦氏外科全书》。旧题宋窦默（汉卿）撰。据郭霭春《中国分省医籍考》记载，民国三十年《蓟县志》卷四《人物·医学》记载：窦汉卿，金时人。善医，妙于针，……著有《针经指南》及《疮疡经验全书》十三卷。首署燕山窦汉卿云。光绪十年《畿辅通志》有《疮疡经验全书》十三卷，宋窦汉卿撰。《四库全书存目提要》云：旧本题宋窦汉卿撰，而申时行《序》乃称汉卿合肥人，以疡医行于宋庆历、祥符间，曾治太子疾愈，封为太师，所著有《窦太师全书》，其裔孙梦麟亦工是术，因增订付梓云云。

《疮疡经验全书》十二卷，后附"蛇毒秘录总论"一卷。此书内容丰富，病类繁杂。除外科疮疡疾病外，尚收录五官、皮肤、小儿杂证等内容。

本次点校整理以清康熙崇顺堂刻本为底本，以锦章书局、会文堂版为互校本，并以《黄帝内经》等书进行他校。

《窦太师外科全书》目录

序	17
卷一	18
咽喉说（一）	18
又咽喉说	19
咽喉说（二）	19
缠喉风说	21
急喉图	27
风热喉症	28
牙痛	28
舌微黄	29
酒毒喉痹	29
风毒喉痹	30
风热喉痹	30
上腭生疮	31
重舌症	32
重腭症	32
口疮	33
莲花舌	33
阴毒喉痹	34

缠喉风外症	34
积热喉痈	35
木舌症	35
缠喉风内症	36
虚牙	36
牙宣	37
哑瘴喉风	38
弄舌喉风	39
喉肿	44
喉节	45
缠喉风	46
气痈喉闭	47
呛食喉风	48
喉痈	49
脚根喉风	50
喉闭	51
喉瘤	52
悬痈	53
锁喉疮	54
伤寒喉闭	55
双蛾风	56
口紧	57
小舌乳蛾	58
发脑	59
头后蜂窠散注	60

枕疽……………………………………………… 61

脑疽……………………………………………… 62

对口疮…………………………………………… 63

两边发际发……………………………………… 64

面发毒…………………………………………… 65

寒疮一…………………………………………… 66

瘰疬……………………………………………… 67

神效灸治瘰疬穴法……………………………… 70

风毒发疽………………………………………… 73

顶门痈…………………………………………… 74

眉风毒…………………………………………… 75

发眉疮…………………………………………… 76

上下眼丹………………………………………… 77

发鬓毒…………………………………………… 79

鬓疽……………………………………………… 80

痄腮毒…………………………………………… 81

耳风毒…………………………………………… 82

耳门痈、耳根痈………………………………… 83

发耳……………………………………………… 84

项疽毒…………………………………………… 85

风毒颈痈………………………………………… 86

发颐毒一名流注………………………………… 88

穿腮……………………………………………… 89

颏痈……………………………………………… 91

面风毒…………………………………………… 92

发须毒、发髭毒 ... 93

须发毒 ... 94

石疽 ... 95

颊疽 ... 96

漏睛疮 ... 97

鸦啗疮 ... 98

茧唇 ... 99

卷二 ... 101

肺疽 ... 101

肺痈 ... 102

井疽发 ... 104

穿心冷瘘 ... 105

胃痈 ... 107

心肝痈 ... 108

血疳疮 ... 109

蜂窠发胸 ... 110

九发 ... 111

脐痈 ... 112

小肠痈 ... 113

盘肠痈用腕疽后方 ... 114

发肚毒 ... 115

肚痈 ... 116

肋肚痈 ... 118

气毒流注 ... 119

脐痈毒 ... 120

乳痈	121
乳发	122
奶疬	123
乳癖	124
乳岩 已嫁、未嫁皆生	125
风毒遍身串	126
火腰带毒	127
内丹	128
肩疽并了疽	129
上下肋痈	130
训疽名熛疽	131
甲疽	133
嵌甲	134
代指	134
附脚背发	134
肘后痈 乃发臂毒也	135
左腋疽	135
右腋疽	136
筋疽	137
中发疽、了刺毒、天蛇毒	138
手腕毒	140
肩疽	141
背面毒	142
手心毒 与手背毒同	143
手腕毒	144

- 腕疽 …… 146
- 臂疽 …… 147
- 蝼蛄三串 …… 148
- 游丹 …… 149
- 火赤疮 …… 150
- 发背 …… 151
- 鱼脊疮 …… 153
- 散走流注发 …… 154
- 背发两头 …… 155
- 肾俞发 …… 156
- 对心发 此症难治 …… 157
- 连珠发 …… 158
- 蜂窠发 …… 160
- 经体发 …… 161
- 连子发背 …… 162
- 上中下三搭手 …… 163
- 上中下三发背 …… 164
- 对脐毒 …… 165
- 腰疽 …… 166
- 痰注 如缠袋形 …… 167
- 暑疔 …… 169
- 拔疔要法 …… 171
- 青疔 …… 175
- 黄疔 …… 176
- 赤疔 …… 177

白疔 …………………………………… 178

黑疔 …………………………………… 179

芝麻疔 ………………………………… 180

气疔 …………………………………… 181

火疔 …………………………………… 182

冷疔 …………………………………… 183

鱼脐疔 ………………………………… 184

卷三 …………………………………… 186

上肩疽下鼠疽 ………………………… 186

三串毒 ………………………………… 187

肾俞怒发及胂痈 ……………………… 188

左搭肩发 ……………………………… 190

右搭肩发 ……………………………… 191

左右串 ………………………………… 192

两肩两肋痈疽发 ……………………… 193

血溃流注疽 …………………………… 194

瘤发 …………………………………… 195

臁疮 …………………………………… 196

委中毒 ………………………………… 197

臀疽 …………………………………… 199

腿游风 ………………………………… 200

阴囊毒即外肾痈 ……………………… 201

肾痈 …………………………………… 202

阴蚀疮 ………………………………… 203

女阴蚀疮 ……………………………… 206

左右便毒	209
小肠流注	211
穿裆发	212
紫疥疮	213
坐马痈	215
跗骨疽痈论	216
贴骨疽	217
跗骨痈治法同前	218
脏毒症	218
鹤膝风	220
膝眼毒	222
人面疮	223
肫疽、骨槽疽	224
脚手发背	225
骨瘘疽	226
脚拐毒	227
骨疽疮	228
跟疽、一名牛茧蚕、一名土栗	229
鞋带疮、脚心毒	230
血风疮	231
风疳疮	233
肾气游风	234
里外臁疮	235
飞游毒	236
红丝疮	237

杨梅疮、一名广东疮、一名梅疮……238

汗法……239

癣疮……242

疥疮及白疱疮……244

雀子斑……245

诸瘤……246

大麻风毒……248

大麻风论……250

天泡疮……252

冷疳……253

小儿癞疮……254

眉疳疮……255

颏疳疮……256

赤游丹……257

鼻痔、名息肉……260

痔漏症并图说（附）……262

十五类图注……263

脱肛痔……270

卷四……272

小儿痘症……272

痘禁忌要略……273

痘始形图……277

痘交会图……278

痘成功图……278

气血交会图说……279

气血亏盈图说一 ……………………………………… 280
气血亏盈图说二 ……………………………………… 281
气血交会不足图说一 ………………………………… 281
气血亏盈图 …………………………………………… 282
气血交会不足图 ……………………………………… 282
气血交会不足图说二 ………………………………… 283
保元济会图说一 ……………………………………… 284
保元济会图说二 ……………………………………… 285
荣卫相生图序 ………………………………………… 285
荣卫相生图 …………………………………………… 286
荣卫相生图解 ………………………………………… 287
顺逆险三法图说一 …………………………………… 288
顺逆险三法之图 ……………………………………… 288
顺逆险三法图说二 …………………………………… 289
痘出形证、日期、顺逆险治例图 …………………… 289
验面部顺逆险之图 …………………………………… 290
始出图 ………………………………………………… 290
圆混图 ………………………………………………… 291
浆行图 ………………………………………………… 292
浆足图 ………………………………………………… 292
形色图 ………………………………………………… 293
起发图 ………………………………………………… 294
浆老图 ………………………………………………… 294
血尽图 ………………………………………………… 295
结痂图 ………………………………………………… 295

还元图·····296

气血偏胜受伤图说·····297

顶陷图·····297

倒陷图·····298

阳毒图·····299

痈毒图·····299

疔毒图·····300

内溃图·····301

痘疹四字经·····301

气血顺逆篇·····303

保元汤加减总要·····303

论曰·····304

卷五·····335

炮制法·····335

附子不可轻用·····344

总论病家大略·····344

医家切戒·····346

医家七诊·····347

玄门脉诀·····348

右手·····349

四时平脉·····351

明当脏之病·····351

五脏相入·····353

心病入脾·····355

明脏府相入·····357

心病入小肠 358

肺病入大肠 358

肝病入胆 358

大小肠九盘 359

腑脏背面图 360

十干日入神 366

逐日人神诀 368

五行相克 368

相死生 368

明脏腑成败 369

坐卧宴息法 372

煎药法 372

藏揩脓水纸法 373

自保护法 373

禁忌食物 374

世传秘方 374

卷六 395

世传秘方 395

序

尝概疾病于人，惟疮疡为最惨。乃近时疡医，指不胜屈，求其明经络、谙方药者，百不得一焉。盖世之医经医方浩如烟海，非得密旨奥诀融以心得正法，几何不致河汉其言耶？宋时有《窦太师全书》盛行于世。明，隆庆中，其嫡孙梦麟增订重梓。申相国尝为之序，惜，其版久失传，本多亥豕之伪。同里洪瞻严先生，精医术，所购书不下数十百种。余因获观是书，遂假归重录，谋付剞劂，以救世之疾痛颠连者。而瞻严先生复得宋刻原本，相为校勘。窦氏之遗书由是又粲然矣。若夫窦氏之得神其术始末，已详申序，兹不具述。特以疡医之视疾，其形色虽辨于外，而虚实必审于内。苟非剖解细微而刀圭漫用，药石误施，岂不以人为戏乎？余窃怜之、昔人有云：阴淫寒疾，阳淫热疾，风淫末疾，雨淫腹疾，晦淫惑疾，明淫心疾。此六者，伏于内则病在腑脏，发于外则病在肢体，有诸内者形诸外，理固然也。今观是书所载图，其形症明、其脏络察、其色脉辨、其逆顺详、其吉凶识、其浅深此，真所谓秘旨奥诀也。则是，编也不徒珍之灵兰之室，用当刊布寰区，以启后学，也可，以济群生也可。

康熙 丁酉 菊秋桐川陈延柱识

卷 一

咽喉说（一）

呼者因阳出，吸者随阴入，呼吸之间，肺经主之。喉咙以下言六脏，为手足之阴。咽门以下言六腑，为手足之阳。盖诸脏属阴为里，诸腑属阳为表。以脏者藏也，藏诸神流通也。腑者府库，主出纳水谷糟粕转输之谓也。自喉咙以下六脏，喉应天气乃肺之系也，以肺属金乾为天乾金也，故天气之道其中空长可以通气息。但喉咙与咽并行，其实两异，而人多惑之，盖喉咙为息道，咽中下水谷，其喉下接肺之气。一云：喉中三窍者，非果喉中具三窍，则水谷与气各从一窍而俱下肺中，肺下无窍何由传送水谷入于下焦。

黄帝书云：肺为诸脏之华盖，藏真高之气于肺经也。故清阳出上窍，浊阴出下窍。若世人不知保养，风寒暑湿燥热六气、喜怒忧思悲恐惊之七情，役冒非理百病生焉。病疡既成须寻所自，若喉痹、乳蛾、缠喉风、喉疮、喉闭、风毒、热毒等症，当刺则刺不可乱医，当吐则吐不可妄治，此等症系性命之根本，生死立见，不识其标本而攻之，失其法，则祸不旋踵矣。

又咽喉说

丹溪云：咽喉者，一身总要，与胃相授，呼吸之所从出。若胞膈蕴积热毒致生，风痰壅滞不散，发而为咽喉之病。喉内生疮，或状如肉，赤肉为肿，室塞不通，吐咽不下，甚则生出重舌。大法：先去风痰以通咽膈，然后解其热毒，迟则有不救之患。又有热毒冲于上腭而生疮谓之悬痈。及腑寒亦能令人咽闭，吞吐不利，宜用解施法，或曰治法视火微甚，微则正治，甚则反治。探痰出血随所施治，或于手大指少商穴出血行气，冲达于外者必外敷以药。余莹以鹅翎蘸米醋缴喉中摘去痰涎。盖酸能收痰又能消积血，乳蛾而不散者，以小刀就蛾上出血，皆用马牙硝吹点咽喉以退火邪。服射干、青黛、甘草、桔梗、黄芩、山栀、大黄、白矾、牛蒡子之类，随症佐利为方，以散上焦之热。外所敷药如生地、土龙肝、韭根皆可用。若咽喉生疮或白或赤者，多血大率多是痰热，先以桐油吐之，后用甘草汤解桐油之气。

咽喉说（二）

咽喉一科，昔先太师公立论于前矣，予岂敢复言乎，独坐细思又不容已也。咽喉之症司性命，出纳气饮之所深为至重。然，饮食精气之要路，肺与大肠表里之别脏腑，上通咽喉下由大肠出入之门户，肺为华盖发荫五脏，生死之玄门也。入谷则昌绝谷则亡，朝生暮死暮生朝死，须臾之间变症不一。惟肺主金，金主气而生津液，灌溉一身流润百骸。金能生水，生生不已循环无端，顺则五脏华敷百关通畅，此所谓养身之道也。阳明燥金，以致火克而生痰矣。咽喉之症从热而系乎太阳之标，故推而治之，可以解热、除毒、祛风、顺气，则自然平金也。丹溪先生以米醋搅口中以出痰，酸以收之之意也。愚见以为，太酸则燥，先用黄韭汁加玄明粉少许灌喉中，以吊其痰，次用酸水仍前加玄明粉灌之，后用蜜汤润之，渐渐探吐其痰，则咽喉开利矣，复以冰片散滋之无有不效。若缠喉风，用前三味，不能探吐其痰，宜用生桐油灌之、鹅翎搅之，再用蜜汤润之，急服牛黄清心丸或豁痰丸以坠其痰，旋以二陈汤加减服之，无不愈者。若喉中声出如雷、呛食眼张、天柱倒陷、面黑唇焦、鼻无气息、目睛突出、汗出如珠、卢扁复出不能生矣。然既患咽喉口舌之症延及颈项头面发肿，红如火光，药不能疗，急用磁锋砭去恶血，用鸡子清调乳香末润之立瘥，再用芭蕉根汁润之，以解其毒。若口舌肿大紫黑，急用针点去血随吹药末甚效。予久以此法行之颇活众多，故以此理论而发明之，再俟高明校裁，勿罪迂谬幸甚。

新增一应咽喉口舌等症神效方

目见勤财下药者多致枉死有力之家，宜修合施人以积子孙。

黄芩生 黄连生 山栀仁炒黑 各碾细末三钱 青梅干煅存性 青黛水飞去渣晒干各五钱 雄黄 鸡内金各一钱 人中白五钱 白硼砂 牛胆硝各三钱 枯白矾二钱

以上各为细末和匀，加真麝香三分、真冰片六分再碾，和入小瓷罐内，以乌金纸塞紧罐口，每用芦管超药吹入患上，一日夜吹十余次，徐徐流出痰涎渐愈。如有腐臭，急用蚌水灌净，或用猪牙皂、扁柏子和捣，加水去渣灌净。前药五钱加牛黄二分，铜青、熊胆、珍珠各五分，儿茶八分。

制梅法

大青梅一斤去核入、白矾、食盐各五钱拌和，再加蜒蟷不拘多少，层层间之一日夜，取梅晒干，收尽汁再晒干，煅灰存性，临用加入。

制胆硝法

冬月入朴硝在黑牛胆内，挂在风处一百三十日，去皮用之。夏月宜服冷香薷其灌口用雪里红捣汁灌之随地生多。

缠喉风说

夫缠喉风属痰热，咽喉里外皆肿者是也。外面无肿者必身发热面赤，此乃热毒之气极也。外面有肿者身亦发热，邪火发外之原也。或牙关不强外面不肿但喉中红者，曰暴感，热在心。如左边病退传右边，此余毒未尽故也。咽喉有数症，有积热、有风热、有客热、有病后余毒未除变化双乳蛾者。且如病中喉间有肿红色，数日其光似镜者，此积热也。且如喉中有肿其色微白，其形若臂者，此风毒喉痹也。此热毒因而感风相搏而发故也。或咽中有肿，其色带紫色者，此乃客热，谓其人暴感热毒之气壅塞喉间，需用木通、玄参、生地、黄芩、黄连、山栀仁，泻心经之火为要。或有传变木舌者，皆心热蕴积于胸中，故口中痰臭，服剂以凉膈为要。搽药以冰片散佐之。或用小靡刀点之以出紫血。或风毒喉痹内外俱肿其故何也？风毒之气结于喉间则壅塞喉间，乃风毒与痰相搏故也。《素问》云："无风则不动痰，无痰则不受风。"风痰相搏结塞咽喉，其外症咽喉形如鸡子大其色微白，外面腮上有肿其形似疮，身发寒热牙关紧强语声不出者是也。先用虀汁加玄明粉或蜜汤探取其痰，急服荆防消毒散，牙间肿处紫血用小刀点破，即用冰片散吹之，无不效验。

或莲花重舌者，其蕴热乘风而发心火炎上之义，治法同前。或病人瘥后口中臭，腹中绞痛者何？皆因热毒积于脾家，急用苏子降气汤服之。

苏子 前胡 厚朴 甘草 陈皮 半夏 黄芪 人参 五加皮 干姜 肉桂 桔梗 当归 羌活 麦冬 连翘

或病人瘥后喉中干痛者何？皆肾水枯滴，心火冲上耗散津液，先用麦门冬、五味、人参、杏仁、天门冬、甘草、天花粉、生地、当归、桔梗、山栀仁之类，噙以双清丸：薄荷、杏仁、桔梗、玄参、砂仁、甘草，上炼蜜丸。

或病人瘥后气短及声不出者，皆肺气不行，降气汤多加前胡，临服加姜汁以佐之。若病后声哑不言，此乃肺经受刑，百无一生。

或风热喉闭内外俱肿者，谓其人久积热毒因而感风，风热相搏发出外来则壅喉间。其人面赤腮肿身发寒热，喉中有块如拳外血鲜红，先用玉字药蜜调点之，次用荆防消毒饮加减治之。

或牙关紧强不得开者，此皆风痰相搏壅塞咽喉，先用木针排开。或黄齑菜汁、或温蜜汤、或醋水，俱下玄明粉灌喉，再用鹅翅搅之，吐出痰涎几碗。外用五倍末醋调敷之，急服荆防二陈汤，吹冰片散。

或喉中有疮其色带黄，探痰同前，用小刀点疮上出脓后，即吹冰片散，宜用服鼠黏子解毒汤。

或风热喉闭，其因皆由病人久积热毒因而感风，风热相搏故而发，外治法同前。

或虚阳上攻，由于久病元气虚弱，邪水上行，咽喉肿痛，上下不升降，水火不既济，心火冲喉，故肿痛而闭塞。其形若何？语声不出，牙关紧急，痰涎满口，手足厥冷，头目昏眩者是也，治法如前。

或厥重不醒人事，目张直视，可用茱萸研烂醋调，涂脚心，然后用降气汤治之。气喘加前胡、乌药，气短加沉香、人参。待手足温，饮薄粥以敛元气。入谷则昌，绝谷则亡，此之谓也。

或腮颌浮肿外面赤者，此必感于风毒，急用苏叶、枫叶、柏枝煎汤洗之，外用荆防羌活汤以祛其风，或十宣散。

或病人手足厥冷口唇摇动者，宜用小续命汤，姜枣煎热服。

或病传右畔者，余毒未除，急服牛蒡子汤、降气汤加减治之。

或舌上有白苔结硬，必作木舌，用前法治之。

或舌下生小舌名重舌，况舌乃心之苗，心火炎上故生之，用小刀点紫黑处，吹冰片散、服甘桔汤加山栀仁连翘之属。

或病后夜间不得睡，津液少者，杏苏膏或人参酸枣仁汤治之。

或虚阳上攻，上下不升降，水火不既济，腰冷不知痛痒，口中痰多唇黑者不治。

或前证口中红活吐得血，又有痰涎息不清者不治。

或前证手足冷者，声音不响，喉中无肿干痛者不治。

或前证手足冷不能自收，颈低不能自举，眼昏暗者不治。

或舌卷大不得吞咽，皆由热毒冲上，急用紫雪加脑麝掺舌上，再用冰片散吹之。

或咽喉有肿复生重舌，此两经受病俱有邪也，心邪发于舌下，胃邪出于喉咙，盖因喉间之邪触起于心经之邪，则其病俱发。外症头疼项强身发潮热者是也，探痰法同前。再用紫雪冰片散等治之。

或舌症白苔坚硬，药味不得入者，揩拭洁净用竹片刮舌，然后用药。

或热毒攻于舌，则舌生疮，客气吹干津液则舌硬也。王叔和云：

三部俱数，心家热，舌上生疮唇破裂，治法同前。

或上腭生疮，其因乃上焦积热，脾之气行也。然上腭属脾，故脾经受热则上腭生疮也，务须服清上膈去风痰之剂。

或喉咙有肿兼舌上生疮，此心经受热也，邪热存心日久则为喉闭，余毒于心则舌生疮也，须用冰片散、玄参升麻汤加减治之。其形如杨梅故谓之重腭。

或酒毒喉闭，酒毒蒸于心脾二经则壅咽喉，其人面赤而目睛上视者是也。取痰法如前，再用冰片散吹之，清凉散饮之。

或口中猝然有肿转胀转大，此名飞疡也，渐至杀人。用小刀点出血，鼠黏子解毒，加红花、牡丹皮，恶心腹胀满者，难生。

大凡男妇治法一般，惟女人喉中有肿而色红者，此月经不调也，经不能行则壅塞于上，故咽肿痛也。盖由荣卫不和。但男子以气为主，女子以血为主，男妇各随其气血之分调治，宜调荣汤可也。如病势重其色微白脚冷者，此虚阳上攻，宜服降气汤，探痰吹药同前。妇人有孕心头痛者，不治。

或牙关紧强不得开，心头闷乱气绝者，可用皂角末吹喉中。

或妇人产前咽喉痛而脉浮者，不治。

面赤而目睛上视者，不治。

面黑头汗出者，不治。

心胸紧满吐痰不出者，勿治。

自利，不治。

气促四肢厥冷，勿治。

心中怔忡胸前红甚，舌卷面赤目上视者，不治。

血气攻心欲绝，面红，勿治。

自利，喘，不治。

手足厥冷，不治。

潮热往来，时发谵语，不治。

胸腹胀急，不治。

喉中或雷声或呛食，不治。

或妇人伤寒身发潮热咽痛者，此经行上也。《活人书》云：妇人伤寒经水适来，昼则明明暮则谵语如见鬼神状，此乃热入血室，无犯胃气及上二焦，不可下也。小柴胡汤主之。今咽喉痛而潮热往来面赤唇红者，此热邪上壅也，不用小柴胡汤，宜用竹叶石膏汤清上膈除心烦，所以为妙，饮用四物汤。

或伤寒病四五日，发热鼻干口燥咽喉者，阳明自病也。阳明属胃，汗多则胃汁干，故津液不能潮咽而干痛也，宜用人参败毒散主之。

或伤寒三五日，咽喉中有肿，其色鲜红痰涎自出、头痛项强，须知属太阳经邪气入于经络，触动心间，但积热之毒攻咽，则咽喉肿痛，甘桔汤内加蒡子、玄参、生连之味，吹药同前。

或伤寒八九日以上，身无潮热，腹痛自利而咽喉痛者，此太阳经受病也，伤寒得汗已。不解，转入太阴，腹满时痛自利而咽喉肿痛其色微白此症可治，如手足厥冷自利不止者用真武汤主之。所谓真武者能补下元助阳正气，以手足和暖为妙。经云：但要口中红活有痰可治，宜随症加减用药，若口中黑则血已枯干，声哑目上视汗出者，不能治矣，切宜仔细看症。

或伤寒八九日以上，得汗已不散，喉咙痛舌干唇燥者，此少阳经自病也，太阴经受病得汗后未解，传入少阴经，少阴属肾，汗多则肾汁干，其肾水不能潮润咽喉，故其病也。如自利腹中痛，手足厥冷、咽中肿痛不可吞咽，如无涎唾及舌上干者，不治。

或病人八九日以上，身微温无他症，但喉中痛而无肿声哑者，不治。

或伤寒十余日以上，得汗已病解，无潮热脉平静而咽喉痛者，此余毒上攻也，宜用黏子解毒汤。

或阴毒伤寒，身体重、背强、眼痛不堪任、小腹急痛口青黑、毒气冲心，四肢厥冷、恶心吐逆、咽喉不利、脉沉细，若能速灸脐轮下，六日之内痊愈，否则难生。

若伤寒十余日以上，病后烦满咽喉痛，舌卷而挛缩者，不治。

若十余日以上病不解，传变，咽喉痛，外症唇青舌卷者，此病属厥阴经受病也，难治。

咽喉干痛无痰，不治。

咽喉痛而唇卷，不治。

咽喉痛而头汗出，不治。

口中黑者，难治。

鼻中塞者，不治。

或口中干，夜间潮热不得睡卧，时发谵语举足妄动者，用十味人参散主之。

一地松汁亦妙。

一谷精草碾末吹之。

一小青草汁亦妙。

一雄黄、玄明粉、白矾为末，吹之吐痰。

梦麟校正

急喉图

双乳蛾

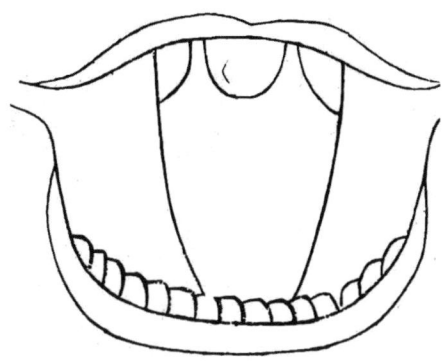

左咽软主吞咽，咽门分两路受其病不同，右喉主出声。

经云：喉能吸气，咽能咽物，故喉中病总而言之故为之咽喉。医者必分别而治之，其症种种各类其状各各不同，切宜仔细详审，此即双乳蛾也。

单乳蛾

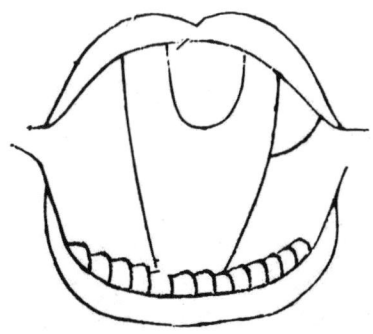

左畔虚阳上攻其肿微红者，若肺气，外症手足厥冷、痰涎自出、头重目昏，急用蘁菜酸汁加玄明粉灌之，旋去痰涎，即吹冰片散，再服苏子降气汤、二陈汤、甘桔汤，如厥重不省人事气欲绝者，急

以茱萸研烂酸醋调涂脚心。

风热喉症

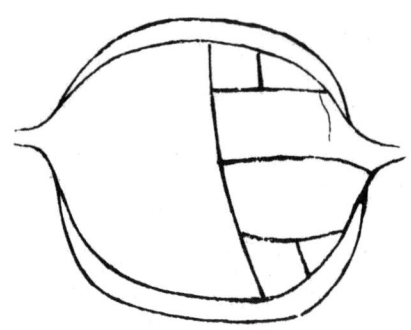

此症之起由于忧思劳碌太过，或对风言语，风入肺经作痰。务多去痰为要，其色鲜红久而紫赤，急用小锋刀点之，或用芦刀点之，血微出火已泻矣，再服煎剂并冰片散吹之甚效。凡紫赤色者变成淡红色愈之渐也。

牙　痛

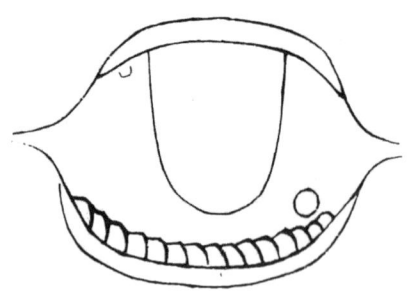

牙边生疮者如豆大，此脾胃二经火也，宜用小刀点破之，搽以冰片散，再服清胃汤、甘桔汤，无不愈矣。

舌微黄

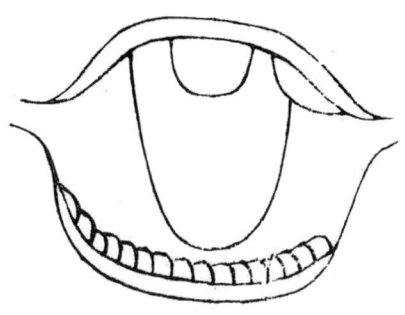

右畔虚阳上攻,其色微黄其形若蚕尔,故谓之乳蛾,其症亦手足厥冷,治法同前,倘腰痛,加干姜、赤芍药。

酒毒喉痹

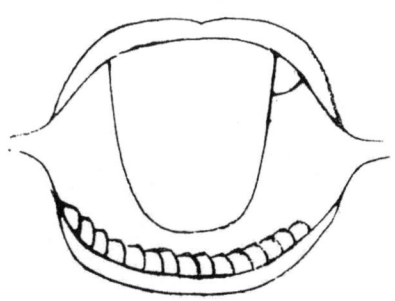

其形若鸡子,其肿鲜红其光如镜,外症发热恶寒、头痛项强,此上焦积热心脾受之,盖心脾二经主上焦,宜服黏子解毒汤,治法同前。

风毒喉痹

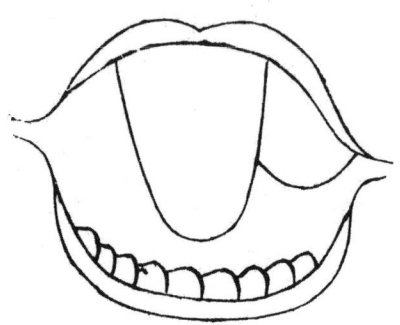

外赤肿内肿微红带白色,其形似蒸饼,连腮肿痛。外症身恶寒而无热,腮颌浮肿,牙关紧强,此乃风痰相搏结塞喉间,治法必以祛痰为主。吹药吹之,若外面肿红用围药敷之,中留一大孔再润之,以助药力。

风热喉痹

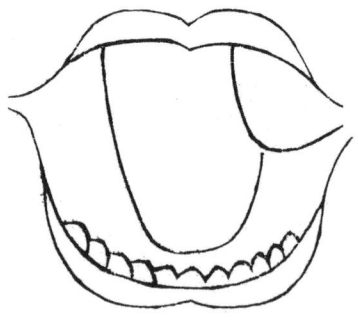

其肿红而微紫,其形如拳,其人面赤而目上视。外症壮热恶寒俨若伤寒,此病人久积热毒因而感风所致。如病人声音不响,宜用润肺之药治之。

上腭生疮

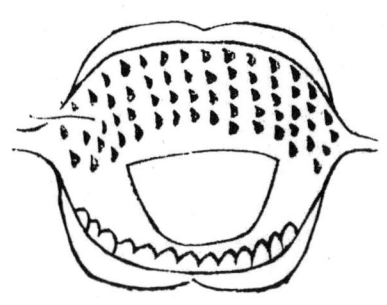

上腭生疮如黄粟，口中腥臭。外症为手怕冷脚怯寒，此脾经积热也。上腭属脾，脾气通于口，故脾经受热则上腭生疮也。先用蚌水布蘸缴净患处，先服清脾降火汤，再吹冰片散无不效。又宜戒酒戒色。

附取蚌水法：用蚌洗净打碎取水，另用湿棉布滤清。若用夏布，则夏布孔遇水即疏滑，则蚌中蚂蝗虫竟在水碗矣，偶入口中将何处之？其棉布孔遇水即紧密，则蝗不能下故用之。口喉之症属太阳之火，然蚌乃河中之物属太阴之精，故借水以济火耳。其肿黄、其血黑、其形若臂、其肿若坎。外症面赤，目睛上视，此乃热毒伤于心，脾气通于口，循环上下故咽喉痛。治法先取其痰，次用冰片散干吹，鼠黏子汤多加干姜、天花粉、生黄连、山栀仁、连翘、玄参、桔梗、枳壳。

重舌症

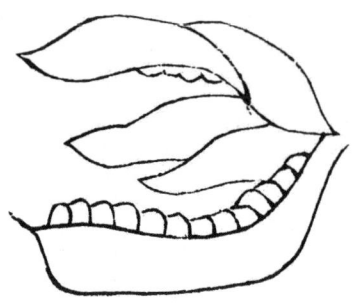

其舌下生一小舌,其舌鲜红。其外症颏下浮肿有硬核,此心经受热,毒气出于舌下。先用紫血掺上流出热涎,急服甘桔汤加姜灯心煎服。

重腭症

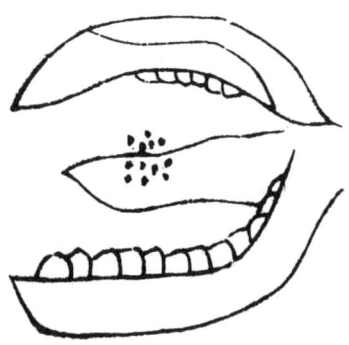

舌上生一疮,其状若杨梅。外症无寒并热,但作事烦心。先以甘桔汤多加山栀,后服黄连解毒汤,再吹冰片散,不宜用刀。

口疮

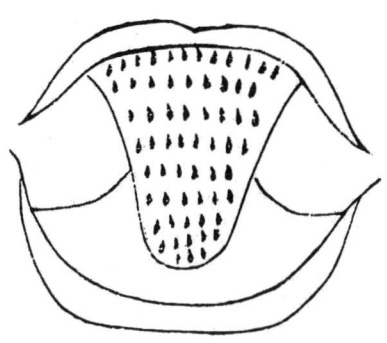

舌生疮如黄粟，外症怯寒而口张。先用蚌水或田螺水或苦茶缴净然后搽药，次服鼠黏子解毒汤加山栀黄连，口臭冰片吹药内加人中白、枯矾、铜青、黄连末。

莲花舌

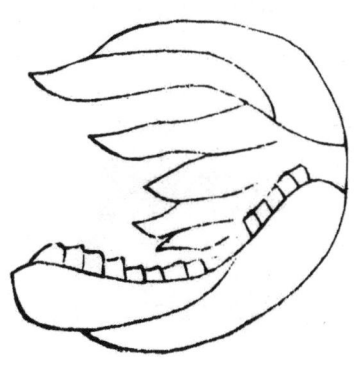

舌下生三小舌，其类如莲花状。但舌乃心之苗，心火上炎或思虑太过，或火气所伤，或酒后当风取凉，以致风痰相搏而成此症。急用清凉解毒汤加减服之，再吹冰片散。如肿不散，次用小刀针出紫血为妙。

阴毒喉痹

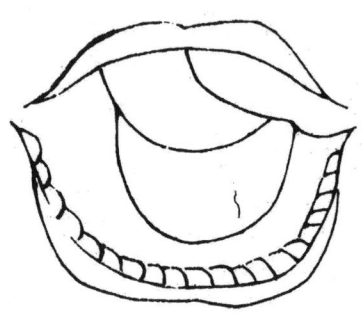

肿如紫李见黑色，其色光血红可治，阴毒血黑不治。外症恶寒其身眴动振，腰痛脚冷，此冬月感阴湿火邪相干也，其血微红及肿初软，喉中有痰可治。血红黑甚肿硬喉干难治。先服五服化毒丹，次以苏子降气汤，再吹冰片散，一月之内戒酒。

缠喉风外症

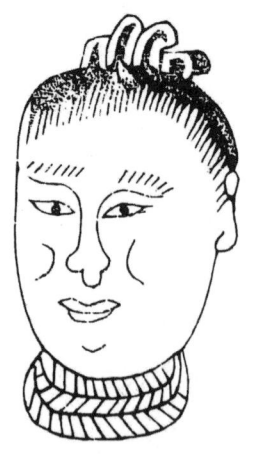

此症外面症如蛇缠颈，身发潮热头目大痛其症，其肿紫糖色，依总论治之，前吹药内加雄黄脑麝，服荆防黏子二陈汤，急用鹅毛蘸灯窝浊油，揽去痰涎三四碗，方活。如痰不能去难生矣，须要避风。

积热喉痛

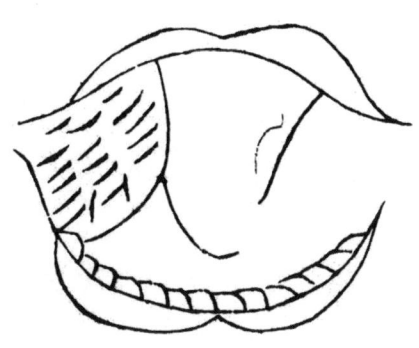

其肿如黄糖李，微黄上面红丝。外症项上痛齿疼，此胃经受热，胃气通于喉咙，故患喉痛。探痰法同前，吹药冰片散加玄明粉，煎药加当归、黄芪、倍冰片。

木舌症

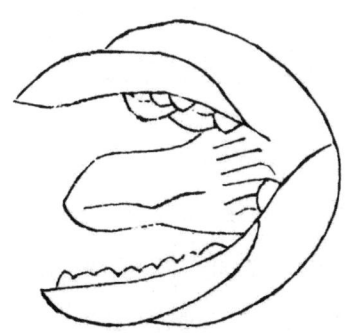

其木舌硬如穿山甲，见人舌做一拳。外症憎寒壮热语言蹇涩，此心经受热也，心者舌之本，因心而病，治法以小刀点紫黑处，煎药内多加山栀，山栀泻火之要品也。

缠喉风内症

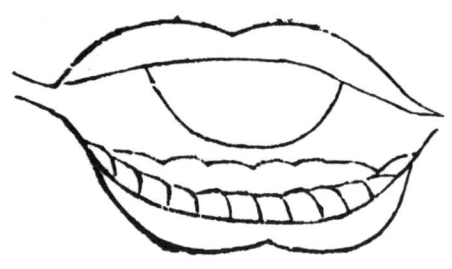

其肿红线白色，肿塞不见咽下。外症身发寒热，头痛。

虚牙

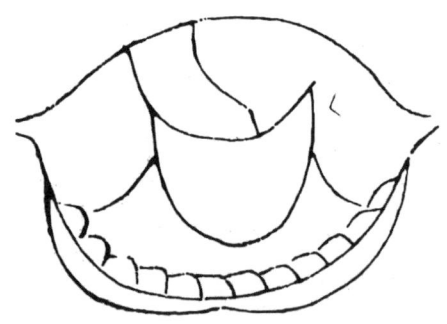

此症，齿属肾经，或风乘虚而入发肿，或饮酒太过而肿，或血虚而肿，或剔伤而肿，或房劳阴虚而肿。治法宜以意详症消息而治。

川乌　藁本　独活　荆芥　香附　当归　皂角　细辛　川椒

水醋各半煎，乘热噙漱，另服清胃汤、玉池散。

牙　宣

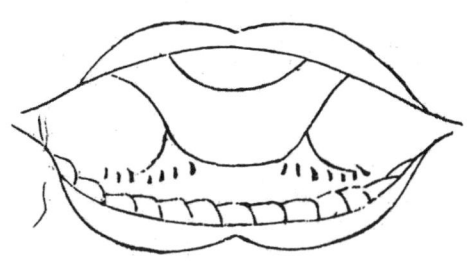

牙宣谓脾胃中热涌而宣露也，亦谓之龈宣。此症牙齿缝中出血，上属脾下属胃，吐血痰至斗深难疗者，急宜速治，迟则难生。先用蚌水灌净然后吹药。

冰片三分　麝香二分　红绒灰一钱　珍珠一钱　黄连末一钱五分　硼砂一钱　牛黄一钱　雄花五分　靛花一钱　鹿角灰一钱　五倍子三分　玄明粉一钱　人中白煅一钱　柏末一钱蜜炙褐色　鸡内金一钱煅

上药品穿腮肿毒治之亦妙。另细末和匀吹入患处，服清脾抑火汤。

犀角　生地黄　当归　芍药　青皮　鼠黏子　连翘　牡丹皮　红花　天花粉　桔梗　黄连　防风　黄芩　薄荷　石菖蒲

琥珀犀角膏　咽喉舌上生疮

琥珀　犀角各二钱　辰砂　茯神各一两　冰片一钱　辽参　酸枣仁二钱微炒去皮

上将人参、犀角、茯神为末入余药，令匀以蜜搜为膏子用磁器收贮　每服一弹大，麦门冬汤下，日进三次。

清胃汤

当归梢一钱　升麻二钱　黄连酒炒一钱　牡丹皮二钱五分　生地黄一钱酒洗

水一盅半煎服。

玉池散

藁本 升麻 防风 细辛 白芷 甘草节 当归 槐花 川芎 独活 黑豆

水二盅姜三片煎，食远服。

哑瘴喉风

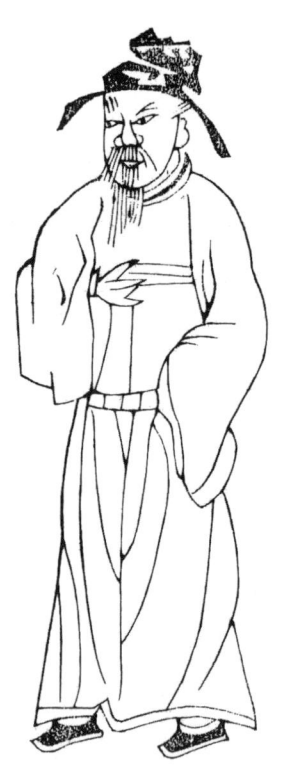

此哑瘴者，风痰犯于咽膈之间，此口不能言牙关不开。急用蟾酥磨水滴入鼻孔即开，随用桐油滴入喉中，仍将鹅毛搅喉间，风痰出尽再用甘草汤解桐油之气，即用冰片散吹之，更服荆防败毒散，连进三服。

如若面紫舌青唇黑、鼻流冷涕、底甲具青、目中多泪，不可治。

弄舌喉风

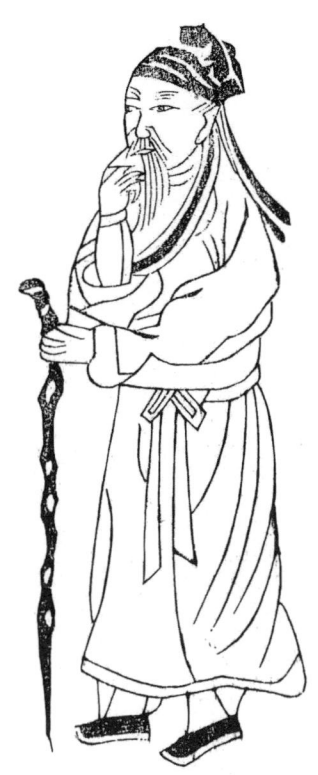

此症哑不能言，舌出常将手拿。急将两手大指侧爪甲缝用三棱针每指刺三针，有血可治，无血不治。若针少商穴亦妙。用铜匙排开口，用胆硝丹吹入喉中。灯窝内油脚再用鹅翎蘸，搅出痰涎，仍服雄黄化毒丸七丸，茶清送下。后服疏风甘桔汤，再用冰片散频吹之。其方具后。

当归梢　枳壳　桔梗　茯苓　黄芩　人参　山栀　黄连　荆芥　防风　玄参　甘草　连翘　缩砂　天花粉　陈皮　干葛　川芎

水二盅煎服。

吹药名冰片散

冰片一钱真者 硼砂五钱 雄黄二钱 蜜炙柏细末二钱 钞三张煅灰 鹿角霜一两 枯矾一钱 甘草末一钱 靛花二钱 黄连末二钱 玄明粉二钱 鸡内金烧存性一钱，即鸡肫内黄皮

口中气臭加人中白煅三钱，铜青煅不宜过五分。

紫雪

青矾不拘多少，煅通红取出放地上出火毒 冰片 麝香各少许 硼砂 玄明粉

上为末，放舌下或喉间。

一字散

用明矾一两火上熬滚，随下巴豆仁二十一粒即取出待冷，取出巴豆仁研末，干吹，名曰玉钥匙。

杏酥膏

甘草三钱 朱砂二钱 桔梗二钱 硼砂一钱 麝香少许 白芍药二钱 杏仁三钱去皮尖

俱为末。上炼蜜丸噙化。

化毒丹

人参二钱 茯苓五钱 靛花五钱一半为衣 麝香无亦可 玄参一两 桔梗二两 甘草一两二钱 薄荷一两二钱 牙硝五钱

上为末蜜丸。

十味人参散

人参 茯苓 甘草 当归 桔梗 紫苏 羌活 白附子 天花粉 黄芩 枣姜煎

乌药顺气汤

乌药 沉香 人参 枳壳 陈皮 甘草 姜煎服

苏子降气汤

前胡　苏子真者　半夏姜汁拌晒　陈皮　肉桂二分　厚朴　甘草　桔梗　黄芩　防风　枳壳余皆一钱　姜三片

煎服。

清火降气汤　治双乳鹅

苏子如无叶代　前胡　厚朴　甘草　陈皮　半夏用陈菜油炒　黄芪　人参　五加皮　干姜　肉桂　桔梗　当归　羌活　天花粉　玄参

二陈汤

陈皮　半夏　茯苓　甘草　玄参　升麻　桔梗　天花粉　牛蒡子研　连翘　当归　生地黄　赤芍药　黄连　白术　黄芩　青皮　紫苏梗　山栀仁

甘桔汤

甘草二钱生　天花粉桔梗二钱　花粉一钱　鼠黏子一钱　连翘　山栀仁一钱　生黄连一钱　生地黄一钱

鼠黏子解毒汤

鼠黏子　甘草　升麻　生地黄　天花粉　连翘　白术　黄芩　黄连　山栀仁　桔梗　青皮　防风　玄参

清脾降火汤

牡丹皮　青皮　当归　生地黄　黄连　黄芩　桔梗　白芍药　薄荷　防风　茯苓　台术　泽泻　猪苓　山栀仁　麦门冬　玄参

八正散

大黄　瞿麦　木通　甘草　滑石　车前子　山栀　扁蓄

黄连解毒汤

黄连　鼠黏子　桔梗　天花粉　连翘　当归　生地黄　白芍药　牡丹皮　青皮　枳壳　前胡　小柴胡　干葛　玄参　金银花

雄黄解毒丸

雄黄一两水飞　郁金一两，如无，肚姜黄　甘草节一两　芭蕉仁三十五粒　绿豆粉一两

上为末醋糊为丸豆大，每七丸茶清下，吐出痰涎立惺。未吐再服七丸，如人死者心尚热，研末灌之。

牛黄清心丸

牛胆南星一两　麝香五分　珍珠五分　冰片五分　黄连末二钱　防风末一钱　荆芥末一钱　五倍末一钱　桔梗末一钱　玄参一钱　茯神一钱　当归一钱　雄黄二钱　轻粉三分　天竺黄一钱　犀角末一钱

上为细末和匀，甘草膏为丸如龙眼大辰砂为衣，日中晒干入瓷瓶中塞紧瓶口勿令出气。临服用薄荷汤磨服一丸。

围药名铁箍散

多年陈小粉炒黑四两　五倍子末二两　龟板一两火煅存性

上三味为细末醋蜜调敷，常用余醋润之以助药力。

又方名善消散

白及一两五钱　雄黄五钱另末　大黄八钱　黄柏五钱　山慈姑五钱

上为末，葱一把捣烂，加蜜少许再捣取汁调匀搽，四向空中出毒气如前润之。

玉枢丹即紫金锭

五倍三两淡红黄色者槌碎洗净　山慈姑二两去心　麝香三钱真　续随子去壳研细，以纸包压去油一两　红芽大戟洗净一两五钱

上各另末和匀，旋下糯米粥在木柏中捣千余下，分作四十锭，于端阳、重阳、七夕、修合辰日，亦可焚香在净室中，勿令妇人、孝服、不完形人及鸡犬之类见之，须要至诚，否则无效。日中晒干贮瓶中塞口勿令出味。如遇喉闭痈、疽、疔、癫蛇咬，水磨服之，

涂患处尤妙。

万灵膏

木香、乳香、没药各三钱　血竭二钱　蟾酥五钱　紫石英二钱　雄黄二钱　犀角一钱　冰片五分　麝香一钱

上为细末，糯米粥和匀捣千下成条每条五分。如遇前症以津液磨搽水亦可。

追疗飞龙夺命丹

辰砂　雄黄　蟾酥　蜈蚣炙　枯矾各一钱　轻粉二分　麝香五分　冰片二分

上为细末，蜒蚰捣膏，为丸如豆大，辰砂为衣。如遇疔疮恶症，用葱白二根同此丹五丸嚼烂热酒送下，以衣覆患处，出汗为妙，其酒随量饮之。

大小人口内臭疳药

枯矾煅极过，三钱　人中白即多年马桶内尿积一钱火煅　鸡内金炙一钱　铜青一钱　麝香二分　冰片一分　阿魏一分

上为末先用米泔缴净患处将此药干吹，蚌水缴尤妙。

平舌熏法

一人舌长三寸不能入口，用巴豆仁三粒，用竹纸包打去豆仁，将此油纸捻成条火点熏之，其舌闻烟即时缩上，急服清脾降火汤，再吹冰片散。

完舌围药

一人无故舌缩不能言，用芥菜子碾末醋调敷颈项下，即时能言。服清脾降火等汤，再用紫雪冰片散吹之。

又一人舌忽胀大满口，以百草霜搽之，即服粘子解毒汤，多加黄连、连翘、紫苏梗，或服黄连解毒汤并服牛黄清心丸。如无百草

霜以冰片散代之，用铍刀刺之。

喉肿

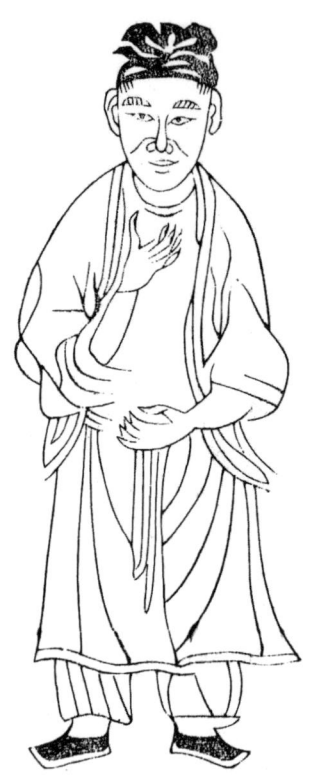

此毒起于脾经，因食煎煿油腻等物及饮酒太过而行房事，以致毒气不能流行聚结于喉根，若不速治溃毒闭急即死。治法先用醋水蓠汁搅去痰涎，即用吹喉药吹数次，后服八正顺气散。

厚朴 砂仁 半夏 陈皮 茯苓 青皮 桔梗 芍药 枳壳 木香 玄参 鼠黏子 山栀仁

上剉水两盅，姜三片煎服。

喉 节

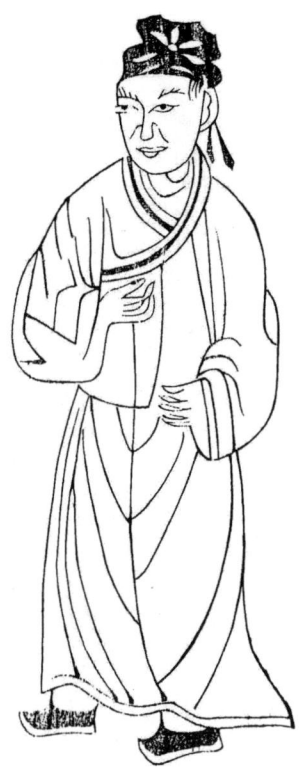

此症生于鸠尾之中，初起于梅核在喉膈之间，吐不出咽不下，至三日渐上喉节之间，名为喉节。其疾须用刺破后用胆硝丹吹入喉中，再用雄黄化毒丸吞下七丸，仍用四七气汤连进五服，再用冰片散吹之。

四七气汤

甘草 桔梗 枳壳 天花粉 鼠黏子 山栀仁 生地黄 玄参 陈皮 连翘 茯苓 紫苏

上咬咀，水二盏，姜三片煎服。

缠喉风

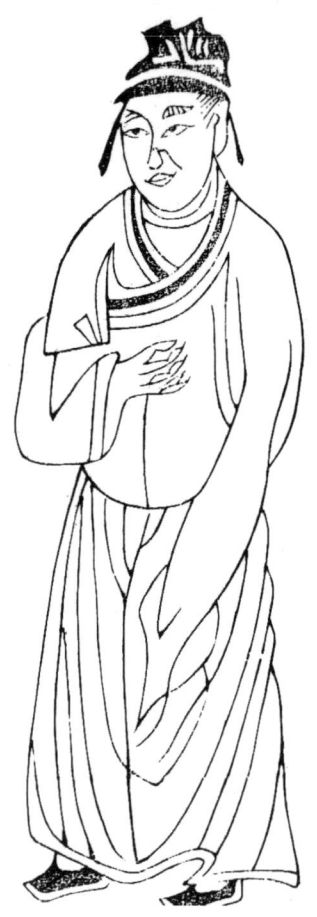

此病因肾经有热，内枯不能上润，致令心火盛故发此症。服败毒散，具探吐法在前。

羌活 防风 桔梗 黄芪 黄芩 白芷 甘草 陈皮 柴胡 芍药 前胡 玄参 鼠黏子

仍用吹喉药吹三五次，又用地白松根醋捣汁漱出风痰。如喉开雷声者不可治，切宜仔细。

气痈喉闭

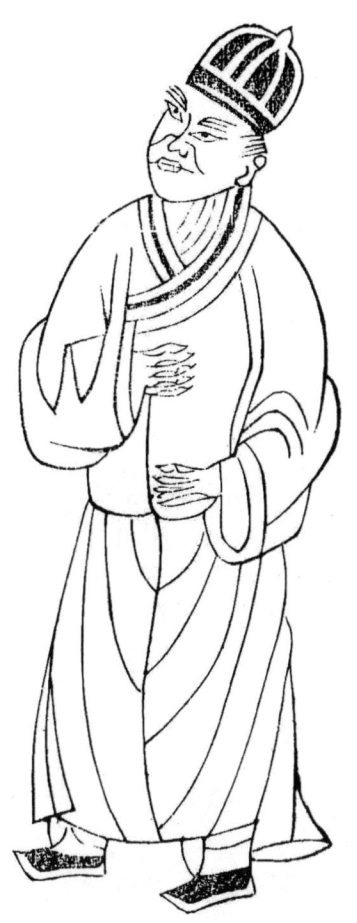

此症为因聚毒塞于喉间，痰涎稠实发寒热者，仍分上中下三关，毒在下关者难治，上中二关用吹喉药吹数次，茶汤送下雄黄化毒丸七丸，然后服参苓顺气散：

人参 茯苓 乌药 苍术 紫苏 白术 粉草 陈皮 枳壳 玄参 桔梗 鼠黏子 山栀仁 天花粉

呛食喉风

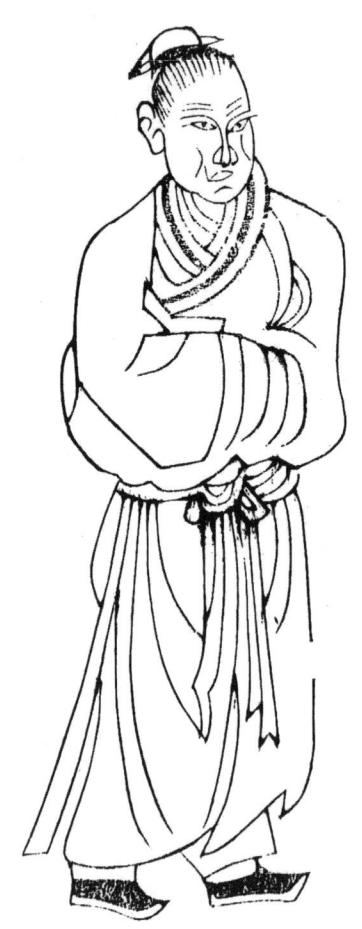

此症因热毒在心经，咽喉燥而无痰，若呛食者不可治。用川桔散：

川芎 防风 桔梗 鼠黏子 山栀仁 白芷 玄参 枳壳 黄芩 天花粉 乌药 甘草 陈皮

连须葱一根，灯心七寸同煎。至七分食后服。如落心肺间刺痛者，仍用当归连翘散加大黄利下。如久不治变为飞丝劳毒，能伤人命。

喉痈

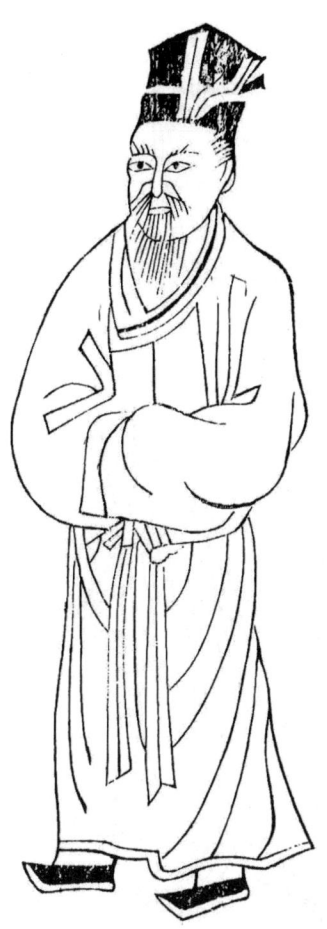

此毒因喜怒忧思悲恐惊以伤七情，郁结成痈。毒生喉间若不速治恐毒气内攻喉骨，若出必致口内出脓，虽不伤命即成冷瘘，终身之痼疾也。治方于后。

十奇散

治喉节初起有脓即散，破用内补散，外用金丝膏贴之，吹药同前。

脚根喉风

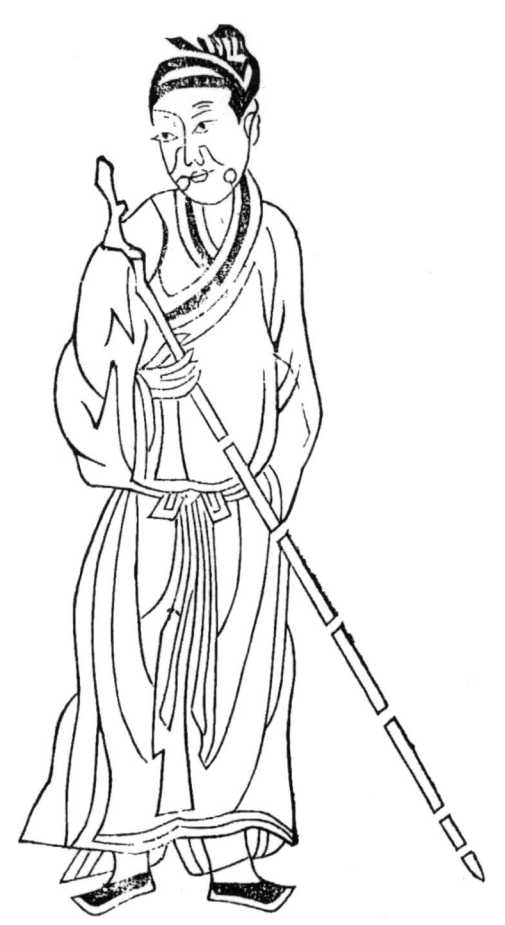

此症脚根发起至于喉间，或一年发一次半年发一次。切忌热物，不得伤于怒气。其病一日伤一穴，至七日行七穴，虽然不妨只是要发。用吹喉药仍服败毒散。如腥恶发泡者死。

喉 闭

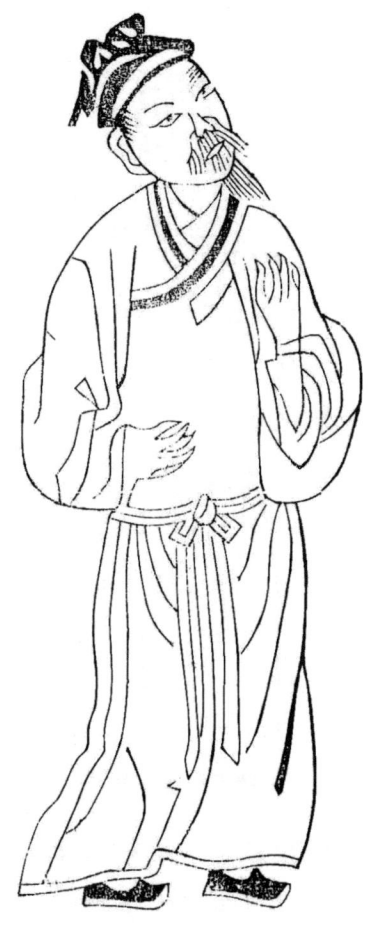

此症因外感寒邪内伤热物，或大寒后便入热汤洗，故将寒气逼入脾经，冷气阻于中脘，邪气热客于心经故生此疾。急用三棱针刺手腕中紫筋上，或少商穴出血，却将雄黄化毒丸冷茶磨化灌之，仍将冰片散吹入喉中，待漱出风涎稠痰为愈。更服八正顺气散。

陈皮　砂仁　枳壳　桔梗　甘草　当归　川芎　人参　鼠黏子　白芍药　玄参

水二钟煎八分，后服玉枢丹。

喉 瘤

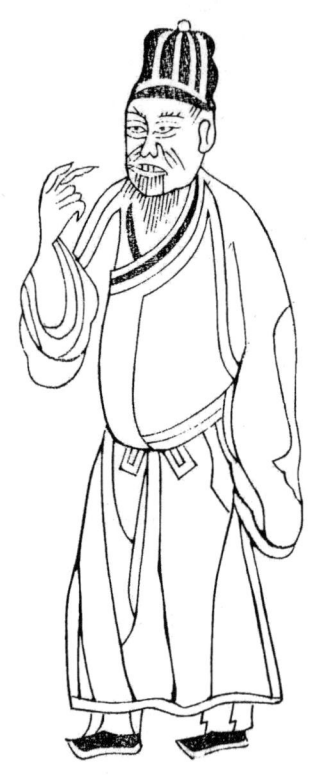

喉瘤生于喉间两旁或单或双，形如圆眼大，血丝相裹如瘤故名之。此症肺经受热多语损气，或怒中高喊或诵读太急或多饮烧酎酒或多啖炙煿物，犯之即痛，不犯不痛，须要敛神晏息以药攻之，则此症脱落矣。不可用刀点破，内服益气疏风汤。

升麻 甘草 当归 川芎 生地 白芍 桔梗 天花粉 黄芩 麦冬 前胡 青皮 干葛 紫苏 连翘 蒺藜 防风

麝香散日夜吹之。

真麝香二钱 冰片三分 黄连末一钱 上研末和匀，芦管吹入患处，一日夜五六次。

又一人口内生肉球，有根线长五寸余。吐球出方可饮食，以手轻捻痛彻至心。煎剂同前，再用真麝香二钱分两次水调服之，或用麝香散三日根化而愈。

又一人咽喉间生肉，层层相叠渐渐肿起有孔出臭气，用臭狗桔叶煎，频服之而愈。

一人舌上忽出血如簪孔，赤小豆一升杵碎水三碗和捣取汁，每服一盏不拘时服槐花末掺上尤良。

一人齿龈边津液血不止，苦竹茹四两醋煮含漱吐之。

悬 痛

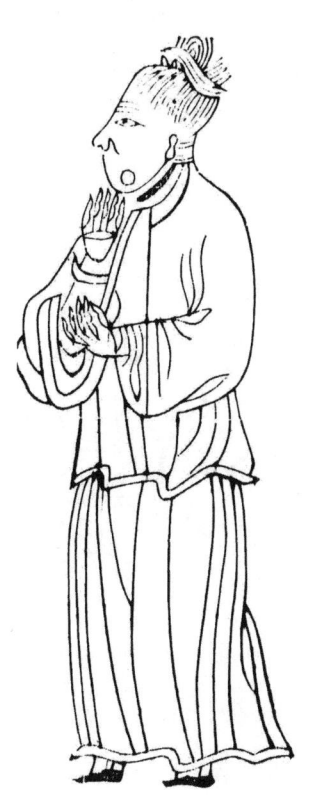

此毒生于上腭，形如紫李坠下抵舌。其人口不能言、舌不能伸、头不能低、仰面而立鼻中时出红涕，若不速治，毒入于脑即死，治方于后。

用铜匙挑开口，竹批针破痈头，用盐汤搅净血出尽，用冰片散吹入患处，闭口以待药化自然咽下，连吹三五次，仍服荆防败毒散，再服雄黄化毒丸三丸冷茶清下。此症形虽诸外其实生于上腭。

锁喉疮

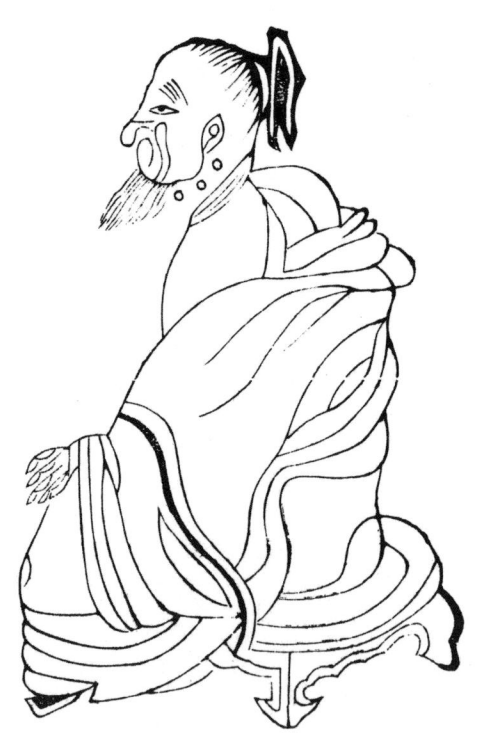

锁喉疮者，心经毒气小肠邪风发于听会之端，注于悬膺之侧，初生如瘰疬，不能饮食闭塞难通，渐次肿破化脓。早治得生，宜服当归连翘散之类，内用冰片散、牛黄清心丸之类治之。蜓蚰不拘，以麝香冰片和捣搽之。

伤寒喉闭

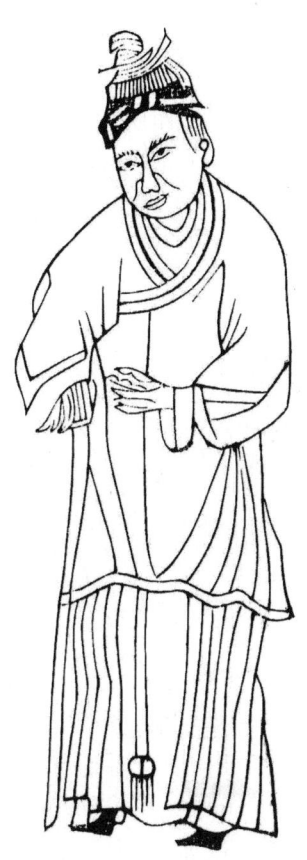

此症伤寒遗毒不散，致八九日后喉闭，皆因热毒入于心经、脾经，急服四七气汤二三贴，次用冰片散，后服蠲毒流气饮。

白芷 防风 陈皮 连翘 人参 香附 川芎 当归 玄参 枳壳 甘草 桔梗 天花粉 小柴胡 鼠黏子 山栀仁

一人伤寒，舌用寸余连日不收，用梅花冰片掺舌上即收。重者用五钱而愈。

双蛾风

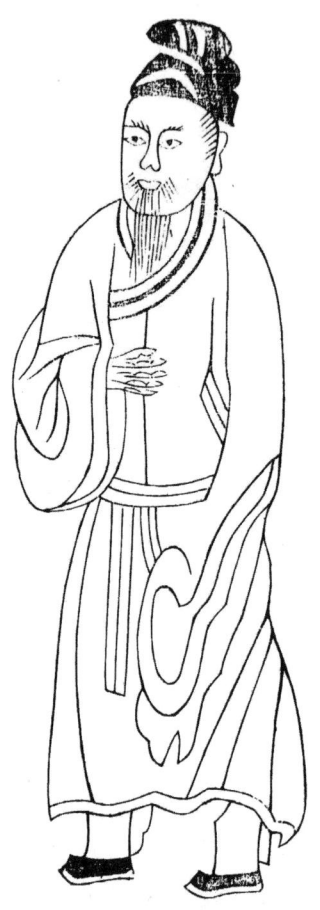

此症有两枚，在喉间两边如豆大。急将黄齑汁、蜜少许、玄明粉漱出风痰，仍服当归连翘散，雄黄化毒丸七丸茶清送下，次用冰片散吹入数次立效。后服当归连翘散。当归 连翘 前胡 甘草 枳壳 桔梗 黄芩 玄参 生地黄 鼠黏子 天花粉 白芍药 水二钟，灯心煎服。

口　紧

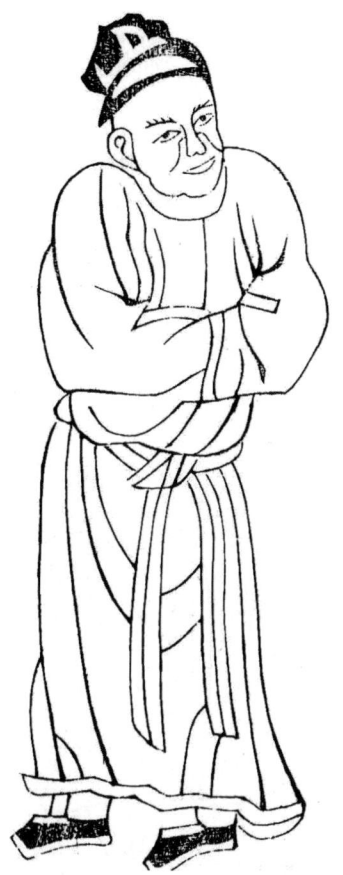

　　一名月阙疮,一名雁来风,一名虫蚀疮。此症急用马齿苋汁洗紧唇,仍用黄蓠汁灌去风痰,再用冰片散吹之,然后服防风通圣散。

　　防风　大黄　朴硝　川芎　甘草　当归　黄芩　滑石　石膏　薄荷　山栀　麻黄　荆芥　桔梗　白术　连翘　白芍

　　如毒气归心、胸前胀满、上气频促、下部洞泄不止,必死。难治。

小舌乳蛾

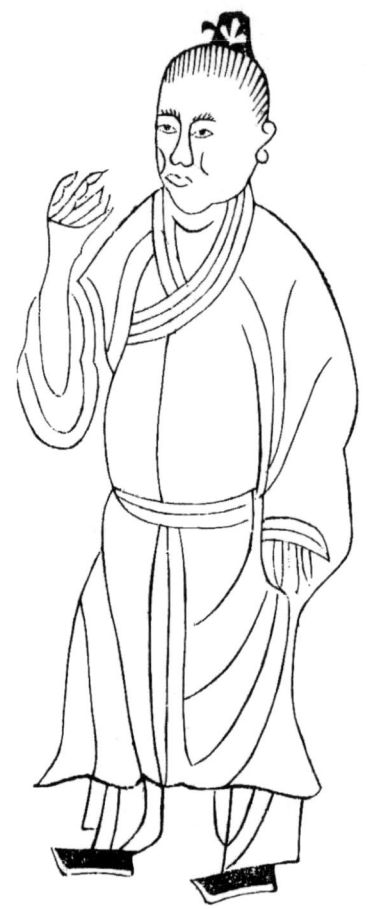

此症为因心经热毒，或因酒后温床厚被以致热气攻于心经，故生单蛾及舌胀而紫，吐出风痰，急用三棱刺舌下金津、五液二穴，及刺乳蛾俱破孟夏血痰，却用胆硝丹吹入喉中。仍用荆防败毒散、雄黄化毒丸，用茶汤清送下吹药同前。

一妇人木舌胀满口，诸药罔效，以锋针砭之五七次，肿减，三日方平。出血盈斗，服药同前。

发　脑

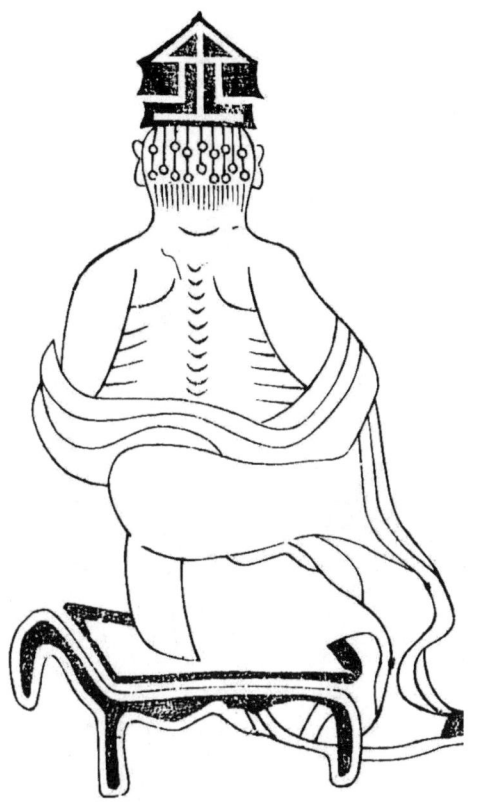

此发脑者，伏阳结滞邪毒上壅。或生玉枕之端、或在风池之穴。或多或少大小不同，形如硬疖渐致溃烂，遍生发中痛如刀剜，赤肿无脓。逆则黄水出，顺则白脓来。治法以当归、川芎、人参、赤勺、连翘、桔梗、天花粉、升麻、酒炒黄芩、山栀、金银花、黄芪、干葛之类，以意消息治之。外用紫金锭水磨搽之，或大者以膏药贴之一日三次，宜服蜡矾丸。蜓蚰不拘多少和葱捣烂绞汁，加冰片、麝香少许搽之。

头后蜂窠散注

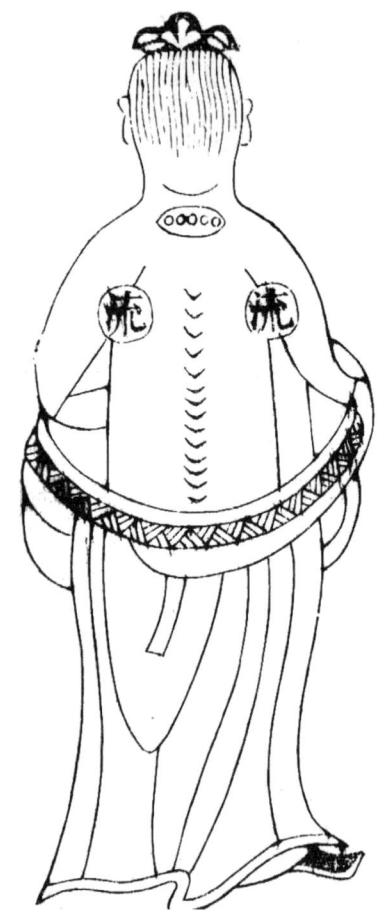

此症发于脑后,如是蜂窠者急宜救之。若焮赤肿痛起者得疔痰,发者必难治矣,急用调治之。若或流于两肩者,决不可疗也。治法与发胸者同。

枕 疽

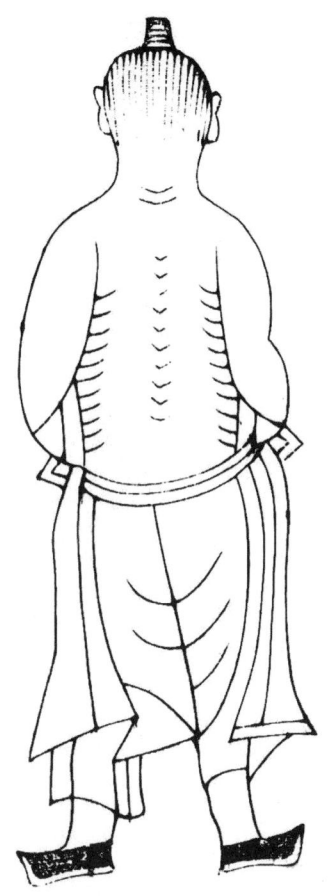

　　此毒盖因风热上攻入于内发此疽疾。量人年纪老少用药,人年五十以上难治,少壮可治。更服内疏黄连汤十数贴。加羌活、金银花、荆芥、千金托里散,宜服黄矾丸,外贴金丝膏。治法与对口疮同。

脑疽

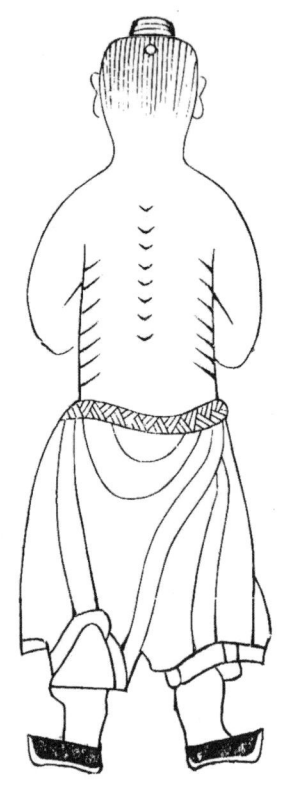

此毒受在肾脏虚，热壅上脑户，结伏成毒也。初起三日者剃去头发，以艾炷如豆大者灸五壮，外用围药庶能消矣。当用三香内托散、定痛消毒饮治之。

人参 当归 升麻 川芎 白芍 桔梗 枳壳 茯苓 半夏 柴胡 甘草 羌活 防风 厚朴 白芷 天花粉

上锉姜三片、灯心三十茎，空心服。

三香内托散：人参 木香 黄芪 厚朴 甘草 紫苏 枳壳 官桂 乌药 白芍 白芷 川芎 防风 乳香

姜三枣二水煎，不拘时服。上中下三搭手俱用此。

对口疮

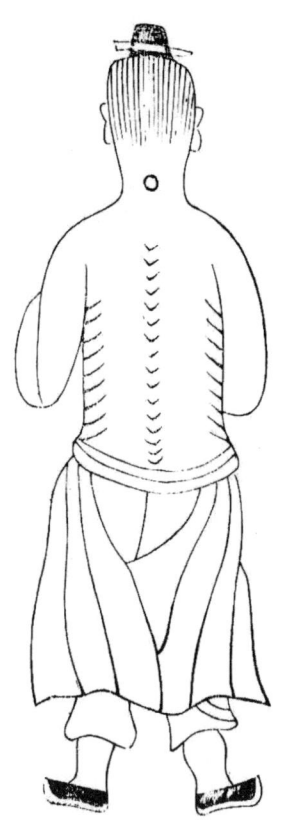

此毒因虚阳上攻热入于脑故生此疽。正近咽喉之所诸阳之会间，速宜调治。初起用千金内托散加：羌活、独活、柴胡、天花粉，煎服。先散其虚热之气，然后服荆防败毒散；外贴金丝膏；更服内托十宣散加白芍、羌活、金银花煎服，多服蜡矾丸、护心散。

围药：雄黄末二钱、白及末一两和匀用蟹捣汁调敷，留孔时用水润之。

另有围药方，在顶门疽中取用。

两边发际发

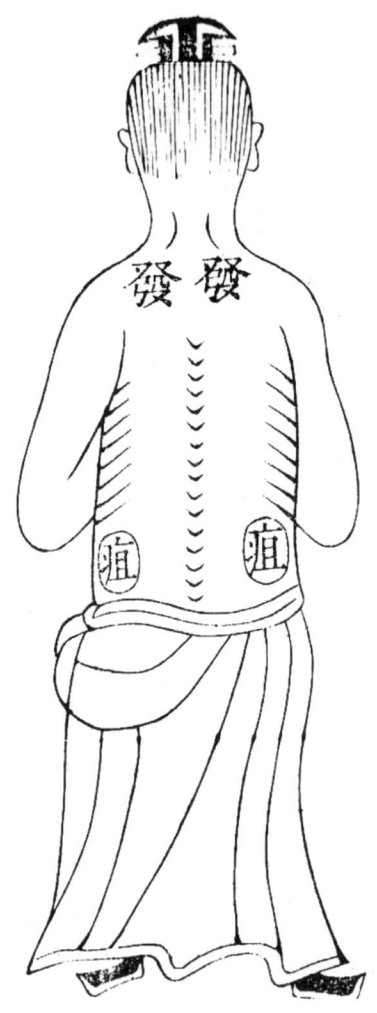

此症生颈后两边左右鬓发边。发生急宜救之，如核硬而发者急宜取去病根。如脑心发者热气上攻于脑四畔边，焮赤肿硬连于耳项寒热疼痛。若不急疗毒，入血肉腐坏为脓水头中出血者、气喘及痰发者难治。治法同前，宜加减用引经药。

面发毒

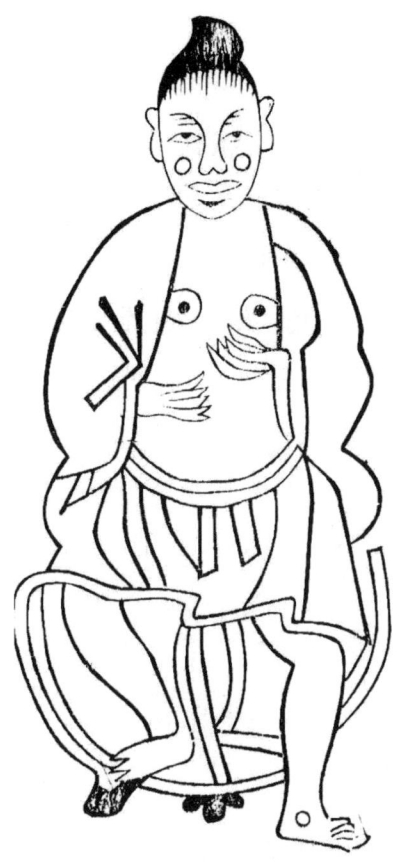

此症之发多起于房劳太过，乘虚风入经络，阳明经虚发于面也，或面生疖痈，患者欲求速愈。而庸医或以毒药敷点、或以艾火灸之、或以针刀刺之、或犯尻神恶宿、或破后房事不戒、或受狂风霜雪寒露暴戾之气、或服金石草木诸部恶毒相攻相反之剂，以致病症日剧。殊不知面为诸阳之首，禁火禁刀禁毒，况耳目口鼻之官总系一处，比四肢不同，若不保重命亦难生。何也？面为阳，火气入之熏蒸肌肉，刀针刺之即伤经络，毒药贴之暴剥皮肉转转为患，继之以风邪入之则头面虚肿、目鼻肿胀、患处日腐，其臭秽难闻、脾胃日削、寒热交作、痛楚万状难以尽言。若有五善而无七恶，外敷清凉拔毒之药，内服参术内托之剂。每合犀角郁金散服之以拔积毒，其命方可保也，否则难生。

清凉拔毒散

白及 雄黄 麝香 乳香 山慈菇 天花粉 黄柏 乌药

上为末，鸡子清调敷蜜水润之。

参术内托散

人参 白术 粉草 犀角 贝母 黄连 防风 黄芩_{酒炒} 羌活 桔梗 当归 生地 白芍 前胡 天花粉

因病之逆从而加减之，水二盅姜三片煎服。

犀角郁金散

犀角 郁金 珍珠 牛黄 粉草 乳香 真粉 辰砂

炼蜜为丸噙化。

寒疮一

一人面上及遍身生疮似猫眼，有光彩无脓血，冬则近胫名曰寒疮，此乃脾家湿热所化。宜服雄黄化毒丸，再服清肌渗湿汤。多食鱼鸡葱韭而愈，惟鲤鲇鱼虾蟹不可食。

清肌渗湿汤

苍术 白术 升麻 甘草 泽泻 山栀 黄连 车前子 厚朴 茯苓 当归 川芎 青皮 木通 苦参 小柴胡

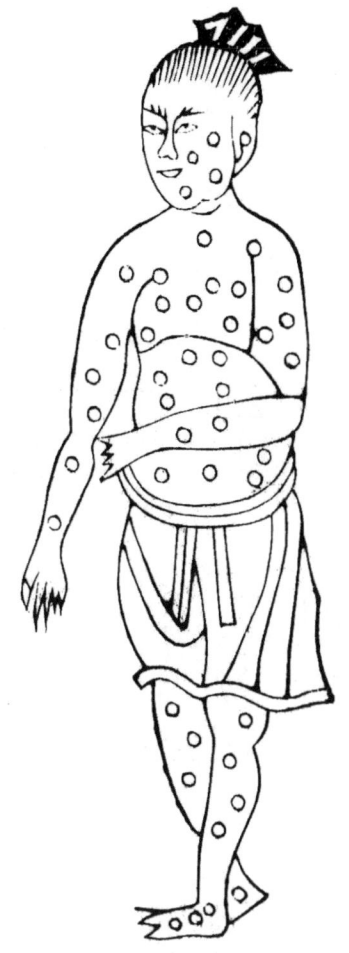

瘰 疬

此症手少阳三焦主之。大抵二经多气少血,因惊忧思虑故生此疾。初起生于耳下及项间并颐含下至缺盆,在锁子骨陷隐隐皮肤之内,初生如豆渐长如李核之状,或一粒或三五粒按之则动,而微痛不发热,唯午后微热或夜间口干、饮食少思、四肢倦怠则坚而不溃溃而不合,皆因气血不足往往变为痨瘵。自觉红肿,或上或下或左

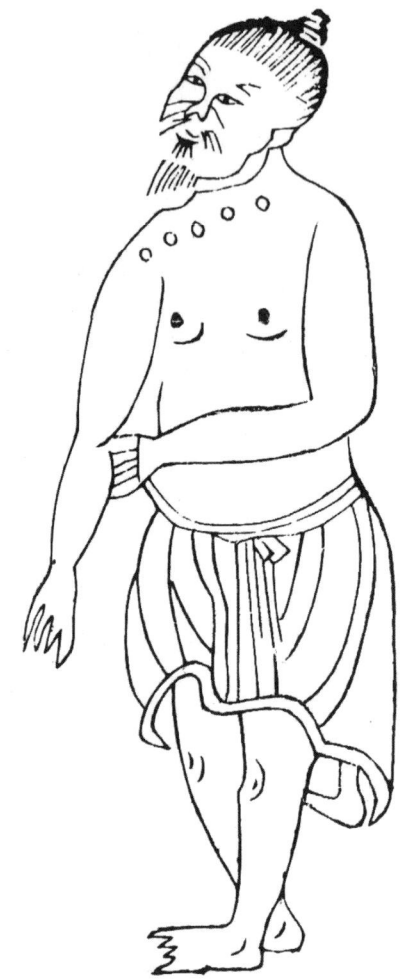

或右连串三五个，破溃遍项渐流脓血致成瘰疬。独形者为结核，续欲连结者为瘰疬。但此症原不系膏粱之变，因虑劳气郁所致，宜以益气养荣之药治之，其疮自消。若金石暴悍之剂血气愈损不能生矣，若不速治必至丧生。

益气养荣汤

治抑郁及劳伤气血颈项，或四肢肿硬或软而不赤不痛，日晡微热或溃而不敛，并治之大效。

人参一钱　白术二钱炒　茯苓　陈皮　贝母　当归　川芎　黄芪　熟地

白芍 桔梗 甘草 香附米各一钱

上作一剂 水二盅煎八分，食远服。

胸痞满人参、地黄各减三分；口干加五味子、麦冬；往来寒热加小柴胡、地骨皮；脓清倍加人参、黄芪；脓多加川芎、当归；脓不止加人参、黄芪、当归、贝母；肌肉迟生加白蔹、官桂。马刀疮与瘰疬同条少阳胆经主之，此二经亦多气少血，或在耳之前或在耳之下连及颐含，或在胸及胸侧或在两胁，久坚不溃皆谓之马刀疮也。故多坚少软，脓白如稀糊似泔水状，治者求清水可也。形表如蛤者为刀马疮。

夏枯草汤：瘰疬刀马疮不问已溃未溃，或久成漏，并宜服之。夏枯草六两，水三碗，煎至一碗去渣，食远服，此生血补虚消毒之圣药。浓煎膏并涂患处，多服十全大补汤加贝母、香附、远志。

治瘰疬已成未成已溃未溃，以手置肩上微举起，则肘骨尖自现是灸处。如患左灸左肘患右灸右肘，若左右俱患两肘皆灸，以三十四十壮为期，更服补剂。一年灸一次，三灸其疮自除。如患三四年不愈者辰时灸起至酉时方止，三灸即愈，更服益气养荣汤。

又方灸法：未成脓者，用大蒜切片二钱厚者，安患上用艾炷于蒜上灸之，至三五壮换蒜，每日灸十数蒜以拔郁毒。如破久不合内有核或瘀肉，此因气血不足不能腐烂，更用江西豆豉为末唾津和为饼如前灸之，以助阳气。内服补药外贴金丝膏，疮口自合矣。

疬疮痰核噙药：昆布酒洗 海藻酒洗 大黄酒拌蒸三次 僵蚕姜汁拌炒 青果各二钱 桔梗一钱 连翘二钱 胆星二钱 柴胡 片芩 青黛 橘红 黄连酒炒 瓜蒌各一钱

上为末炼蜜丸如芡实大，不拘日夜噙之。

神效灸治瘰疬穴法

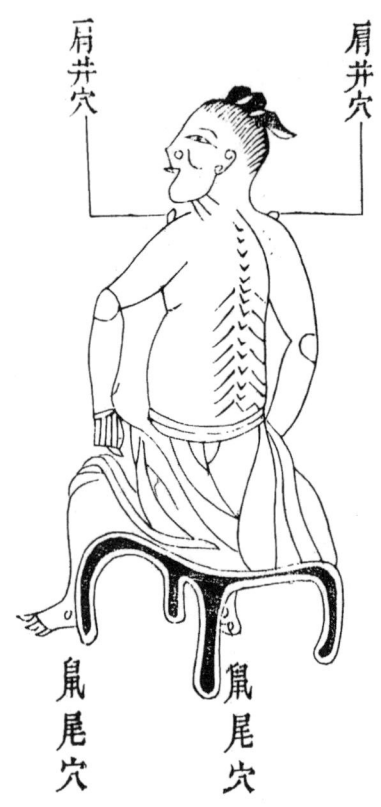

二鼠尾穴在手臂上大肉处是穴。治男子妇人小儿患此症者依此四六烧灸无不效。肩骨尾尽是肩井二穴，左肩灸左右肩灸右，左右俱有俱灸鼠尾一穴。用草一茎，男比左手女比右手中节横纹攒量，过四肢纹尽处比交折断，将至丝螺骨尖中比至脚后总筋中是穴，鼠尾左灸左右灸右俱有俱灸，一年五壮年深多灸。专治一切发者，须要禁忌房事、神效，不虚可以活人。灸毕疮烂，车前草叶捣烂贴之看遍身，神人所禁忌，并择天医黄道吉日。

灸忌：即灸忌诸鱼热面生酒生冷物鲜肉及房劳。

又灸两手掌后四寸两筋间各七壮，以病人中指横纹量至本指尖为四寸。再灸肘尖，左病灸右右病灸左，各三壮，不过三次除根。

如神散

瘰疬已破疮口不合。松香末一两、白矾三钱，为细末油调，搽干掺亦可。

散肿溃坚丸

瘰疬劝服益气养荣汤不能消散者宜服此丸。五日再服益气汤，五日相兼服之。

知母　黄柏　广茂　天花粉 俱酒拌炒　昆布 酒炒　连翘　黄连 炒　葛根　白芍　京三棱 各三钱拌　升麻　当归梢　甘草　小柴胡 各一两　草龙胆 四两炒　黄芩 一钱五分一半生用一半酒炒　与为细末炼蜜丸如桐子大，每服七八十丸，白沸汤送下。

神秘散

服散坚丸、益气汤不愈，宜进此药再服益气汤。

班蝥 十枚去头足翅，同糯米炒去米不用，为末　荆芥穗 二钱　黑牵牛末 一钱　僵蚕米 二钱炙

和匀，每服二钱五更温酒调下，日午恶物从小便中出。如小便涩或痛，以葱白汤饮之，或木通汤更以米粥补之。若不下明早五更再服，以下为度。无力者不可下，每早服之五早为度。

得效针头散

追蚀恶疮瘀肉。

赤石脂 半两　乳香、白丁香 各二钱　砒 生用、黄丹 各一钱　轻粉 七分　麝香 三分　蜈蚣 一条炙

上为末掺于瘀肉上，或疮口小就掺于疮口上瘀肉自去，更以膏

药贴之肉亦去。尝用砒末二钱以白矾末二钱和匀同火上飞过,矾一钱和药亦效,但不及生砒之功速耳。

柴胡连翘汤

治马刀疮

小柴胡五钱　鼠黏子二钱　薄桂五钱　连翘五钱　瞿麦穗六钱　炙草三钱　生地三钱　归尾一钱五分　知母三钱　黄柏三钱酒拌炒　黄芩酒拌炒

上匀作四剂水调服之。

消毒汤

治马刀疮

柴胡二钱　连翘二钱　归尾一钱　红花一钱　甘草一钱　生芩二钱　黄连五分　天花粉二钱　鼠黏子五分炒　黄芪一钱

柴胡通经汤

小儿项侧有疮坚而不溃亦名马刀疮。

柴胡　连翘　当归尾　黄连　黄芩　生甘草　鼠黏子　桔梗　三棱　红花　川芎

水煎服。

必效散

治瘰疬

硼砂二钱五分　轻粉一钱　麝香五分　槟榔一枚　班蝥四十足头足翅　巴豆五枚去皮心膜

上同研末取鸡子清二枚去黄调药匀倾在鸡子壳内湿绵纸数层糊定勿令透气,饭上蒸熟取药晒干研末,用时看病人虚实,虚者用五分实者用一钱。并用煨熟老姜煎酒五更空心调下,天明取下恶物,如小腹内疼痛便用天麻子烧灰一钱、没药一钱同研为细末茶清调下一钱。取下恶物或如烂肉或如初出老鼠或新生卵内雀儿是药效验,妇人有孕不可服。

治颈上痰核饮之半月即效。青木香根叶　独脚将军草各一斤
右用大酒十斤，放二味在瓶内封固瓶口，重汤煮三支官香为度，埋
地中三日出火毒饮之。

立消红肿痰核：用石灰窑内红土凿为末，菜油调搽空中，出毒
出脓以膏药贴之。

风毒发疽

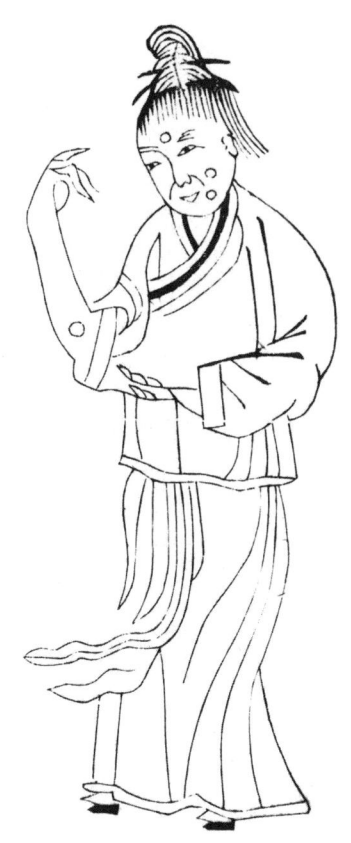

此疮受在气血不通，凝滞脾胃有伤经络，或过食炙煿、或被毒

气聚结成疮、或乘虚为贼风所吹。当用温中顺气饮。孕妇加减服。

温中顺气饮

生地 茯苓 厚朴 白术 甘草 青皮 枳壳 当归 桔梗 川芎 防风 木香 白芍 蓬术

上用姜三片、枣二枚煎服，不拘时。

若孕妇去蓬术、厚朴，加砂仁、陈皮。

顶门痈

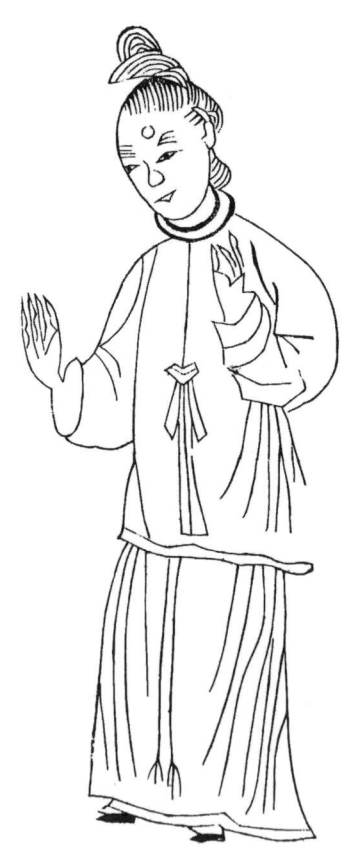

此痈受在六腑与阴阳不调气上热壅而成。瘘毒伤于脑经于是毒

症，不可轻服。先用败毒流气饮，后服内托流气饮治之。

外用救苦拔毒膏

雄蜒蚰一二条和葱白二寸捣极烂，加雄黄末一钱、白及末一钱，和匀敷患处留孔，干用水润之。何为雄蜒蚰？背上有白纹者是也。对口疮、发鬓发疽之症亦治。

败毒流气饮

人参 干葛 枳壳 桔梗 甘草 柴胡 防风 细辛 薄荷 川芎 羌活 芍药 独活 白芷 紫苏 天花粉 姜三片

枣一枚，水煎食后服。

不消用内托流气饮

人参 木香 黄芪 厚朴 甘草 紫苏 桔梗 官桂冬加夏减 槟榔 乌药 枳壳 当归 川芎 芍药 白芷

姜三片、枣二枚煎服。或热加柴胡、黄芩，去官桂；或痛加玄胡索、五灵脂、乳香；或泻痢加附子、人参、白术土炒、泽泻；胃气不合加陈皮、茯苓、半夏、山药；呕吐加生姜、藿香。

眉风毒

此毒受在肝经，气血上壅结聚成毒。当用败毒流气饮、内托流气饮、清肝饮治之。

败毒流气饮

紫苏 桔梗 生地 薄荷 青皮 枳壳 甘草 防风 川芎 羌活 前胡 连翘 芍药 小柴胡

内托清肝饮

人参 黄芪 厚朴 甘草 防风 桔梗 花粉 枳壳 藁本 升麻 乌

药 当归 白芍 白芷 川芎 金银花

姜三片、枣一枚煎服。

围药

用顶门痛救苦拔毒膏治之,如无蜓蚰急用金箍散,敷之立效。

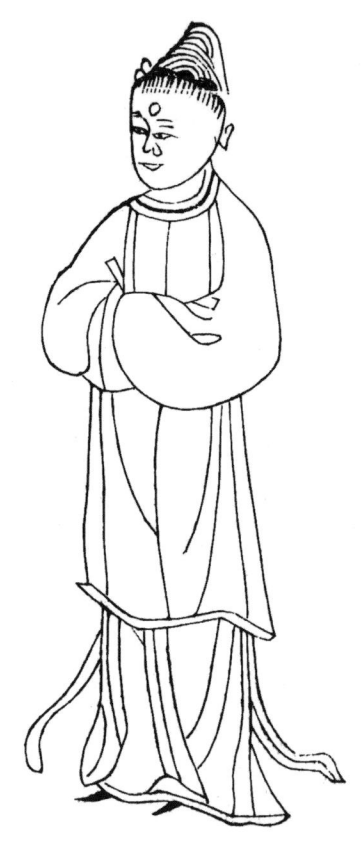

发眉疮

发眉疮从眉至头生疮,色黑其腰渐渐肿气浮满面,其疮如石针刺无脓,其水自出痛不可忍,闷乱呕逆者正是此疮。六日可刺出脓,如呕逆心闷渐减可治,如不能减男子二十四日而殒,女子七日而终矣，急用止疼之药治之。

止痛拔毒散

升麻　甘草节　鼠黏子　乳香　山栀　黄连　归须　川芎　白芍　生地　桃仁　黄芩　羌活　独活　桔梗　白芷　青皮　蝉壳　连翘　金银花

宜搽紫金锭，一服护心散。

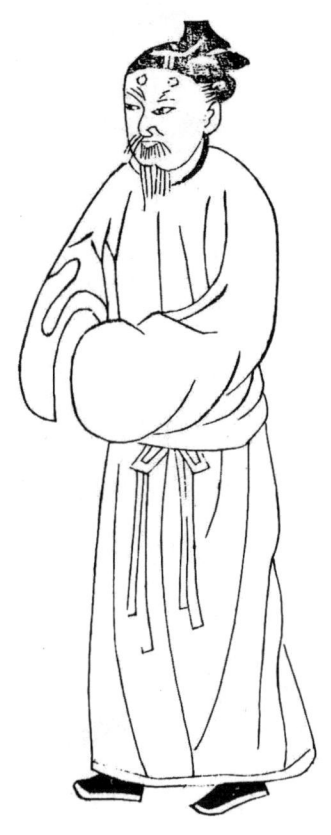

上下眼丹

此毒受在心肝，气毒上攻壅而聚此丹毒。当用清心流气饮治之，兼服黄连败毒丸。

清心流气饮

茯苓 防风 甘草 紫苏 羌活 独活 川芎 青皮 薄荷 黄芩 柴胡 荆芥 赤芍 麦冬 连翘 蔓荆子 石膏

上水煎服。

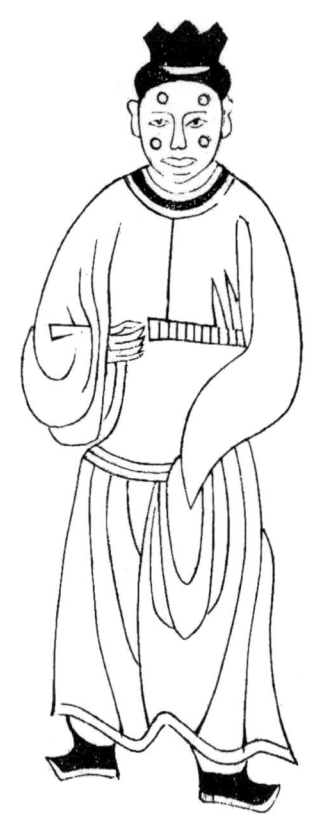

黄连败毒丸

黄连二两 甘草一两 连翘一两 防风一两五钱 羌活一两 细辛一两 薄荷五钱 黄芩一两酒炒 甘菊花一两

上为细末炼蜜丸如梧子大，每五十丸食后白汤下。

搽药

皂矾五钱 大粉草二两

二味同煎浓膏加冰片少许，用鸭毛润眼眶上即愈。

发鬟毒

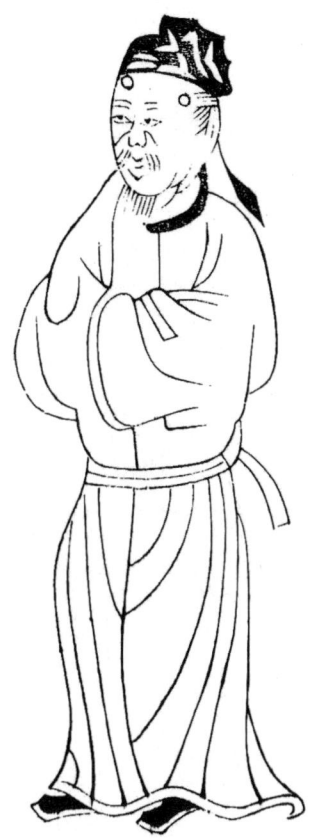

此毒受在手阳明经，气虚风热上壅风毒成疮。当用清心流气饮，次用内托流气饮治之。此症客于会合之前灌在关后，形如米粒渐次赤肿，遍身潮热。

清心流气饮

茯苓 防风 甘草 柴胡 羌活 川芎 独活 紫苏 连翘 赤芍 人参 白芷 前胡 山栀

内托流气饮

人参 黄芪 厚朴 甘草 紫苏 桔梗 枳壳 乌药 细辛 当归 防风 川芎 白芷 芍药 鼠黏子

姜三片煎服。蜡矾丸日进三四服。

鬓疽

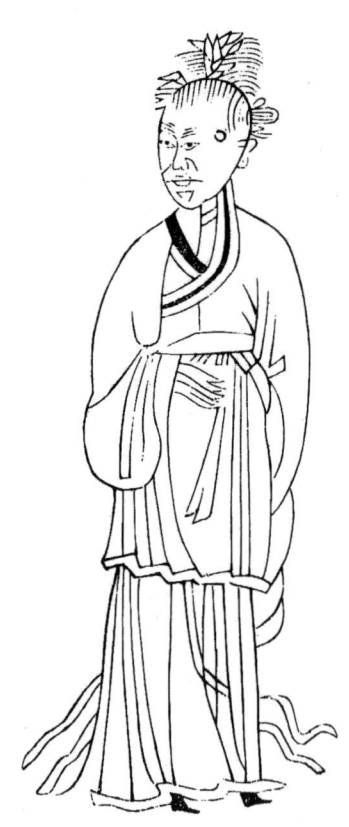

此疽受在脾胃心肺热气结成毒也。当用败毒流气饮、清肝流气饮治之。或医缓之命亦难生矣。慎之慎之。

败毒流气饮

紫苏 桔梗 枳壳 甘草 白芷 川芎 薄荷 生地 干葛 麦冬 当

归 芍药 柴胡 天花粉 鼠黏子

上水煎，食后服。

清肝流气饮

桔梗 枳壳 甘草 防风 前胡 羌活 青皮 生地 黄芩 独活 川芎 当归 芍药 茯苓 小柴胡

姜三枣一煎服，蜡矾丸时时服之。

痄腮毒

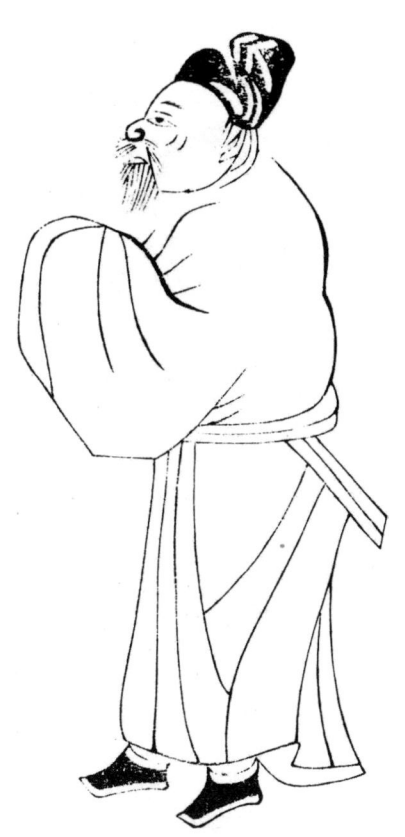

此毒受在牙根耳聍，通于肝肾，气血不流壅滞颊腮，此是风毒症。先用清肝流气饮，后用托里流气饮治之。

清肝流气饮

枳壳 桔梗 黄芪 前胡 羌活 甘草 石膏 防风 川芎 芍药 荆芥 白芷 生地 薄荷

托里流气饮

人参 黄芪 当归 川芎 白芍 甘草 防风 厚朴 乌药 官桂 木香

姜三枣一煎服，患处用围药敷之。

耳风毒

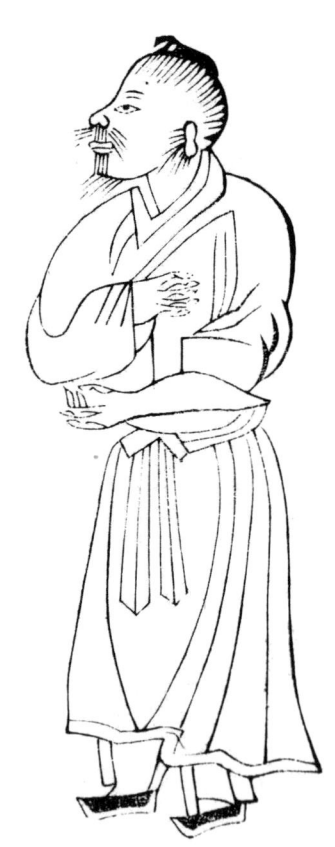

耳风毒受在心肾，气不流行壅在心经致伤于耳。五种：耳痔、耳蕈、耳壅、耳湿、耳烂，可用清肝流气饮后用定痛降气汤治之。如遇耳痔耳蕈先用针刺破，用红玉膏点之；耳胀痛用虎耳草汁滴入耳内痛即止；耳疔以烧酒滴疔根上方得脱，随用苦茶洗解酒毒。

清肝流气饮

枳壳 桔梗 黄芩 前胡 羌活 青皮 小柴胡 薄荷 生地 乌药 甘草 防风 川芎 白芷 石膏 赤芍

上用水煎服。

定痛降气饮

紫苏 厚朴 陈皮 甘草 半夏 前胡 川芎 防风 芍药 白芷 当归 黄柏 知母 乳香 小柴胡

姜三片、枣一枚，煎服，不拘时。若耳轮赤烂，清凉膏贴之。

耳胀痛

用江鱼齿，又名脑内骨，火煅为末，水调滴入耳内。

耳门痈、耳根痈

耳门痈受在肝经，毒气传注血不周流，此是恶毒症也。当用煎药治之。

耳根痈受在肾，经络怒气伤心凝滞肝经，风热壅盛成毒也，当用眉风药治之。

颏上者不为风，颏下者要成漏疮，此症不可轻易用眉风药。治之可也，用前清肝流气饮活法施治之。

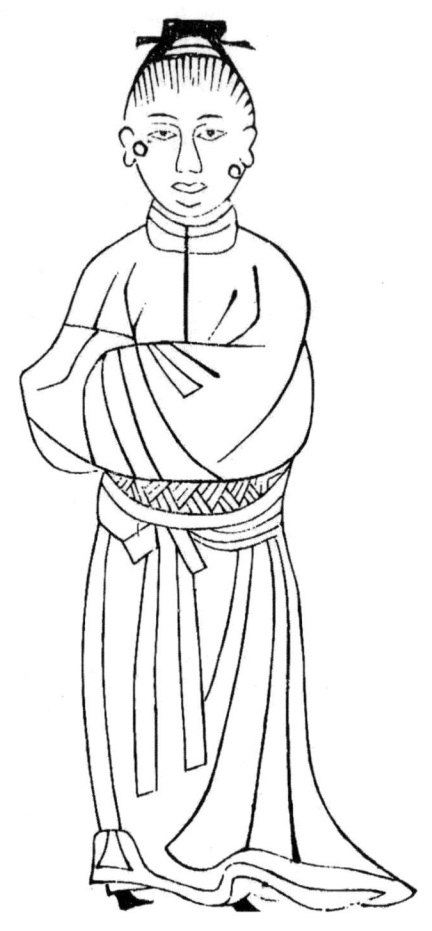

发 耳

其疮生于耳边又名热毒发疽，五六月间渐长如蜂窠，皮紫者亦热，诸处如火烧痛不可忍，十日可刺无脓者十一日死。若疮不硬刺见白脓者不死；黄脓出者不死；无时出鲜血者及赤脓者死；食不知味多谎语者亦死。在二十日之间便见凶吉。前药用千金内托散随时增损之。

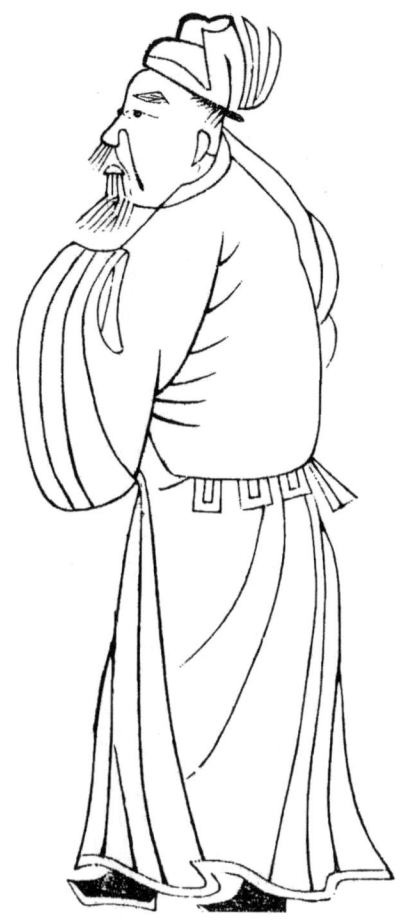

项疽毒

此毒因五脏受毒，气壅血枯伏在风府之间，恶症也。当用败毒流气饮治之。后用内托流气饮。

败毒流气饮

紫苏 桔梗 甘草 川芎 青皮 枳壳 防风 羌活 白芷 芍药 当归 连翘 独活 小柴胡

后服内托流气饮

人参 黄芪 厚朴 甘草 紫苏 桔梗 枳壳 官桂 槟榔 乌药 当归 防风 白芷 芍药 川芎 柴胡

妇人加香附。夏天去官桂加麦冬，同上俱用姜三枣一煎服。

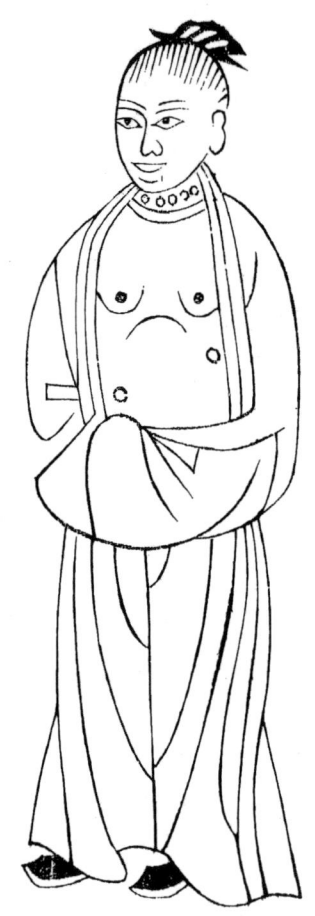

风毒颈痛

一人肥壮素能饮酒，酷暑远行酒醉居于舟中卧于风内，又为日色暑气相侵，并有七情所干，归家不免于色欲，颈项间忽痛如失枕之状，其名曰何？乃风热锁喉毒也。久则红色达于肩背坚硬难消，急服清暑疏风散。

清暑疏风散

羌活 防风 荆芥 升麻 甘草 干葛 苍术 厚朴 川芎 当归 白芍 独活 白芷 桔梗 紫苏 薄荷 薄桂 枳壳 木香 藁本 柴胡 蔓荆

水二盅，姜七片，葱白三根，浓煎热服。随饮好酒以助药力，以衣覆患上出汗为要，次用围药，并服千金托里散加疏风清暑之剂。

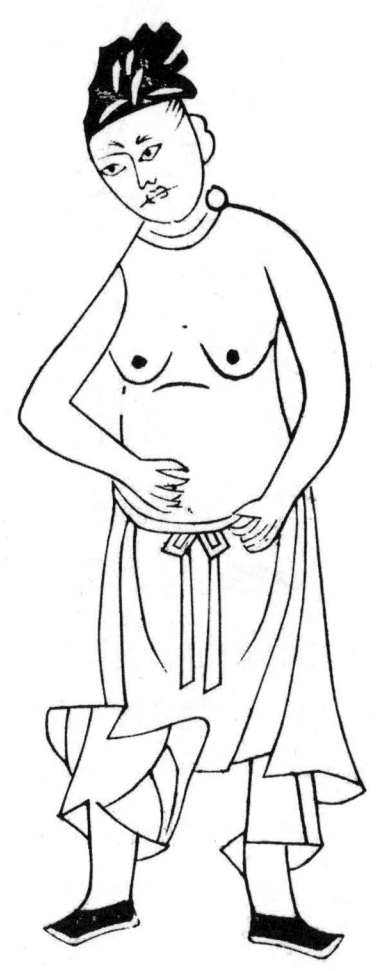

发颐毒一名流注

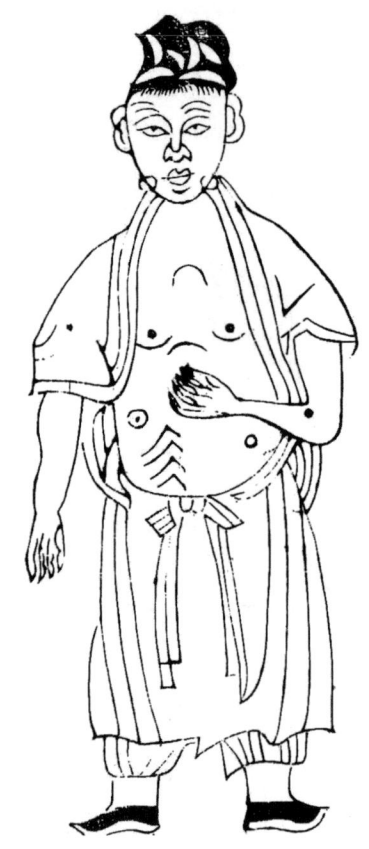

此毒伤寒后余毒不散汗发不透故发此疽。在头耳一寸三分,在心窝两肘在身者可治。在耳后相连咽喉,恐毒气内攻,难进饮食药饵,鼻流清脓两耳闭塞者即死,无即生。用前二十四味流气饮热服,以出其汗,次服千金内托散。患上用铁箍散,将姜汁好醋加蜜少许和匀,火上熬热调药搽。四向空中出毒时用余汁温润之。

千金内托散

桔梗 厚朴 白芷 防风 人参 黄芪 川芎 甘草 当归 官桂 黄

芩 白术 煎服

不换金散

半夏 厚朴 苍术 陈皮 人参 藿香 茯苓 木香

后再服乳香护心散。仍贴金丝膏。

穿　腮

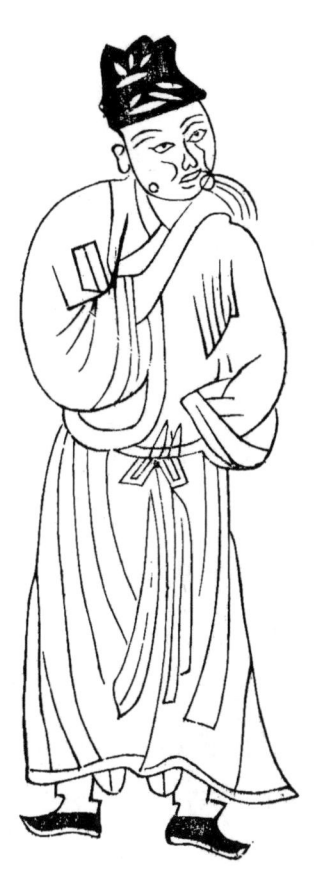

一名骨槽风、一名穿珠、一名附骨、一名穿喉、一名牙槽风。此毒因忧思惊虑太阳受。症结于太阳之间，邪毒交生灌于经络之内。初起生于耳下及项间，隐隐皮肤之内略有小核，渐长如李子之状便觉红肿，或上或下或左或右，牙关口禁不开，急用鹅毛搅出风痰，即服驱风破毒散立愈。

驱风破毒散

白矾　巴豆去油壳　红内硝　草乌尖　猪牙皂角　薄荷各等分

上为细末吹之。

又方

天麻　防风　草乌　荜拨　细辛　乳香　川芎　硼砂　薄荷　麝香

温水漱口或鼻内吹之。

此症小儿亦生者其故何也？禀气虚弱感风寒暑热相结成疳。或恣食肥甘生冷甜物，余秽积成于牙缝不能涤洗去垢，渐烂至臭脓血淋漓，日久则气血凝滞结成，多骨而出甚至烂漫穿腮。急用珍珠冰片散搽之。

珍珠冰片散

珍珠一钱　红绒末一钱　人中白煅一钱　枯矾二钱　鸡内金煅存性一钱　冰片五分　麝香二分　铜青一钱　青靛一钱　黄连末一钱　孩儿茶一钱　细牙茶一钱

上为细末，先用蚌水缴净患处，每掺入之一日夜一二十次之方愈。男妇亦然，并服煎剂。

清热消疳散

干葛　升麻　生草　贝母　黄连　黄芩　茯苓　桔梗　川芎　薄荷　防风　荆芥　羌活　青皮　当归　白芍　生地　牡丹皮　鼠黏子

水二盅、灯心三十茎煎服。虚加人参、白术，年久加草龙胆，热加柴胡、前胡。

颏痈

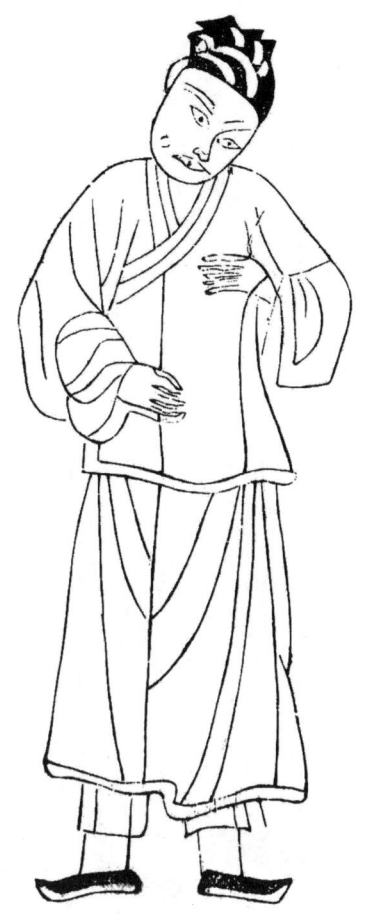

此毒生于颏上，不为凶，颏下要成漏疮不可轻易，当用败毒流气饮，再用内托流肝饮。二方见前，围药同前。

面风毒

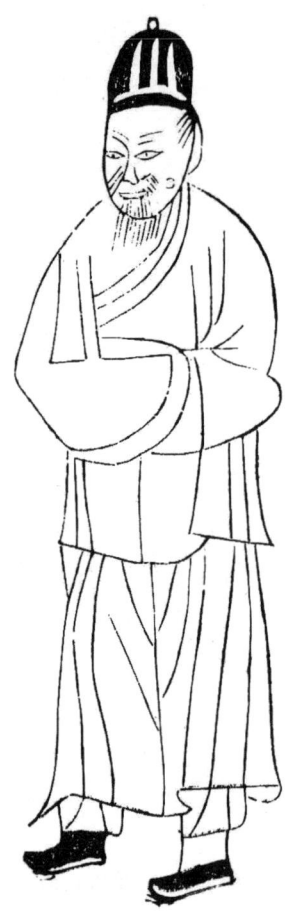

此毒气血壅上结聚成毒。当用鬈疽药治之。先用败毒流气饮，后用清肝流气饮治之。外用围药治之。

发须毒、发髭毒

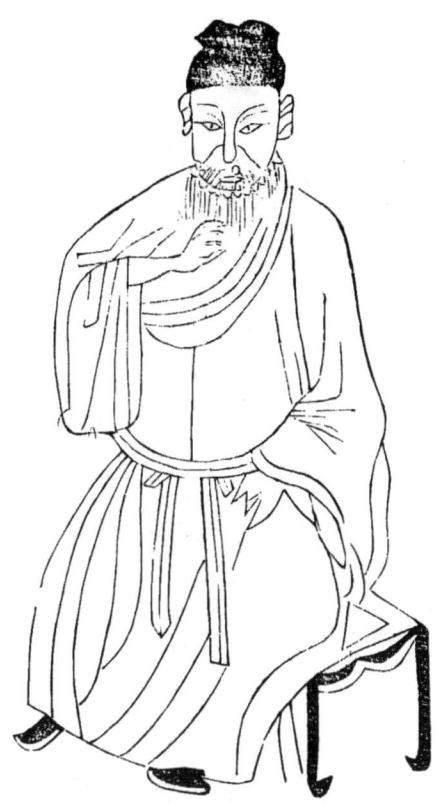

此发须者，脾胃虚热心肺邪风上攻禾髎之端，多在承浆之侧形如羊刺，四边肿硬痛楚难禁，时流黄水、麻痹、憎寒壮热，毒气下流，心胸主壮逆，皆伏阳攻于心，肺虚热注于三焦。内服当归内托散。外微擦破以神应散搽之。

神应散

轻粉一钱　鸡内黄二钱　麝香三分　冰片三分　黄柏末二钱　韶粉二钱　五倍末一钱　黄连二钱

上为末先用甘草、苦参、猪蹄、薄荷、白芷、防风、荆芥煎汤，洗净试干。将陈菜油、猪胆汁调搽之。

须发毒

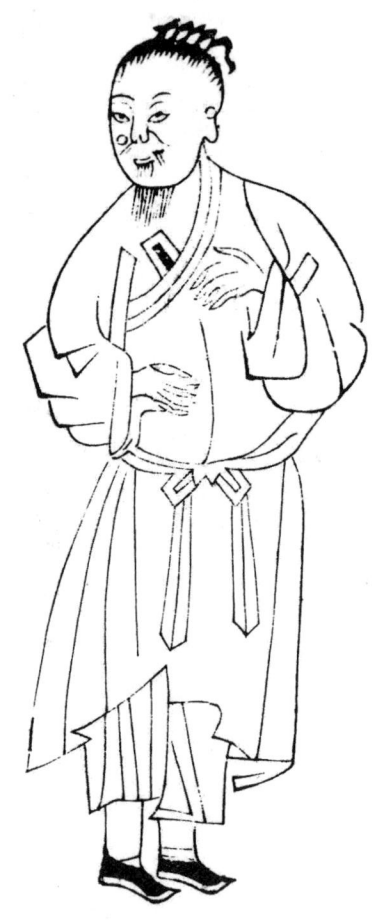

此毒因肾经有热,水枯不能上润于心火故发此毒。急服人参败毒散加五味子,千金内托散。蜡矾丸每服五六十丸连进十余服,待疽软头用簪针九咬破,不可用针刺。若针刺疮口出黄水,四围生细黄泡遍面游走,再用败毒散围四畔。治法同发髭毒煎剂,随时施治。

石疽

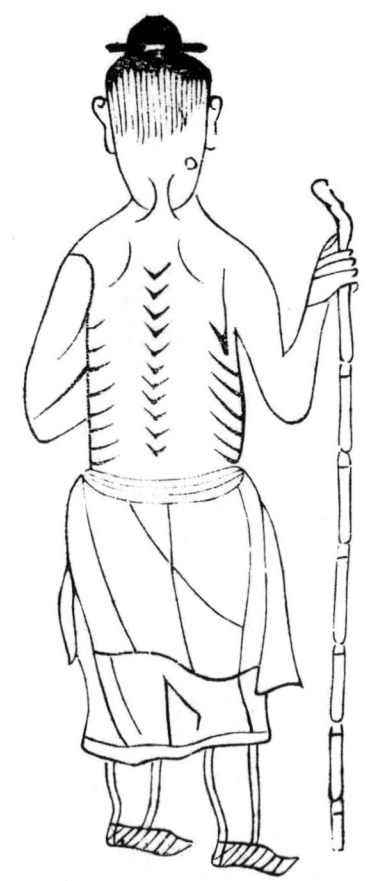

石疽虽与石痈同，惟石疽深寒客于经络，血气结聚不散隐于皮内，肿按之如石，此毒连颈项之间。内先溃烂方出皮肤，恐髓出颈项者即死，用排脓内补十宣散。待脓尽内补散、恋心乳香护心散，仍贴金丝膏。渴甚，加五味、天花粉、干葛、麦冬、乌梅。初起须用艾火灸患上三四十壮，发于额面者不可矣。

炼石散

坚如石碗其色不变。鹿角烧灰八两，白蔹三两，粗厉黄石二斤，用好醋五升,先烧石通红淬醋中,再烧再淬醋尽方止。为末,加二味末,将剩下醋调如泥。涂上消软,灸处亦涂之。

又方

以商陆捣碎涂患上。

颊疽

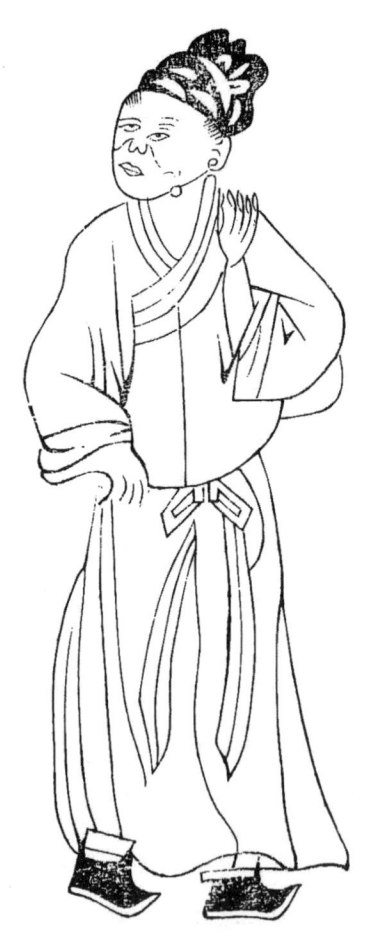

此毒生于颊车之上,多者皆出于附骨,亦名附骨疽。若不速治渐剉其骨,久后必致成漏,终不能痊。治方于后,内托散加羌活、

独活水煎服。次用十奇散加川椒、细辛、桔梗、青皮，外用围药搽之。

漏睛疮

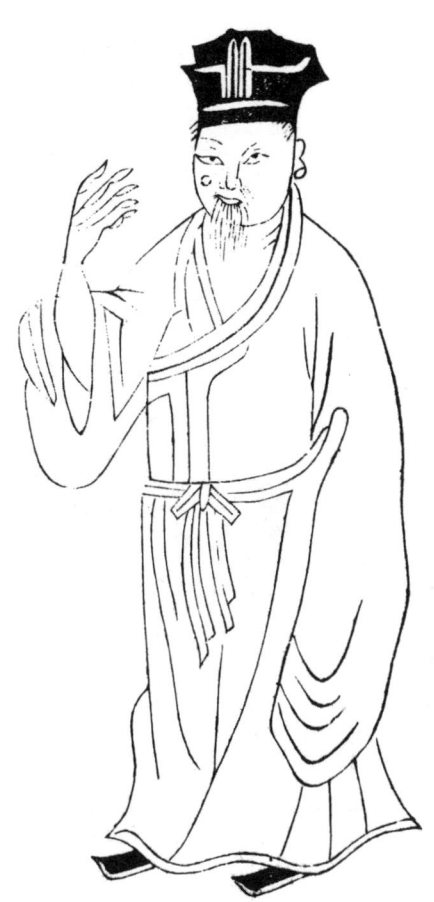

夫漏睛疮者，肝脏毒气小肠邪风，外攻肾端灌于瞳仁。初生痛痒渐成脓水，其色如疳，日久睛昏气败肝绝，难救之症。慎之慎之。先服黄芪、当归、川芎、生地、白芍、黄芩、薄荷、荆芥、连翘、白芷、升麻、桔梗、天花粉之类。次用黄连、地骨皮、当归，煎汤温洗。治方关要惟补肾宜肝为急，学者宜参详之，不可轻视之也。

鸦啗疮

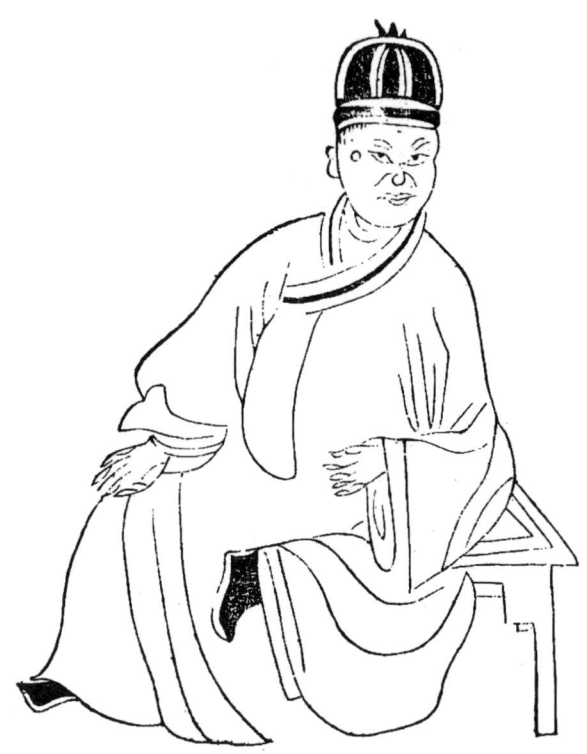

鸦啗者，久中邪热脏腑虚寒，血气衰少腠理不密发于皮肤之上生如钱，窍后烂似鸦啗日久，将来损伤难治。小儿同前。其治法用阴蚀疮之药治之。

鸦啗散

老鸦毛烧灰　大红绒灰一钱　珍珠五分　冰片一分　枯矾五分　轻粉三分　黄丹一钱　麝香少许

上为细末，先用苦茶洗净干掺。其煎剂以意加减用之。

茧唇

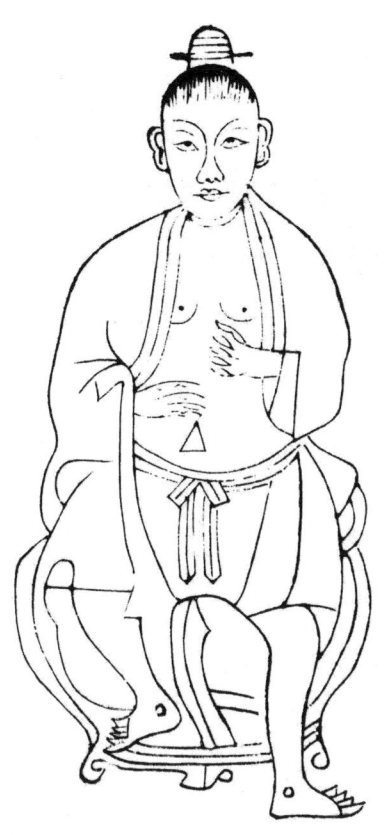

茧唇者，此症生于嘴唇也。其形似茧故名之。《内经》云：脾气开于口。又云：脾之荣在唇，但燥则干、热则裂、风则瞤、寒则揭，若肿起白皮皱裂如蚕茧，故定名曰茧唇也。始起一小瘤如豆大，或再生之渐渐肿大，合而为一约有寸厚。或翻花如杨梅、如疙瘩、如灵芝、如形状不一，皆出六气七情相感而成。或心思太过忧虑过深，则心火焦炽传授脾经；或食酽酒厚味积热伤脾，而肾水枯竭以致之。须审其病症之因，惟补肾水生脾血，则燥自润火自除，风自息肿自消矣。此亦异症所生者少，人亦难晓。若久不愈者，急用金银烙针在艾火内烧红烫之，内服归脾养荣汤，庶易愈矣。若外用追蚀恶毒线结之法，反为所伤，慎哉慎哉。若妇人患此阴血衰少故也，宜用四物逍遥散治之。

归脾养荣汤

当归 川芎 白芍 生地 茯苓 陈皮 甘草 麦冬 升麻 山栀 桔梗 黄芪 白术 防风 黄连 黄柏 知母 小柴胡 牡丹皮

妇人加泽兰、香附、玄胡索。

不拘金银打成烙铁，每用艾火燃烧通红，乘热烫患上，再燃再烫一日止可五六次。恐伤元气须要择上吉日，不犯尻神，烫毕随将药搽之，庶不再生矣。

除根搽药

苋菜阴干烧灰三两 铜绿二钱 枯矾二钱 轻粉一钱 雄黄一钱 鸡内金二钱 麝香二分 孩儿茶二钱

上为细末，麻油调搽，明日再用甘草汤。洗净再烙如前，以平为度。后用生肌散。

花蕊石醋煅二钱 孩儿茶二钱 鸡内金二钱 飞丹煅水飞一钱 乳香一钱 血竭二钱 红绒灰一钱 黄连一钱

上为细末加冰片一分干掺。

卷 二

肺疽

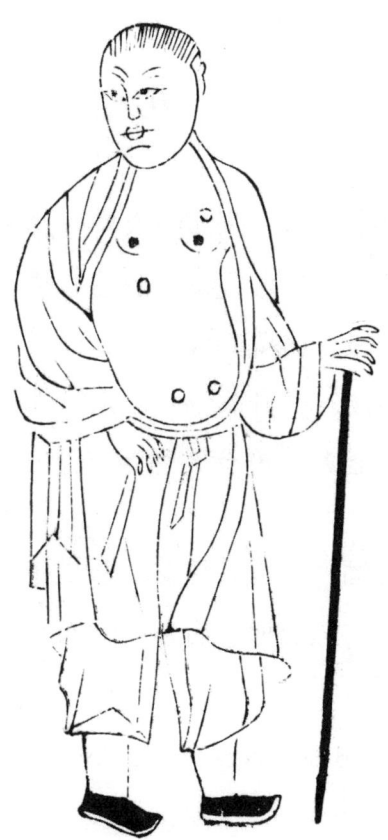

此毒因暑热炎天受其秽气，并伏热毒之气故生此疽。在皮肤之间或生遍身，形如木鳖子如鸡头大。若不速治，毒气入囊即死。内服败毒散加猪苓、泽泻、当归、黄芪、桔梗、天花粉、荆芥、连翘，外用围药敷之。

升麻汤

治肺痈、肺疽，胸乳间皆痛口吐脓血作臭。

升麻　桔梗　薏苡仁　地榆　黄芩　赤芍　牡丹皮　生甘草　黄芪　贝母

水煎服，虚甚加人参、白术。

多服护心散、蜡矾丸、牛黄清心丸。

肺　痈

夫肺者，五脏之华盖也。此痈因内外两感风寒所伤，及忧思愁虑、形寒饮冷以伤肺经，遂致成痈。身发寒热、两肢胁腋俱痛，口吐脓臭，日夜无度喘嗽，胸膈喘满兼胀，睡卧不安，已破入风者，不治。急服枳术桔梗汤。并升麻汤、十六味消化饮、黄矾丸，各进三五服，夜服牛黄清心丸，更有乳香万应膏贴之。

参芪大补汤

节劳、戒气、忌酒、绝欲，已破，收敛疮口。合欢皮、白蔹，二味㕮咀每服五钱，水煎温服。合欢皮即黄芪皮也。

桔梗汤

桔梗　贝母　当归　枳壳　防风　苡仁　瓜蒌仁　桑皮蜜炙各一钱　黄芪二两五钱　杏仁、百合、甘草节各五分

姜三片煎服。

款花汤

嗽而胸满、振寒、脉数、咽干、大渴，时出浊唾腥臭，臭久吐脓如粳米粥，壮者乃为肺痈。

款花一两五钱去梗　甘草一两炙　桔梗二两　薏苡仁一两

上作十剂水煎服。

内痈，有脓败血腥秽殊甚，遂致脐腹冷痛，此乃败脓所致，以此把下脓血。

白芷四两　白芍一两　枯矾一两　单叶红蜀葵根八分　如无以苏木节代之

上为细末，炼蜜丸如桐子大，每服三十丸，清米汤空心下，其脓渐出生肌。

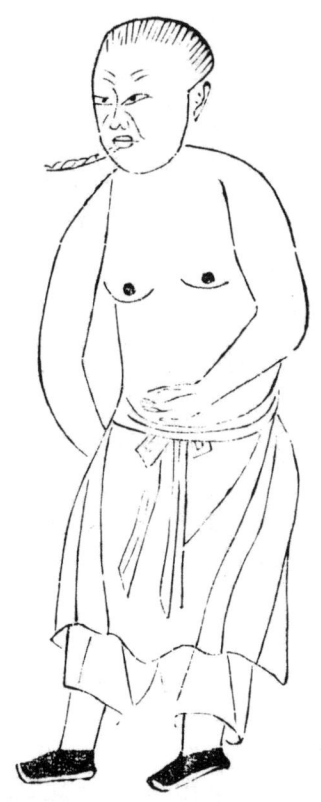

井疽发

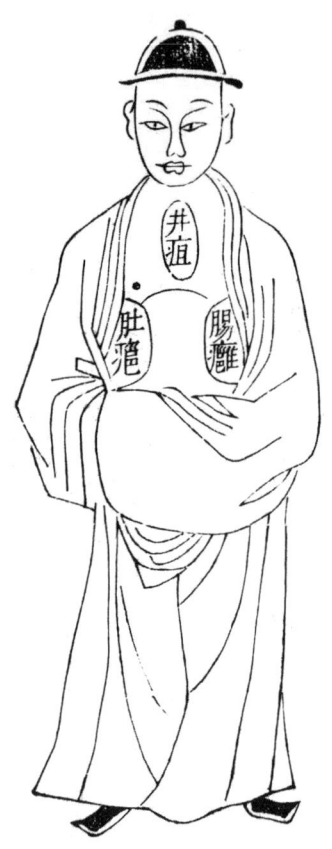

此症发于胸者名曰井疽。状如豆大，三四日起，若不早治，必入于腹，入腹不疗十日当死。急服内固清心散可治。若内发伤膜主死无疑，治法与发胸发背同。

保内清心散

粉草 升麻 当归 川芎 黄芪 芍药 山栀 乳香 黄芩 羌活 桔梗 天花粉 青皮 白芷

水煎服。即服护心散、蜡矾丸，务要戒怒。围药同前。

穿心冷瘘

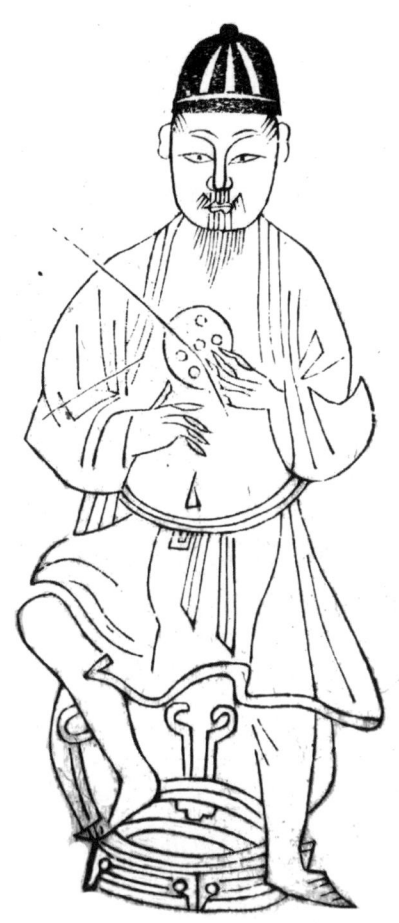

此毒生于心窝，初起则心头如火热，其毒先内溃心胞方出皮肤，令人心神恍惚、盗汗多出、二日皆红、舌如鸡金，皆里外俱热，易治。若毒发于外，冷气攻心，常呕吐恶心，口吐冷痰，恶闻食味然气臭者死，治方于后。

辰砂 茯神 远志 茯苓 人参 乳香 沉香 丁香 木香 藿香 麝香 酸枣仁

各等份末之，入辰砂末二钱，金箔五片，同研细，灯心薄荷汤下。

内塞散

治穿心冷瘘

人参 白术 白茯 熟地 甘草 芍药 黄芪 肉桂 当归 黄芩酒炒 桔梗 防风

水煎服，连服十贴，次服黄矾丸，护心散常服。

试治法

干姜为末，鸡子清调敷。如溃烂洗净疮口试干，掺末，觉热如烘，生肌易愈。

六合回生丹

有回生之妙。

真铅粉一两 轻粉 银珠 雄黄 乳香箬上炙黄 没药同前各二分五厘共一两一钱二分五厘

上六味，各择真正好者研为极细末。凡治其病，先用好苦茶洗净疮口软绢拭干后，剖猪腰子片用药一二分掺腰上，却敷患上，待腰子发热如蒸良久取去，自此拔去毒气定减痛苦。疮口出脓不可手挤，第二日依前法再敷之，第三日亦敷之，恶甚可敷七八九次，疮小只敷一次可愈。猪腰子不发热勿治矣。

治痛心胸前有孔久不愈，即漏也，胃痈井疽、心肝痈、心瘘之类。

鹿茸去毛酥炙微黄 附子炮去皮脐 盐花即好盐

上三味各等分为末，用枣肉去皮核为丸，每服三十丸，空心酒下，亦治腰痛。

胃痈

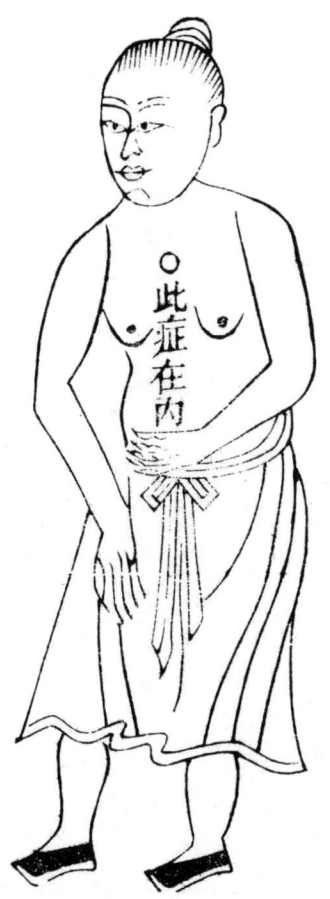

《素问》云：人病胃脘痈当候胃脉，脉沉细者气逆，气逆者人迎甚盛则热。人迎者，胃脉逆而盛，热聚胃口不行，故胃为痈。其发寒热如疟、身皮甲错、或嗽或呕或吐脓血，热聚胃脘留结为痈，须要知戒。

连翘升麻汤

沉香另 乳香另 甘草 青木香各三钱 连翘 射干 升麻 羌活 桑寄

生 木通各七钱五分 大黄饮上蒸三两 麝香二钱

上作十剂,每剂以粗药水煎去渣入五香细末温服,以利为度。能折其热毒之气。

犀角汤

犀角 栀子仁 赤茯苓 赤芍药 射干 黄芩 大黄炒熟各二钱

水煎去渣入蜜再煎温服。

心肝痈

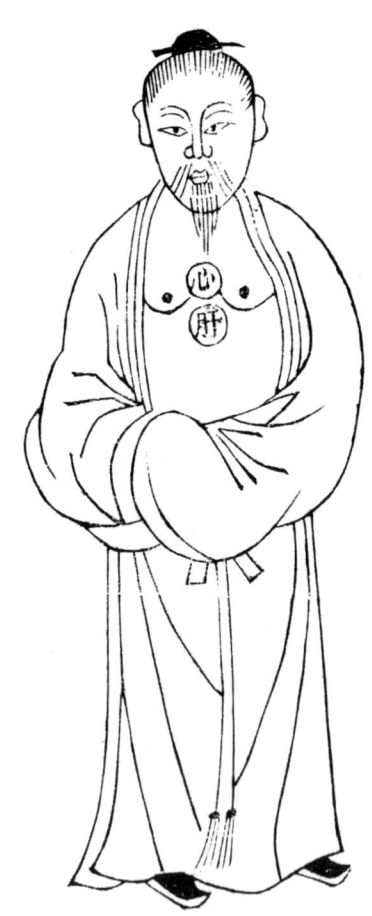

心者君主之官神明出焉，肝者将军之官谋虑出焉，二官有君臣之分一身之主宰，其可伤也。此痈受在心，心主行血气血热伤于经络，此是恶毒之症不可不审也。当用定痛败毒散，如不散，用内托流气饮。

定痛败毒散

紫苏 桔梗 枳壳 甘草 乌药 茯苓 防风 白芷 香附 白芍 羌活 人参 前胡

姜三片、枣一枚、灯心二十茎，煎服。

内托流气饮

人参 黄芪 厚朴 甘草 紫苏 桔梗 枳壳 白芍 当归 防风 乌药 白芷 川芎

姜三枣一，食前服。腹痛加没药、玄胡索。

血疿疮

夫血疿者，脏中虚弱邪气相侵，真气衰少，风毒闭塞腠理发于肌肤。初如紫疥破时出血，疮生遍身行处成疮，损伤皮肉痒痛难存。治法先服当归连翘散，并服清肌渗湿汤，并搽十神散。

清肌渗湿汤

归须酒洗 白芷 甘草 升麻 苍术 白术土炒 川芎 白芍酒炒 山栀酒炒 连翘 黄连酒炒 木通 青皮 木瓜 泽泻 茯苓 苦参酒炒 枳壳 柴胡 黄柏盐拌酒炒 知母同上 石菖蒲

煎服，治法亦同紫疥。

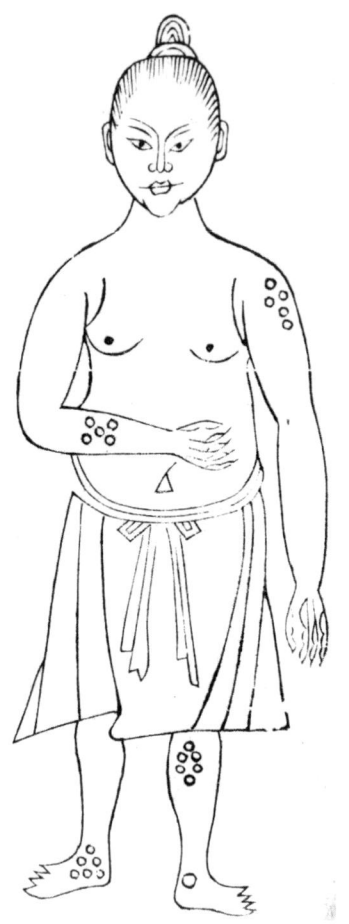

蜂窠发胸

此症蜂窠发于胸乳间,乃心火热盛,须用依前疏导心火之药。稍治之,迟则热必攻心,必然死矣。

煎药

人参 黄芪 白术 茯苓 甘草 连翘 生地 白芍 山栀 黄芩 桔梗 防风 青皮 干葛 麦冬 银花 天花粉 鼠黏子

冬天加官桂,夏天加黄柏,雨天加泽泻。先贴膏药,后用掺药方具于前,先用猪蹄汤。

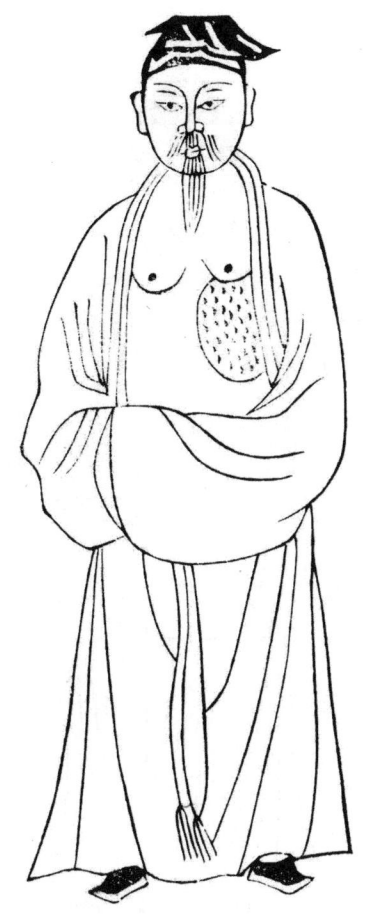

九　发

此症发为肺疽、心疽、肝疽、肾疽、脾疽、胃疽、大肠疽、三焦疽、小肠痈。右验其人所膜,依据此候审定痈疽浅深。其病从何脏腑发,先曾食何乳石,又验其气血虚实。穿溃出外者可治,发于内者则伤膜流脓,大便出者必难治。若以药会脓大便出者,则药味入于经络引出无害,当参详而疗之。围药同前。

参芪内托散，具前愈后一年之外不许远行及行房事，若不知戒终至于毙。

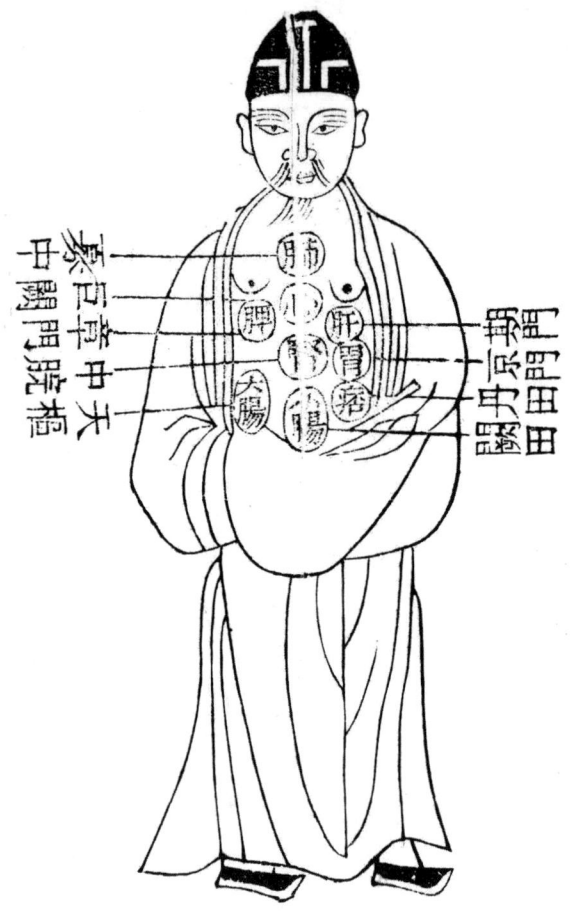

脐 痈

此症生于脐内，因食油腻冷物聚于气海之间聚结成痈，若不速治则内溃脐内出脓，四围坚硬或出此血水者难治，无此即生。用内托散加：猪苓、泽泻、归须、黄柏、车前子、知母。脓尽多加白术、黄芪、熟地、山药，多服蜡矾丸。若未溃破按之有脓，将治肠肚痛，行药从大便中出甚妙,方亦同。痛加乳香。

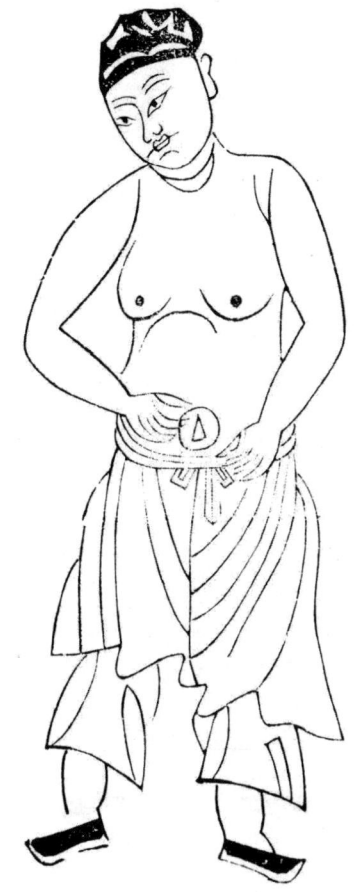

小肠痈

此症因膀胱有热,蓄毒不流,结成此毒。以至脐中坚硬结核,小便疼痛日夜下利无度,治方于后。用服败毒散加:猪苓、泽泻、木通、灯草、瞿麦、甘草梢,又用连根葱十根捣烂盦脐上,多服金花丸。用前肠痈肚痛之法治之。

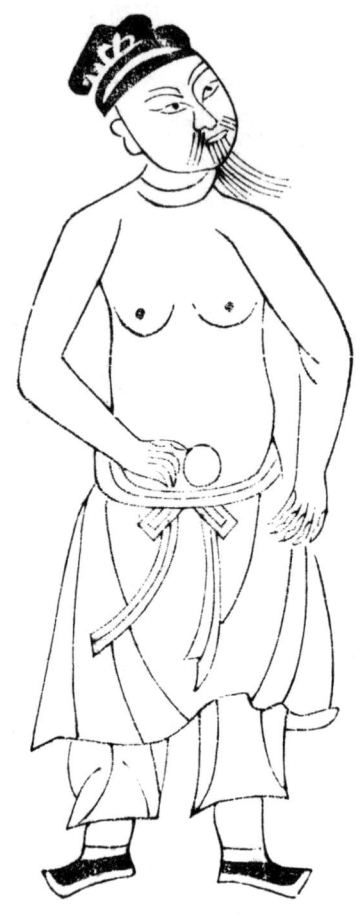

盘肠痈 用腕疽后方

此毒因闪肭而得之。用独活散，此即治腕疽药：

羌活 独活 乌药 茯苓 荆芥 当归 川芎 桔梗 白术 黄芪 升麻 贝母 枳壳 知母 黄柏 人参

再用前肚痈之法治之，会脓在大便中出法开后。

大黄三钱 姜黄二钱 赤石脂二钱 穿山甲炮一钱五 白芷一钱 发灰一钱 巴豆不去油一粒临服和药内研细

上为末老酒早晨空心调服。

行利十余次用薄粥补之，如泻不止饮新汲井水三酒盅其泻立止。需要服参芪膏大补之。

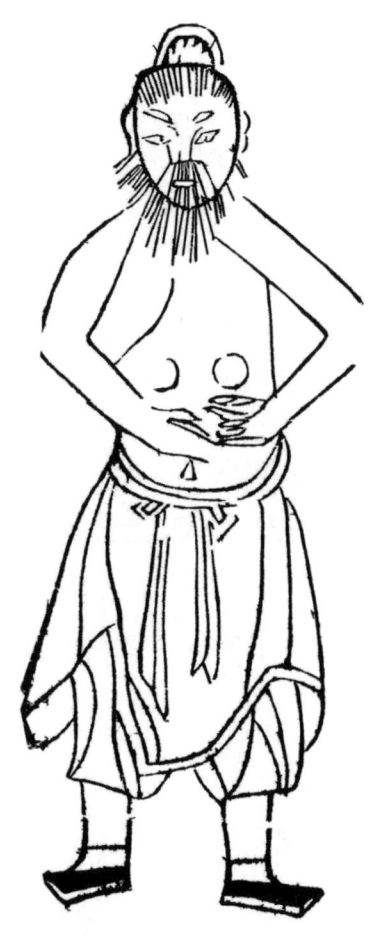

发肚毒

发肚之毒，有发腹肚或手肚足肚者具为发肚。若不速治必致丧命，便服蠲毒流气饮三四服，并服六皮四子汤。

内托散加木瓜、槟榔、苍术，空心煎服。未溃用金箍散，已溃后外贴金丝膏，服蜡矾丸。

六皮四子汤

陈皮 青皮 腹皮 加皮 姜皮 茯皮 天花粉 苏子 葡子 甘草 葶苈子 车前子

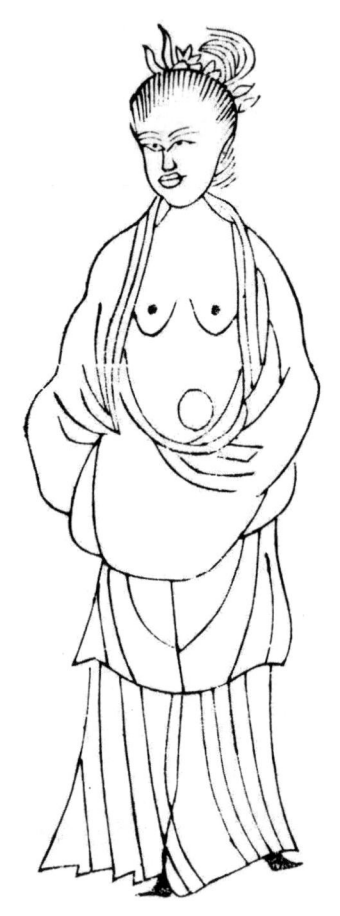

肚痈

此毒生于脾经，因食煎煿油腻，酒醉太过及行房事，以致毒不流通聚成此痈，或生在外或生在内，若不速治溃透脾膜即死。

方服：厚朴　砂仁　半夏　陈皮　茯苓　人参　青皮　芍药　木香　枳壳　甘草　甜瓜子　黄芪　白术

次服内补十宣散、蜡矾丸。

溃后久不愈，用前六合回生丹、猪腰子法治之。未溃烂之前按内有脓状急用肠痈之行药追脓大便中出度，易愈矣。

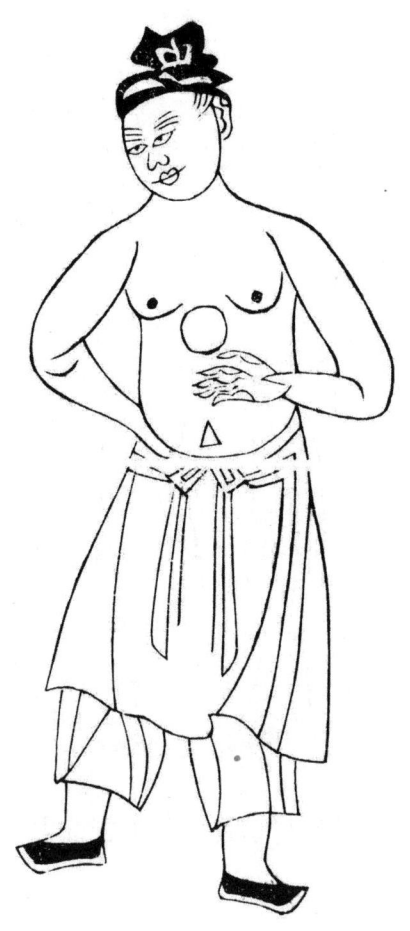

肋肚痈

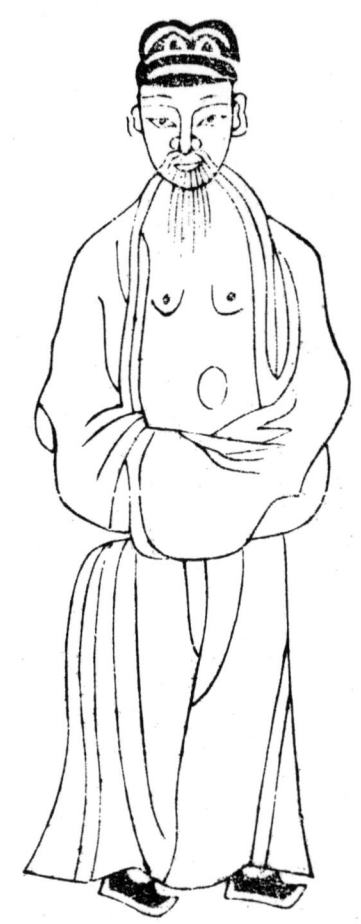

此痈受在大小肠二经，气痈发出在表此乃结痈聚毒也。当用内托流气饮：

人参 木香 黄芪 厚朴 甘草 紫苏 枳壳 桔梗 官桂 槟榔 乌药 当归 芍药 白芷 川芎 防风 天花粉

姜三片、枣一枚用水煎服。外用围药，内服肠痈从大便会脓之药治之，调理禁忌之法同前。

气毒流注

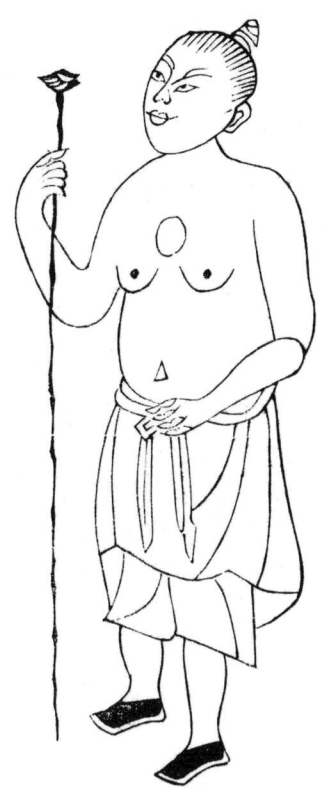

此症喜怒不常饮食失节气土停食，或因负重努力伤其经络故生此疾。便服蠲毒流气饮、内托千金散、黄矾丸、护心丹。此症乘虚感风湿热相结而成，初生一二渐至于多及有二十三五者遍体皆生。先发汗以解风湿，次用参芪之剂补之，围药姜汗醋调有方在前。

取汗流气饮

川芎 白芷 升麻 甘草 当归 羌活 独活 乌药 木香 苏梗 防风 荆芥 苍术 厚朴 肉桂 麻黄 黄芩 桔梗 大柴胡 白芍

水二盅，姜五葱三煎热服，以衣覆身出汗为妙。如无汗再服次钟，有汗不必服止可一剂。次服千金内托散，大加参、芪，霖用加苍术、泽泻。

脐痈毒

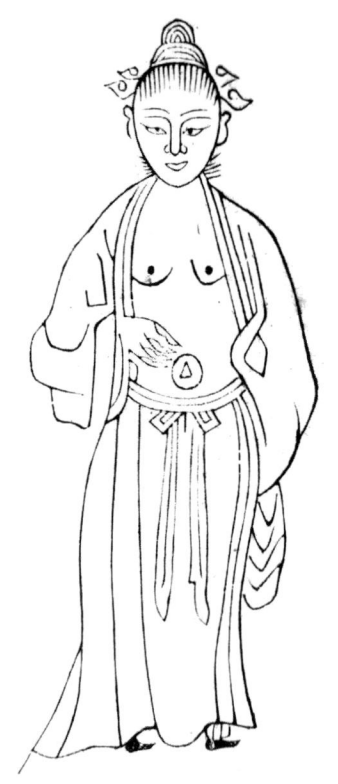

此痈受在心，流于小肠经，发在脐中坚硬如石。与男子不同此是恶毒症也。当用内托流气饮、定痛三香饮治之。治法须用围药，并同男子脐痈之药加减治之。

定痛三香饮

乳香 香附 木香 人参 黄芪 玄胡索 当归 川芎 芍药 防风 官桂 甘草 枳壳 桔梗 乌药 厚扑 白芷

夏天去桂加干葛、黄芩、生地、麦冬，姜三、枣一煎服。

乳　痈

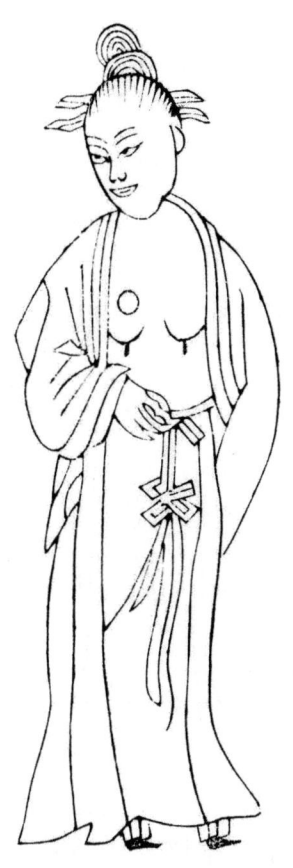

乳房属阳明经，乳头属厥阴经。此毒因惊忧郁结乳间成痈。初起二三日即用鹿角散：鹿角乳牛角穿山甲，烧过三味为末，好酒调服。外用金箍散蜜水调敷。若不能痊，急用荆防败毒散加：瓜蒌子、天花粉，水二盅煎服。若五七日不散，服内托散加白芍、金银花。外吹乳者小儿吮乳吹风在内故也。内吹乳者女人腹中有孕其胎儿转动吹风在外故也。煎药中须用保胎之剂，以治乳发之药同治之。

乳　发

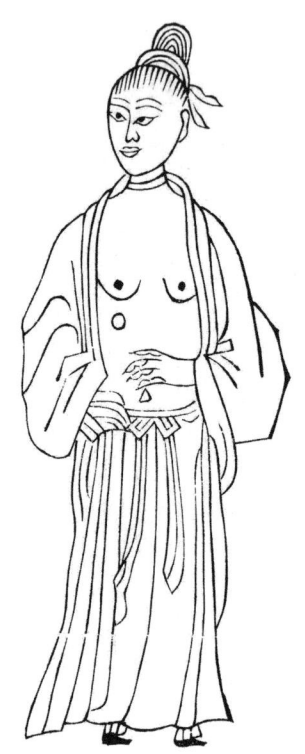

皂角散

治乳痈及乳疼。皂角一条烧灰　蛤粉三钱　乳香一钱末之,酒调下,以手揉乳令散,外用金箍散敷之。内服复元通气散:

木香　青皮　白芷　贝母　金银花　陈皮　穿甲炮　紫苏　当归　川芎　连翘　甘草节　木通　瓜蒌仁

已溃者用人参、黄芪、贝母、白术之类。

治发乳痈疽一切肿毒:

石膏　青皮　陈皮　当归　木香　穿山甲酥炙　麻黄　白芷　甘草　乳香　没药　川芎各等份　漏芦　枳壳　贝母

共为细末酒调服，或剉水酒煎服亦可。

又方：白芷、贝母各半为末，酒调服二钱，日三次。如乳不下加漏芦。

乳疼洗法：牡蛎煅一两、五倍五分、枯矾一钱五分，水二碗煎洗。

奶　疬

此疾因女子十五六岁经脉将行，或一月两次或过月不行致生此疾。多生寡薄气体虚弱，宜服败毒散加地黄，再服黄矾丸，其毒自然而败不致损命。每乳上只有一个核可治。若串成三四个即难疗矣。治法逍遥调经汤、开郁顺气解毒汤加减用之。

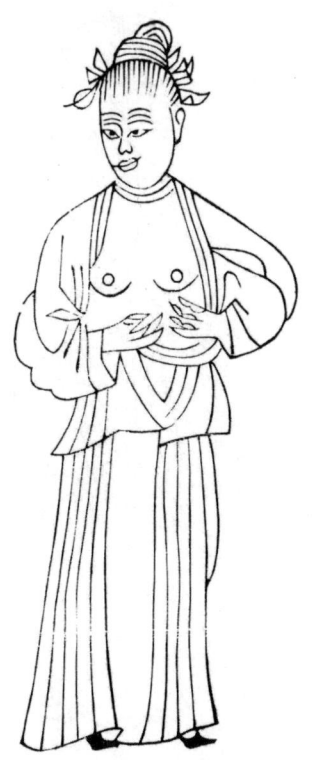

开郁顺气解毒汤

青皮 当归 甘草 抚芎 生地 柴胡 香附 陈皮 栀仁 赤芍 连翘 砂仁 桔梗 花粉 乌药 黄芩 羌活 金银花

冬天加桂、玄胡索，再用夏枯草四两，水三四碗，砂罐煎服。

逍遥调经汤

当归 生地 白芍 陈皮 丹皮 川芎 熟地 香附 甘草 泽兰 乌药 青皮 玄胡 黄芩 枳壳 小柴胡

煎服。

乳　癖

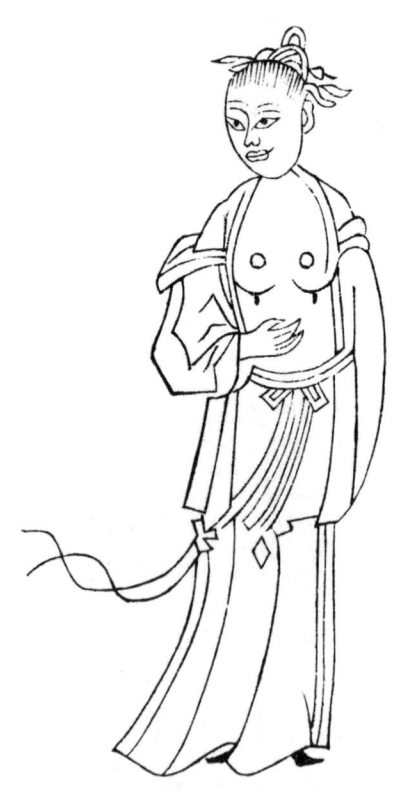

此疾乃五六十岁年老之人生此疾症。不成脓结毒莫用凉剂敷贴，若使凉药敷贴，即毒入肺腑即死。用鹿角散相和黄矾丸频频服之以好为度。

开郁顺气解毒汤方在前。

千金托里散

乳岩 已嫁、未嫁皆生

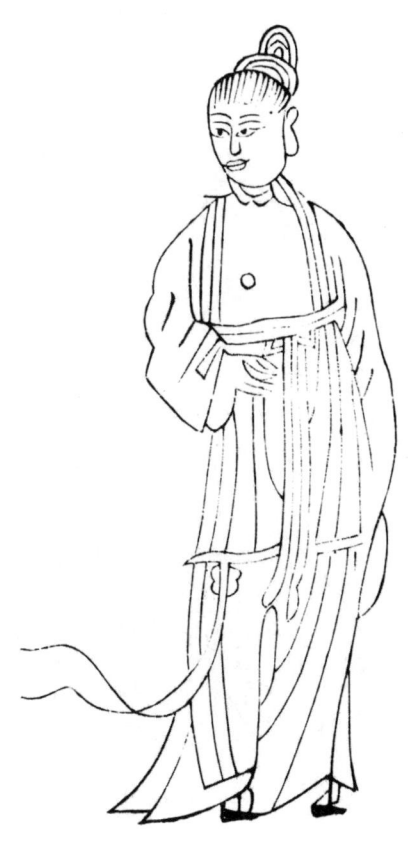

此毒阴极阳衰，奈虚阳积而与血无汤安能散？故此血渗于心经，即生此疾。若未破可疗，已破即难治。捻之内如山岩故名之。

早治得生，若不治，内溃肉烂见五脏而死。

未破用蠲毒流气饮加：红花、苏木、生地、熟地、青皮、抚芎、乌药、甘草、小柴胡、瓜蒌仁。

又方

抚芎　柴胡　青皮　香附各二两　甘草　玄胡索　陈皮　桔梗　黄芩　栀仁　枳壳　天花粉　乌药　白芷　贝母各一两　砂仁一两五钱　蔓荆子炒一两

上为末水丸，每服二钱日进三四服，作煎剂服之亦可。

风毒遍身串

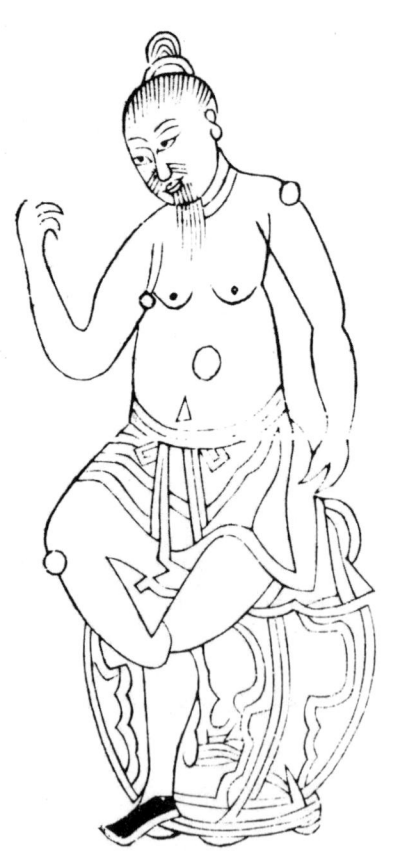

此毒生于皮肤之间，因中暑毒或食炙牛炙马瘟猪等物以此生疽。虽见势凶亦易治忌食生冷，毒入脏腑难治。先服流气饮次服人参败毒散加猪苓、泽泻、当归、防风。外用围药，次服蜡矾丸。用前医流注取汁流气饮治之甚宜。

火腰带毒

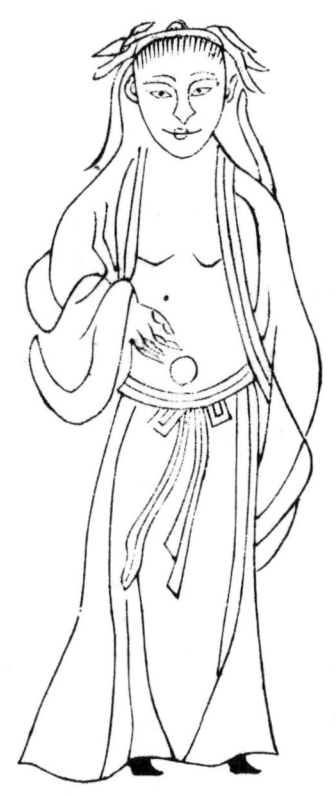

火腰带毒受在心肝二经。热毒伤心流滞于膀胱不行，壅在皮肤，此是风毒也。当用清肝流气饮、败毒和气散治之。不可便敷药。清肝流气饮亦宜。

桔梗　甘草　防风　前胡　羌活　独活　赤芍　连翘　薄荷　荆芥　石

膏 枳壳 黄连 白茯 归须 青皮 黄芩

煎服之。

败毒流气饮

紫苏 桔梗 枳壳 防风 柴胡 甘草 川芎 白芷 芍药 当归 羌活 茯苓 乌药 陈皮

姜三枣一煎服。

患上用紫金锭水磨汁，频用鹅毛蘸汁润之。

内 丹

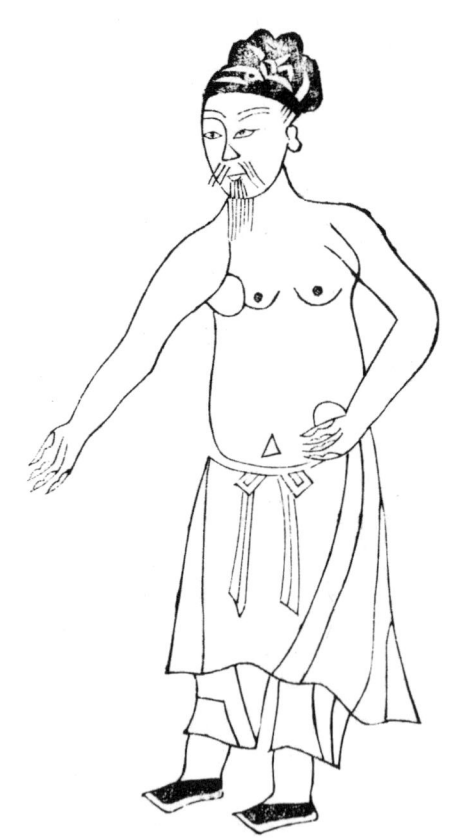

内外者从胁下致腰下，肿发赤色名曰内丹。如早觉可治，至腰便不可治。其病多大小便不通，似有不过三日而飞，遍身青黑色而死。用救急丹醋磨，敷内丹处，更服连翘败毒散：

当归 连翘 黄芩 甘草 麦冬 木通 柴胡 前胡 黄连 生地

姜二片、枣一枚、水二锺，煎服。

肩疽并了疽

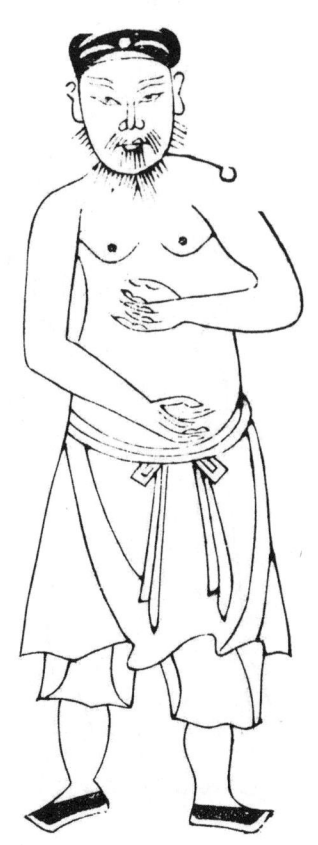

病肩疽者，因负重伤动肩井穴故生此疽。用内托散加乌药、青木香，外贴金丝膏。

了疽因空心于宿水内洗手,恐水中有虫游过染其秽毒以生此疾。急用铁箍散暗醋调和厚敷患处,却服败毒内托散。神思昏迷色紫气臭者难治。

上下肋痈

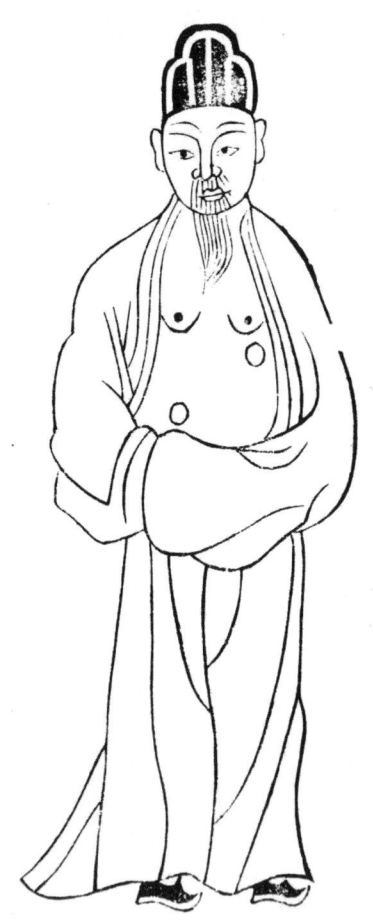

上下肋痈受在肝经,寒热不调,风湿伏于肠胃结成痈毒,发出皮肤生此恶症。当用败毒流气散,后服内托流气饮。

败毒流气散

紫苏 桔梗 枳壳 甘草 芍药 乌药 厚朴 青皮 茯苓 陈皮 柴胡 玄胡

姜三枣一随时服。

内托流气饮

人参 木香 黄芪 厚朴 甘草 紫苏 桔梗 枳壳 官桂 乌药 当归 白芍 防风 川芎 茯苓 陈皮 天花粉 白芷

姜三枣一水煎服。

训疽名燥疽

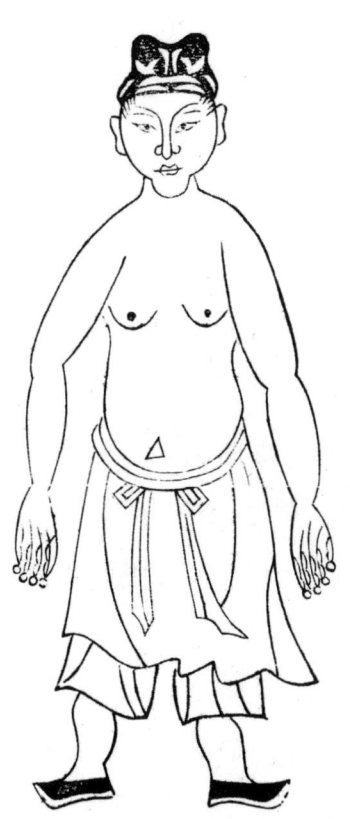

训疽者肺经受热，发于两手五指头上。一八日不泻必死，四日可刺，如发黑痛不甚，过节尤可治也。黑甚过节者死，虽过节尤可治者，药入及之也。其状因小黯，肉中生点子，点小者如粟豆大，惟大者如梅李，或赤或黑乍青乍白，有实核即根也。不浮肿惨痛应心至骨。或身体发热，若不急治毒遂冲上，面悉肿泡点紫黑烂，坏入脏，杀人。南人得此名曰：榻着毒。即截去其指恐毒攻上。罕有一生十指端忽然策策痛入于心，不可忍之。向明望者晃晃黄赤或黯青黑，是瘭疽。齿间出臭血水者七日亡矣。但厚肉处即割去，用炮铁烙炮上，令焦如炭。亦如疽上灸百壮为佳，须顿饮葵根汁、青靛花、竹沥、犀角汁、枳壳汤，消毒饮。若吐脓血不治，宜以灰掩脓血上。不尔，毒气着人亦相染矣。瘭疽害人不旋踵，恶风入肌脉，初未知觉，毒郁既发若火之烈，其上隐小而深实，点黑而不明，其病应心稍缓则入赃矣。

枳壳汤

枳壳　射干　升麻　生地　黄芩　前胡　金银花　连翘　大黄炒　甘草节　犀角_{另磨汁，临服加之}

水二盅煎，日三服。

消毒散

瘭疽炽甚，十指举赤痛而痒。

藜芦　大黄炒　黄柏　黄连　甘草_{各一两}

水一斗，文武火煮一升，滤净淋洗患处。

皂角散

溃后用皂角去皮子，烧灰为末，盐汤洗净，干敷三四次。风疽：由风湿之气入于腠理，流注血脉不利，挛曲肿起疼痛，经久不瘥。盖风胜则动，故其疽留止无常。得之醉卧当风汗出，宜用前十六味流气饮，并服黄芪丸。

黄芪丸

酒醉汗出风入经络，成风疽。

黄芪 犀角各二两 黄连 茯神 当归 防风各三钱 甘草二钱 芍药 升麻 黄芩各五钱 木通八分 麝香一分

上为细末拌匀，炼蜜丸如桐子大，每服二十丸空心生姜汤下，食后再服，再用麦冬汤调服护心散。时用胆矾、乳香末敷之。大凡此症须剔去甲，方愈。

又方

用乌梅十枚，熨斗内炭火烧令通赤，去火毒碾极细末，以盐汤洗净掺之，仍软帛裹之。如疮急痛即以酥油涂疮上。

甲疽

足三阴经皆起于足。气血阻滞不行溃于指甲间。或剪甲伤肌、或长侵肉、或屦小不适，血气阻遏不通。腐溃久则浸淫烂指。然病在四末，不必治，内唯用掺药而愈。

绿矾丸

绿矾，五两置铁板上，聚炭封之。火炽绿矾沸流出，沸定汁尽，出火待冷，为末，先以盐汤洗净疮，试干敷末，多敷愈佳。软帛扎裹当日即汁断疮干。若急痛以酥令润，每日一遍盐汤洗，有脓处令净，其痂干处不须近汤，每洗讫，敷末如初。但急痛即涂酥，五六日其疮上痂渐剥起，依前洗敷十日余，即疮渐渐总剥痂落。软处或更生白脓疱，即捻破敷药自然瘥也。

甲疽：赤肉生甲边上裹甲，用白矾烧令沸定为末敷之，湿则再敷，一日数易，即消散矣。须先以葱椒汤浸洗足甲令软，快刀割去甲角入肉处，挹干取药敷之，软绢裹之。半日药湿则易之。瘥后须用宽鞋，勿穿窄者。

又方

绿矾 芦荟各二钱 麝香一分

末之，绢袋盛药，纳指于袋中，线扎定，以瘥为度。

甲疽胬肉脓血疼痛：牡蛎厚者，生研细末。每二钱，青靛少许酒调下。

嵌　甲

硇砂 乳香各一钱 韶粉五分 橄榄核三枚烧存性 黄丹一钱飞过

末之，麻油调服。先以盐汤挹干拭之。

代　指

芒硝煎汤淋洗，方溃。

附脚背发

此症由于消渴之症发于足指者名曰脱疽。其状赤紫者，死。不赤者可治，宜服苦参丸。

苦参丸

专治此发。

苦参四两酒拌炒 羌活 独活 蔓荆子 茯苓 赤芍 川芎 何首乌 当

归 荆芥 甘草 白芷 防风 白蒺藜 山药 黄芪 山栀仁 牙皂 川乌生
去皮各三钱再火泡

酒糊为丸每服二钱，或酒或盐汤下，茶清亦可。

又方

苦参、无名异各半，同桐油煎三沸。加川椒五钱，再煎滤净，将桑叶或芭蕉叶浸油内七日，贴在疮上即安。手指发者同前治之。

肘后痈乃发臂毒也

此发臂毒受在心肾经过于五指络，毒气流走通为串漏。此是恶毒也，当用内托流气饮、定痛消毒饮治之。此肘后毒，气血流注积结成毒，非乃痈毒也，定痛流气饮。

当归 生地 紫苏 芍药 甘草 桔梗 枳壳 乌药 白芷 羌活 防风 川芎 茯苓 天花粉

消毒流气饮

人参 木香 当归 川芎 槟榔 黄芪 芍药 防风 甘草 厚朴 枳壳 桔梗 乌药 白芷

姜三枣一煎服。

左腋疽

此左疽生于左腋下乳侧间。因喜怒不常或饮食之间忽然被惊，或忍气而得之。若不速治必成流注，急服千金内托散、蠲毒流气饮、黄矾丸。外用围药铁箍散或金箍散敷治之。

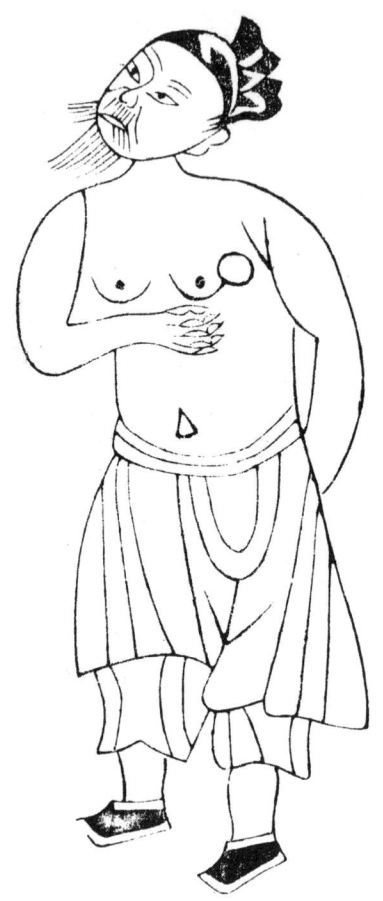

右腋疽

右腋疽生于血堂之间。初起一小核日渐长大成疽。急服内托散三五贴，外用围药，内服黄矾丸。

再服十奇散三五服，方可用针刺破，治法同前。

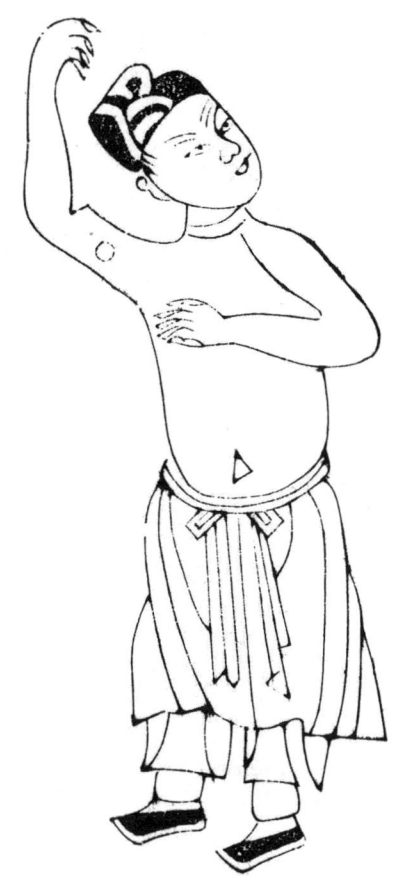

筋疽

筋疽或生臂撑上者，即鹠痈也。

此疽生动脉之间筋寄之上，臂膊不能曲伸。若不速治溃烂筋伤，必致成疾。若生于臂撑上者名鹠痈。红肿作痛初宜灸之。若溃之必损命，不可轻忽，治方于后。

内托散加木香、五加皮，更服黄矾丸、十奇散、护心散。外敷铁箍散加姜汁调敷。多服护心散。

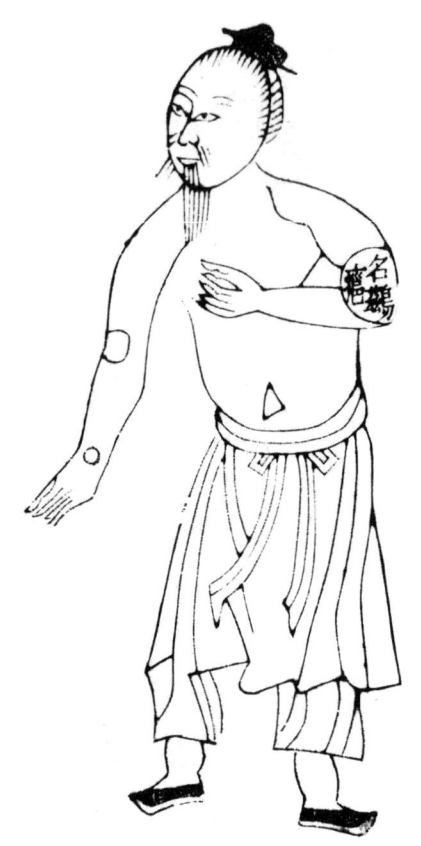

中发疽、了刺毒、天蛇毒

中发疽受在肝经气血不行，壅聚结成毒也。当用托里流气饮、消毒流气饮治之。

羌活 人参 桔梗 枳壳 甘草 防风 柴胡 黄芩 川芎 独活 前胡 蝉蜕 芍药 当归 白芷

上水姜三片枣一枚煎服。

托里流气饮

人参 黄芪 当归 川芎 白芍 乌药 甘草 防风 白芷 厚朴 茯

苓 紫苏 桔梗 青皮 黄芩

上，煎法同前。

天蛇毒

受心风伤于指肘背，此是恶毒症也。当用定痛流气饮治之。

定痛流气饮

人参 当归 蝉蜕 黄连 桔梗 防风 甘草 白芷 乳香 青皮 白芍 乌药 山栀仁

此症未熟不宜便用刀开针拨其胬肉，即发起深难治者。

又方

用蜈蚣一条火上炙干末之，猪胆汁调，涂时用胆汁润之。

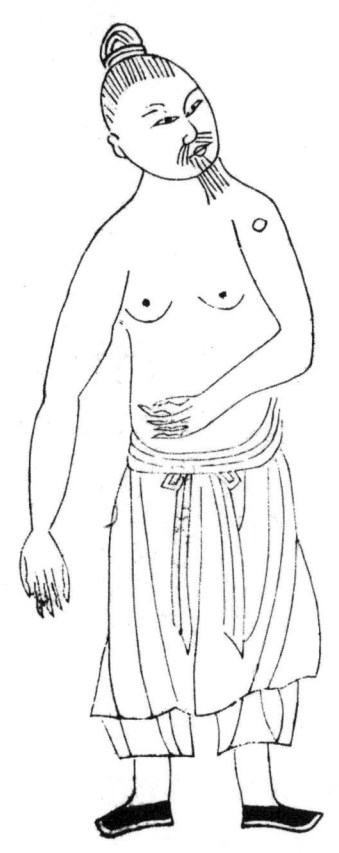

又方

黑生豆为末，将黄栀子壳二枚，研末胆汁调涂。一溃后经年不能长肉，用二黄散掺之。

二黄散

牛黄一钱真者 雄黄二钱透明 冰片一分

右为细末干掺。须要戒房劳、汤火、风气之类。

手腕毒

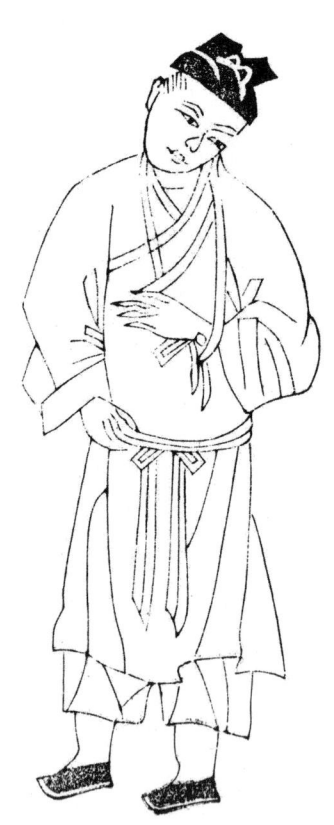

此毒受在掌后，因心经风寒喜怒惊风痰盛血不流通，结成此毒。当用定痛散、败毒内托清气饮。或透手心或透腕外，再用三香内托

散治之。

定痛败毒饮

白芍 白芷 乳香末 桔梗 枳壳 防风 当归 羌活 茯苓 甘草 薄桂 灵仙 木通 金银花 姜三枣一煎服。夏天加黄芩。

内托清气饮

人参 黄芪 紫苏 桔梗 枳壳 金银花 青皮 甘草 厚朴 川芎 防风 木香 羌活 天花粉 当归 芍药

煎同前。

肩 疽

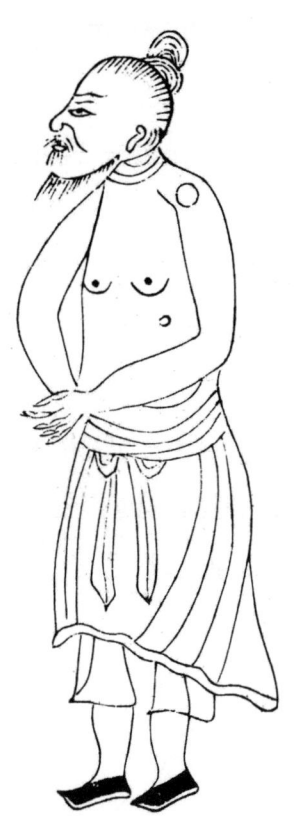

肩疽受在肾膀胱，气血凝滞不行，结成疽毒也。先用流气饮内托饮，四围以围药敷之。

多服消毒饮

人参 紫苏 前胡 川芎 黄芩 桔梗 羌活 独活 枳壳 茯苓 甘草 防风 赤芍

煎服。

内托定痛散

人参 黄芪 地黄 白芷 川芎 赤芍 防风 茯苓 甘草 乌药 桂心 枳壳 桔梗 木香

姜三枣一不拘时服，与肩痈药同。

背面毒

此背面毒受在肝肺经，气血凝滞不通结聚成毒，此是恶症也。当用清毒流气饮：

紫苏 桔梗 枳壳 甘草 乌药 白芷 腹皮 黄芩 当归 芍药 川芎 防风 羌活 柴胡 白及 连翘

姜三枣一煎服。

后用定痛流气饮：人参 当归 芍药 厚朴 桔梗 川芎 甘草 防风 白芷 黄芪 茯苓 羌活 乌药 官桂 紫苏 香附

上煎法同前。围药用金箍散敷之。

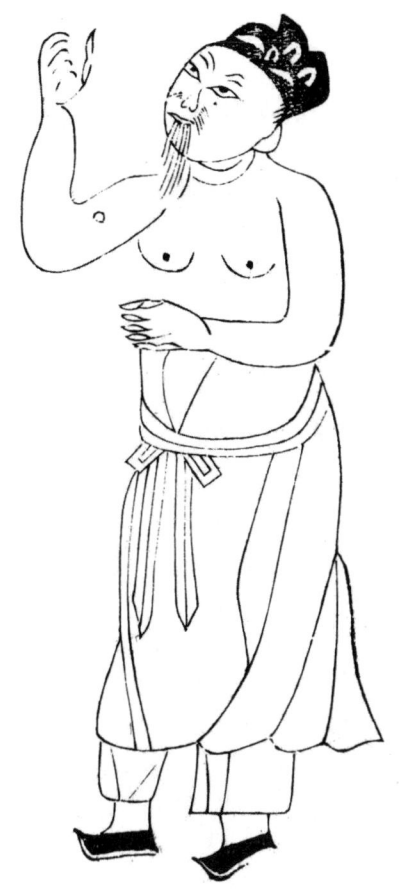

手心毒 与手背毒同

此毒右手受在阴火，太阳阳明气血流于左足厥阴经。左手毒右心火，太阳流于右足，太阴阳明土复生，流于五行子母更相生养。或因喜怒忧思、寒凝气血阻滞不通，结聚成毒。当用定痛解毒之剂。

紫苏 芍药 甘草 桔梗 枳壳 乌药 白芷 防风 羌活 独活 川芎 茯苓 黄芩 薄桂 乳香 威灵仙

上水，姜三片，煎服。

后用内托流气饮：人参 木香 乳香 当归 川芎 黄芪 芍药 防风 甘草 厚朴 枳壳 桔梗 乌药 白芷 槟榔 紫苏

姜三片、枣一枚煎服。外用金箍散敷之。

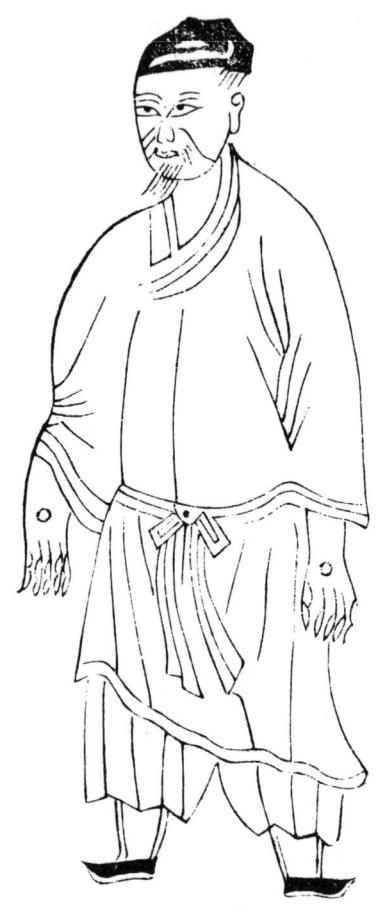

手腕毒

此毒受在掌后，因心经风寒喜怒惊风，痰盛血不流通，结成此毒。当用定痛败毒散、内托流气饮，或透手心或透腕。外再用三香内托散治之。

定痛败毒散

白芍 白芷 乳香末 桔梗 枳壳 防风 当归 羌活 茯苓 甘草 薄桂 灵仙 木通 金银花

姜三枣一煎服。夏天加黄芩。

内托清气饮

人参 黄芪 紫苏 桔梗 金银花 枳壳 青皮 甘草 厚朴 川芎 天花粉 防风 木香 羌活 当归 芍药

煎同前。

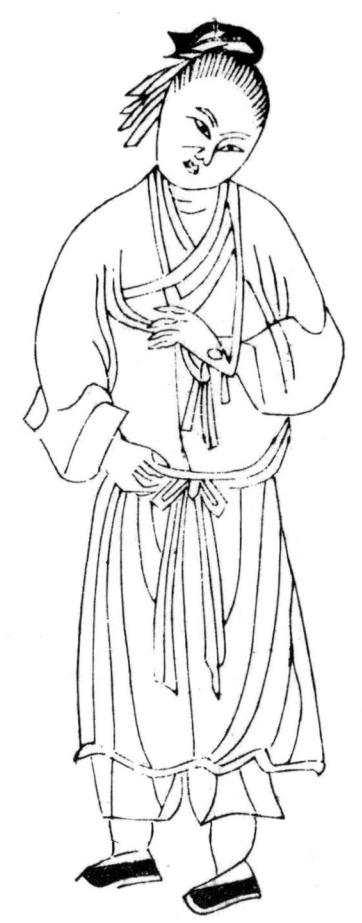

腕疽

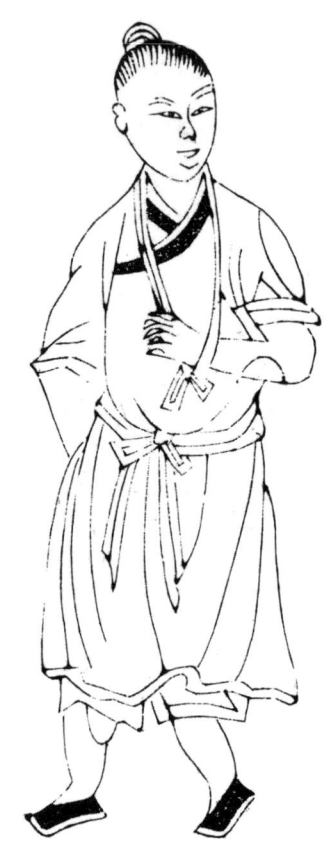

此毒生于左肋下三指。初起如痞，日渐长大如碗，即时就成，水绕皮周围，攻结成脓形如蛊胀。肚无青筋而脐不凸，只是肿胀。便服二十四味流气饮：

猪苓 茯苓 藿香 砂仁 桔梗 枳实 厚朴 泽泻 陈皮 紫苏 当归 青皮 香附 枳壳 茯苓 槟榔 木瓜 川芎 赤芍 黄芪 甘草 肉桂 木香 肉蔻

水煎空心服，只可一服不可再服。

内托散

桔梗 厚朴 白芷 防风 人参 黄芪 香附 陈皮 川芎 甘草 官桂 当归 赤芍 金银花

或加木香，行药用肠痈方。

臂疽

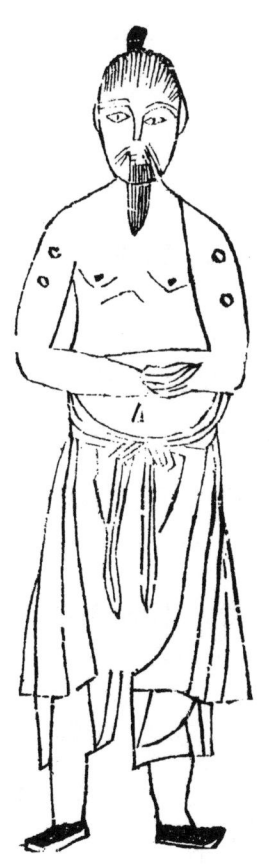

盖脾乃少阳经多气少血厥阴，因少阳有相火尤甚于厥阴。皆由多虑劳神，六气七情相感预，宜防肌肉难长，暴戾之药勿轻用之。人右膊外侧生一结核，身微寒热，易怒。平居奉养甚厚。诊其脉俱浮大弦数，重按似涩，皆因忧虑伤血。时在初秋切勿轻视。宜急补以防变症。宜人参一斛作膏，和淡竹沥服之，方保无虞。奈病家吝费求他医治之，以十宣五香相间服之，旬日后忽大风拔木，病者热，神思不佳。其核即稍高大似有脓状，外肿起，红线延至肩后，趋背脊入左肋下。不痛，肩背重，急食欲呕。急服人参膏入川芎、生姜汁，服尽三斛而安。然，疮溃脓干，又以四物汤加人参、白术、陈皮、炙草、生姜水煎服，数剂而安。此病生于春令甚难疗者，幸生在秋。不幸暴风大作，激起木中相火，非人参川芎膏骤补，德由得生也。人参四两　川芎一两　生姜五钱。右挫片，水四碗，煎至一碗去渣，重汤熬膏，每次如之。临服加竹沥。但此症之发红肿或如栗，勿以小而忽之。

蝼蛄三串

蝼蛄三串上下三种。因受湿毒伤于肤，气血伤于肾，怒气伤心，而淤血滞气相搏，故成此串毒也。用流气饮：

紫苏　桔梗　枳壳　乌药　甘草　芍药　白芷　川芎　防风　厚朴　木瓜　香附　官桂　川楝子

水二盅，姜三片枣一枚，不拘时服。

三香内托散

人参　黄芪　当归　川芎　芍药　甘草　乳香　乌药　防风　官桂　厚朴　桔梗

姜三片枣一枚，水煎温服。

又方

紫苏　枳壳　桔梗　甘草　赤芍　防风　当归　川芎　羌活　厚朴　茯苓　前胡　生地　白芷

姜三片枣一枚，不拘时服。热加柴胡、陈皮、半夏。

定痛降气饮

川芎 白芷 细辛各一两 僵蚕五钱生用

上为细末炼蜜丸，每服一丸，清茶嚼化。

治法同三串及诸痈疽。

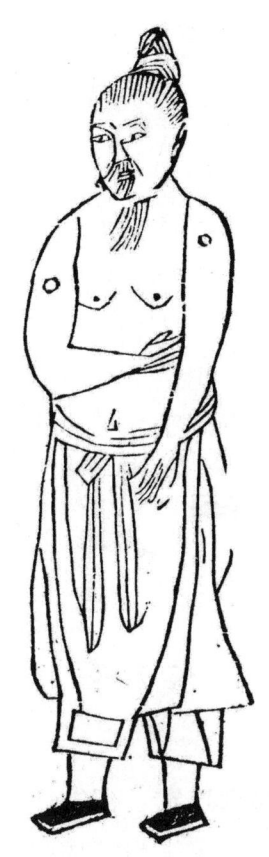

游 丹

游丹者即遍身丹毒也。初发两手青肿，彻上下急急痛，若经一宿二宿肿气遍身，入心内肿即死。初觉急治之，宜服五香连翘汤，木香流气饮，以金箍散敷之，用治疗之法治之。

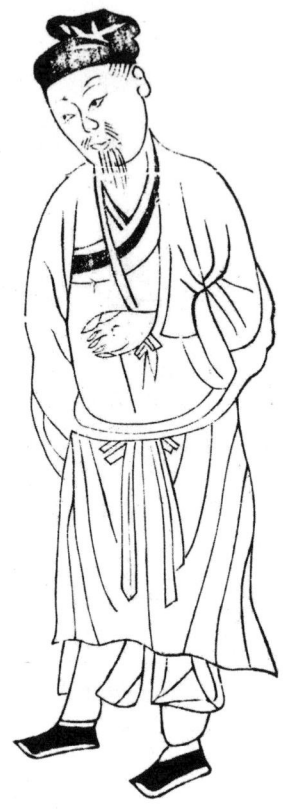

火赤疮

火赤疮者气血虚残邪毒攻发。初生赤色燎浆走徹，或脓生泡黄水时出，沾破皮肤，或如火烧疼痛。须用清肌解毒，消邪热、降肺火、补肾水之剂治之。

犀角 甘草 干葛 山栀 黄连 黄芩_{夏天倍加} 白术 粘子 归须 川芎 赤芍 黄柏 知母 荆芥 薄荷 青皮 桔梗 蝉蜕 石菖蒲 天花粉

清凉膏

黄芩 黄连 山栀 薄荷 甘草 桔梗 枳壳

煎数沸去渣，加冰片、麝香各三分，鹅毛扫上，指日得愈。紫金锭水磨涂之。

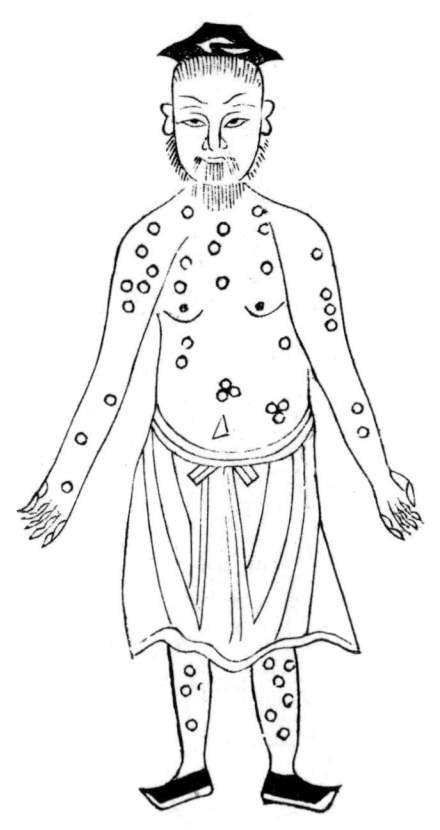

发　背

太师明指发背论

发背之生，积毒脏腑正气盛淹留停煖血气虚，朝轻夕重如发弓矢，外小内大。内托则生，败毒则毙。治法以参芪为主，一定之论百世不易。凡痈发于背，广一尺深可一寸，虽溃至骨不穿膜不死。此症六气七情，或因饮食而感其毒，积于脾肚之间。用药先消脾肚中之毒，内外夹攻斯无患矣。

发背痈疽恶毒：

人参 黄芪 当归 白术各五钱 橘红一钱五分

上㕮水煎，入竹沥、姜汁，和匀服之。如欲煎膏，加参芪等药各四两；肿疡加当归、连翘、羌活；溃疡加芍药、川芎、甘草、白芷；酒毒加酒炒黄连；气加炒香附；痰加瓜蒌仁；发热加酒炒黄芩；渴加麦冬、天花粉；恶心加半夏、生姜、藿香；解毒加金银花、甘草节；泻加苍术、白术俱土拌炒。在太阳上加羌活；在少阳上加柴胡；在阳明经上加鼠黏子、白芷、升麻。

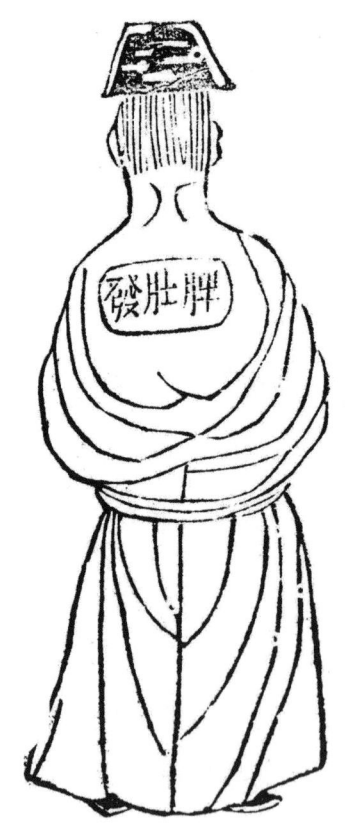

鱼脊疮

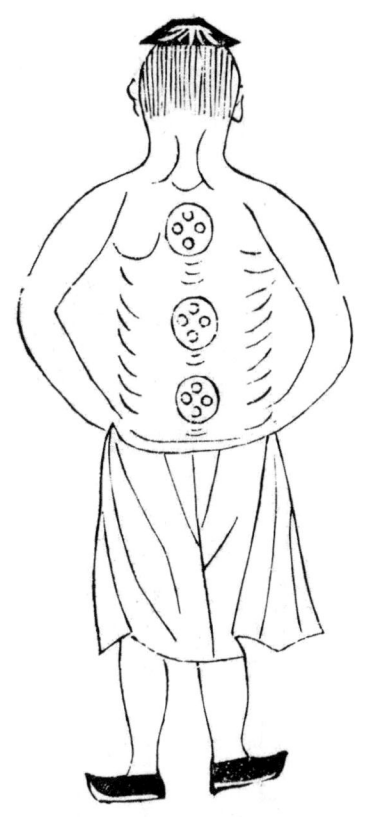

鱼脊疮者，脏中积冷肾气虚寒，故虚热得传经络筋骨之间，发动不知何处。初生如疽疖，破时黄水流生白泡似鱼脊。若不速治，肉烂脓流，命亦难保。先服神功活命汤，次用归芪调荣汤，或参芪内托散：

当归 川芎 生地 白芍 连翘 黄柏 知母 茯苓 甘草 升麻 白术 桔梗 黄芩 独活 青皮 白芷 苦参 天花粉

体虚加参术，减苦参、连翘；外用解毒润肌散搽之，或用金丝膏贴之；洗用猪蹄煎汤，或用地骨皮煎汤尤妙。

散走流注发

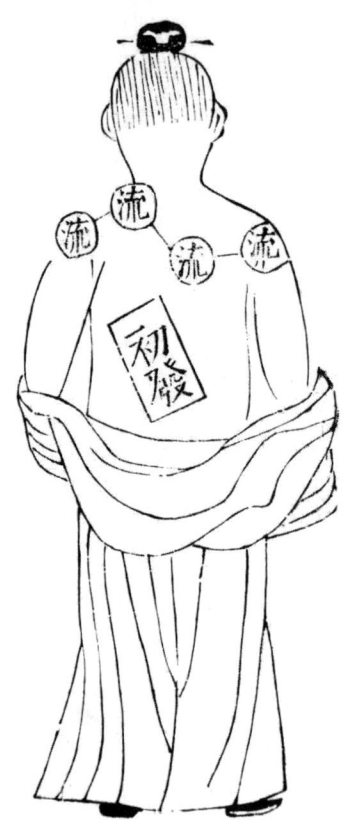

太师指明散走流注发

大凡气血不调经络不通，复感六气七情，故毒气乘风热而走是也。此症因风盛而生热之症，热极气盛，气因热之极而走于四散。急宜疏风定热，则气自然而息。若元气盛初发者，速以艾灸七壮，四围敷药，内服二十四味流气饮无不愈者。若流注于手脚腿者，死无疑矣。

妙贴散

白芷五钱　南星五钱　肉桂五钱　蛤粉五钱　五倍一两　芍药七钱　多年小粉八两炒焦　白及四两

上磨末，每用生姜自然汁、好醋、葱、蜜捣汁和匀，火上熬热调药如糊敷。四向空中出毒，干，再用前汁润之，以助药力。

加减二十四味流气饮

陈皮　半夏　升麻　干葛　甘草　泽泻　茯苓　苍术　厚朴　木香　羌活　独活　防风　荆芥　薄荷　黄芩　川芎　当归　生地　白芍　黄芪　青皮　木通　白芷

冬天加紫苏、大柴胡，水二钟，姜五片，葱白二根煎，热服。以衣覆患上出汗为妙，止可一服。

参芪内托十宣散

人参一钱五分　黄芪二钱　陈皮八分　升麻一钱　茯苓一钱　白术　泽泻二钱　当归二钱　川芎　生地　白芍　黄芩　乌药　前胡　黄柏　知母　天花粉

冬天加桂。倘有余内症，因症加减，全在活法施治。

背发两头

此症两头小者四边散攻。乃因饮酒体虚之所致也。而气食相斗合阴虚而成之，气虚而散，所以开口而阔。急服内消药，亦宜补阳也。治法与发背、肩痈同，前方加减服之。

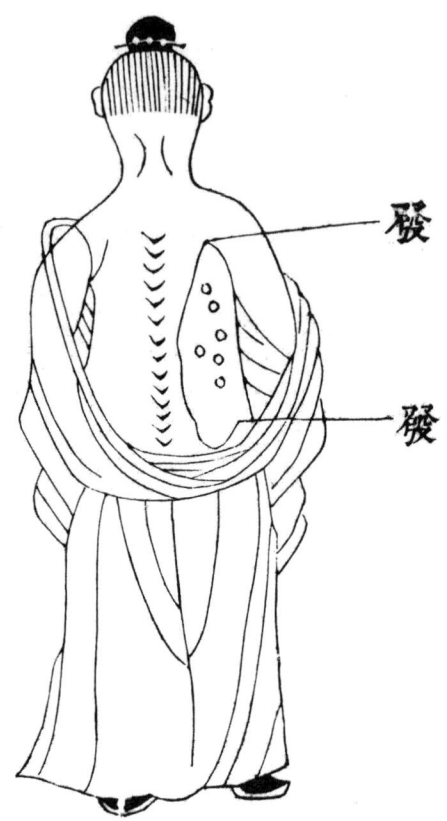

肾俞发

肾俞之发属阴,人难知识,因受暑湿并怒气饮热酒而得之。伤于内肾之间,流毒在肾。急用解内肾之毒,内外攻之,若医缓伤膜者难生矣。切忌怒气行房,稍或一犯决不可治。治法同发背、痈疽,而补肾加黄柏、知母、没药、广胶。

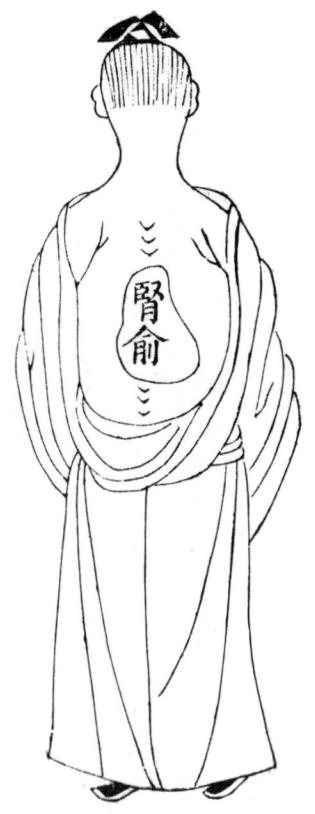

对心发 此症难治

心者，君主之官，神明出焉。恬淡虚无病安从来？心有怫郁诸病生焉。发手足者皆由于心火，故发于心乎。此病乃对心发，因心火盛而热气会生于此处，其毒愈盛。急用疏导心火之药解之，用意调处若合兵法方有生机。必须戒性，若一怒不能生矣。发于心之侧者亦可治。

黄连解毒汤

黄连_{姜汁拌炒} 甘草 升麻 桔梗 茯苓 黄芩_{酒炒} 山栀 当归 川

芎 白芍 生地 枳壳 玄参 天花粉 连翘 小柴胡 金银花 灯心

临服加犀角汁，服四剂后宜加人参护心散、蜡矾丸，日夜服之。

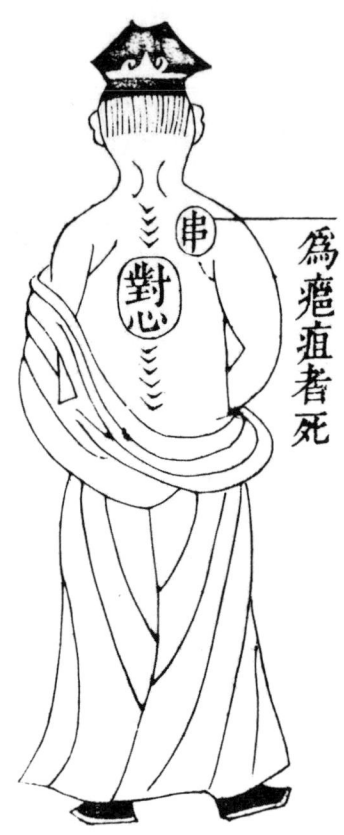

连珠发

此疾若阴囊赤肿，小便不通，小腹胀痛。此疽因色欲过度及醉饱房事，以伤肾水。得此疾者必致成串，令人口干身发寒热，百节皆疼。治方于后。

十奇散

治发背伤于肾者。

桔梗　人参　归身　天花粉　五味子　芍药　乌药　香附　枳壳　木香

囊肿加川楝子、槟榔；百节疼痛加木瓜、牛膝、赤芍；寒热加柴胡、黄芩。

酒煎散

治发背，因毒内攻其毒，与好肉一般平者，用手按之如牛颈之皮，上有黄泡出腥水，乃毒入于肺若，不速治即死。

当归　穿山甲炮　白芷　升麻　肉桂　木香　川芎　赤芍　甘草

酒煎服。

或患处好肉四边红肿，其色如火。用磁锋砭去恶血，即用鸡子清调乳香末敷之，时时用芭蕉根汁润之，以助药功。

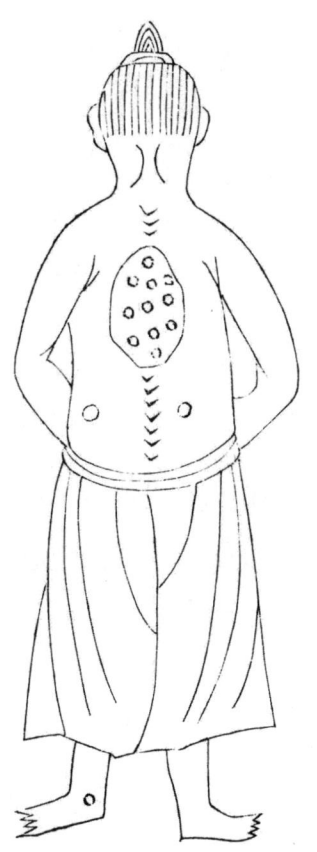

蜂窠发

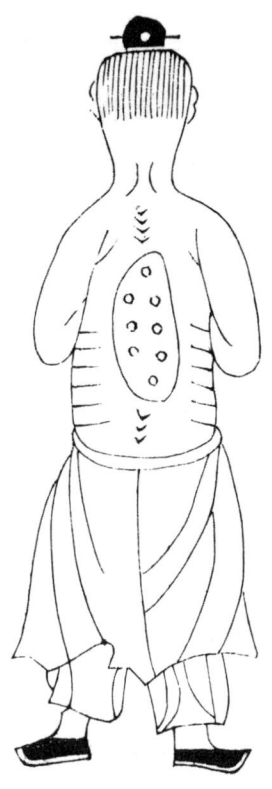

此疾若肉黑色青色，中大陷四围硬，肉亦紫色，风毒气伤于腠理，可发出即生，不发出即死。此毒因膏粱之味，温床厚被醉饱房事，以致五脏积毒不流，积而为痈。则心神恍惚，夜梦不安，小便频数大便溏泄。此疾串于左胁即死，治方于后。

内托十宣散

人参 黄芪 白术 当归 白芍 厚朴 白芷 川芎 连翘 官桂 桔梗 防风 甘草 荆芥 金银花

水二盅煎八分，食前连进十贴。虚甚者加附子；心神恍惚夜梦不安加远志、辰砂、酸枣仁；大便溏泄加黄连、木香、白术土炒、苍术；内陷不发加穿山甲、乳羊角烧灰；小便频数加薏苡仁益智。脓不透加归须、地蜈蚣炙、赤芍药。连服蜡矾丸，日进五服；脓将透便服排脓内补十宣散即内托散。加木香、穿山甲。仍贴金丝膏。

经体发

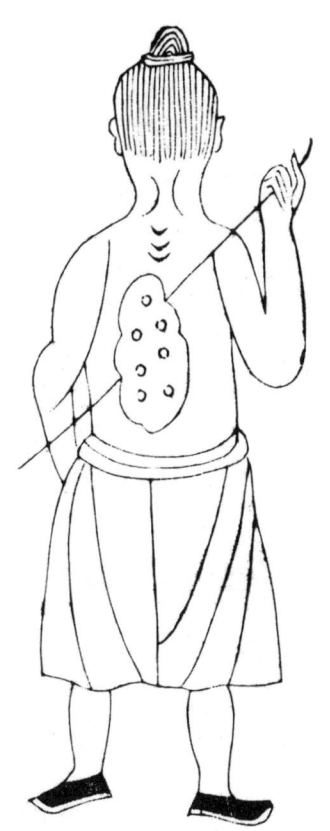

此毒因暑热之时空心受其秽气，以至胃气仍败则致呕逆，如若不治，毒气入内则难生矣。急服乳香托里散，再服五香连翘散、蜡

矾丸，外贴金丝膏，内服忍冬酒。一日三服，忍冬酒方具前。

连子发背

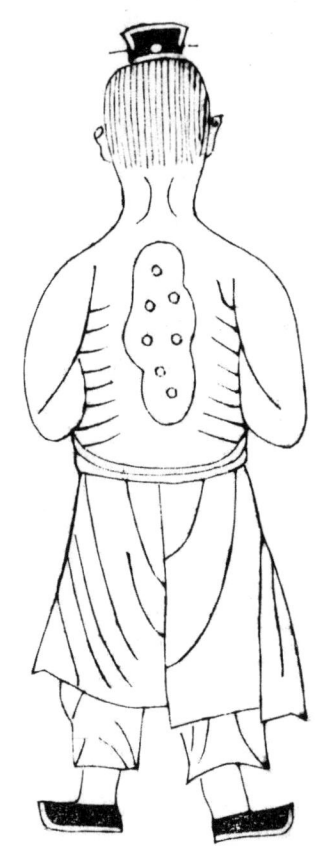

此疽发于右胛中，恐其毒气奔入心大要用药散之，敷围药点截住不令攻心。如在中道通于背，皆肿不可救也。消者可疗诸疮。痛痒皆属于心，以心生血而行气之痛，诸疮皆有敷药。就上下打大针三四针为妙。用前化毒消肿散、千金内托散多加参芪。

围药：南星　草乌　木鳖　贝母　大蒜另捣白及　五倍

以上研末生姜取汁，米醋调敷留口，二三日夜即消尽矣。常以醋润之。护心散、蜡矾丸时刻不可缺。

上中下三搭手

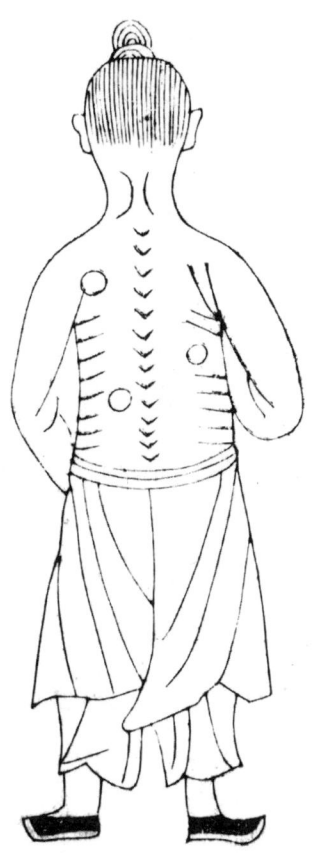

上中下三搭手受在五脏六腑。毒热、忧怒、气壅伤于肺经，结聚成毒，此是恶症也。当用脑疽、发背、痈疽等药治之。

围药亦然。时进忍冬酒、蜡矾丸。

上中下三发背

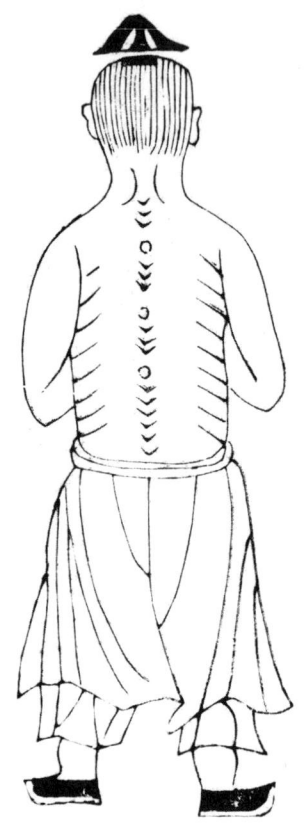

上发背,受在胸道经上,伤于肺、肝、心经。惊郁结聚,怒气伤肝,壅出背毒,此乃恶毒症也。先用几独流气饮,次用护心托里散,后用内托流气饮治之。败毒流气饮方在后,又并护心托里散流方于后。

中发背,受在神堂灵道经,正心毒。心血涌出不能归肝,气血壅在,皆中员于肝经,此乃恶症,当用煎药治之。败毒流气饮方在后。

下发背，受在脾肝。经络凝滞于五脏，伤于三经，此是三毒之症也。先用败毒流气饮，后用人参内托散，外用围药敷之。

对脐毒

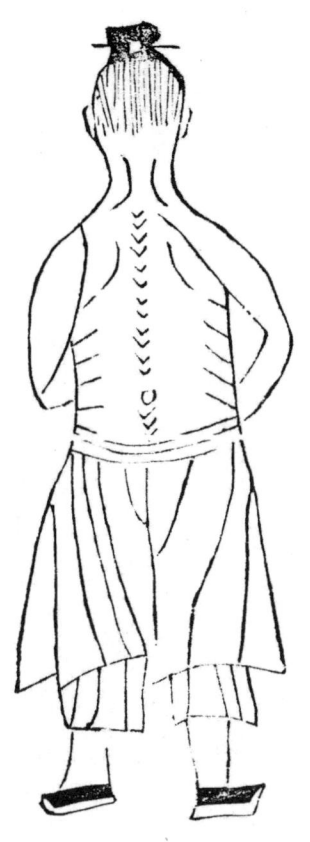

冲疽者生于腰肾也，发背骨作疮肿，又名对脐，又名历。肾主心流入肾囊，三十日可刺。其脓赤白已者不死，青黄紫色又兼流语乃见物者，疮发则内肾疼，变为渴者万无一全也。多服参芪内托散，加知母、黄柏、麦冬，以滋肾水。

腰疽

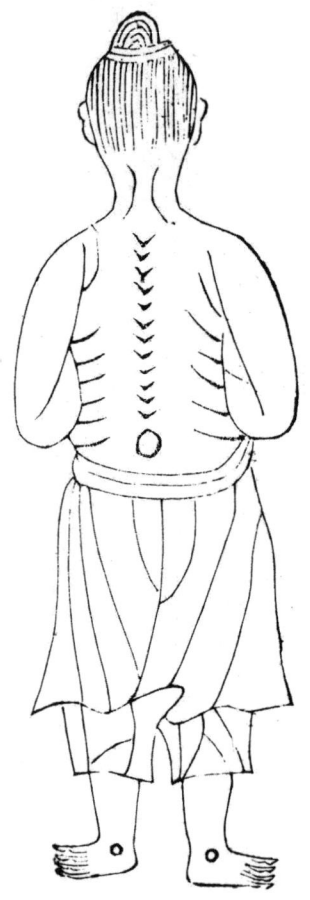

　　此疽受在阴包，气穴伤于湿，气血不行流注经络，此是毒症也。当用发背药治之。三五日内宜灸七壮即消。

痰注 如缠袋形

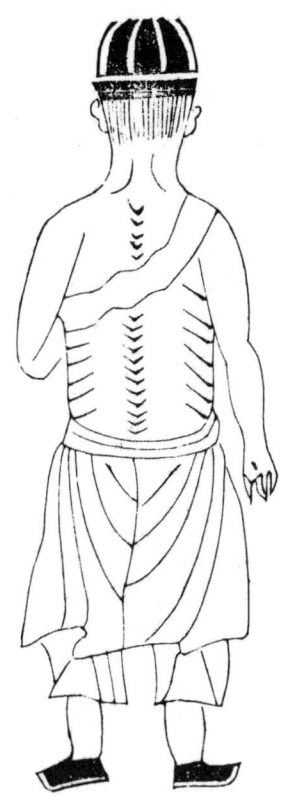

所谓痰注者，何来六气七情所感？痰不能流行结于一处，伏于经络之间。而背为明堂，月深日久结成囊窠，内连于脏腑外隔于皮毛，宜早治之。其形或圆或歪，或如米袋坚硬如石。外用围药，次服人参内托散，四五十剂元气充足，方可下行剂。大便痰积数升而。

万应黑虎膏

多年小粉 八两炒黑　五倍 四两炒黄　蛤粉 四两　白芷 二两　天花粉 二两　干姜 四两　龟板 二两醋炙　白芨 五两　南星 四两　昆布 二两　白芥子 二两　肉桂 三两　乌药 二两

上各为细末和匀，用生姜自然汁一碗、好醋一碗、葱半斤捣烂加蜜三两，再捣取汁半碗，三味和匀，火上熬热调药，俟通手敷患上，留一小洞出气，时用热余汁润之。一日夜方可易之，敷至一月方得软矣，亦可下行剂。

人参内托散

人参二钱　白术二钱　陈皮一钱　半夏一钱分　芥子一钱　黄芪一钱　茯苓一钱　当归一钱五分　川芎一钱　白芍一钱酒炒　黄芩一钱酒炒　苍术一钱　香附五分　麦冬五分　枳实一钱五分　黄连五分　桔梗一钱　青皮八分　乌药二钱　天花粉一钱五分　防风七分　甘草四分　升麻一钱　厚朴一钱　姜汁拌炒

加减存乎人。

上作一剂，姜五片、砂仁末五分煎，临服加淡竹沥、姜汁半酒杯和服之，服至百剂方愈。

神仙救命丹

待硬处活动如绵，煎剂服大半，方可下之，否则无益有损。

珍珠一钱　麝香一钱　冰片三分　胆星末五钱　枳实一钱　蟾酥六分　蛤粉一钱　巴豆霜五分　全蝎末一钱　甘草末一钱

上各为细末和匀，米粉糊丸如桐子大，每服二三钱，空心或酒或蜜汤送下。其痰从大便中出尽为度。如不行，再服即行，以薄粥补之，若不待其软遂下行药，命亦难生。病者须要拱听医师之戒，清心寡欲、戒恼免忧并忌油腻、生冷蒜茄等物，如泻不止另又一方：

甘草一钱　黄连一钱五分　苍术炒二钱　白术二钱土炒　猪苓　泽泻一钱　车前子、炒芍、炒芩、茯苓各一钱五分　人参　莲肉二钱

上水二盅、姜三、枣二水煎服即愈。

又方，早晨头一吊井华水冷饮一酒杯，其泻立止。

暑疔

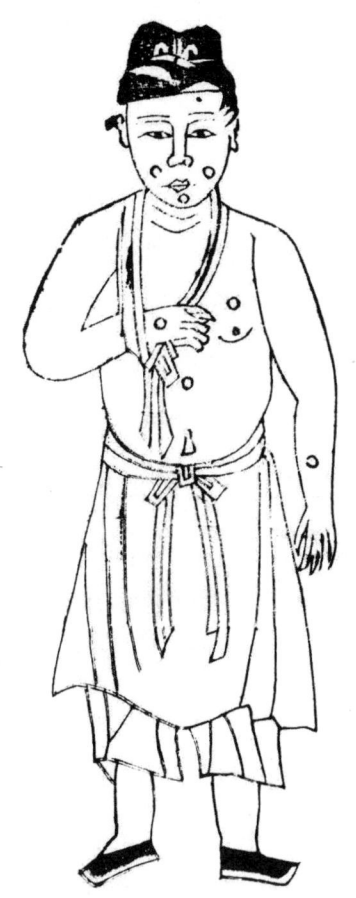

大抵疔疮有十三种，而有青、黄、赤、白、黑所以应五脏也。复有暑疔、火疔、气疔、冷疔者皆以其时候缓急、浮实之异，但初发起或先肿后痛、先寒后热、四肢拘急、沉重、强痛者得症便发寒热，疮边麻渐至半身大痛，应心呕逆、自利、足冷至膝、四畔紫黑色皆为重症。惟麻子始末皆痒，若症候寒热与诸疔疮同，俱觉背强，其痛甚者乃触犯所致，即取枸杞根捣汁服之弥佳。再狗屎白色者，得雨露之功臭气已去，加枸杞根和匀，绞取清汁服之尤良。但有卒患喉痛、心寒热或腹痛恶寒、发热者，当预防生此疔症也。凡疔疮多生口边、颊内或舌上赤黑点点如珠，惨痛应心者是也。不即治之，日夜根长，流入诸脉如箭入身，不得摇动，经久五六日后，甚者毒气入腹，眼中见火、神昏烦闷、呕吐恍惚如醉如痴，不可疗矣。疔疮有头黑硬而凹者、疮头白而肿实者、疮头如豆垩色者、疮头鲜红色者、疮头内有黑脉者、疮头红赤而浮虚者、疮头如栀而黄者、疮头如金箔者、疮头如茱萸者、疮头如石榴子者、有初如风疹粉刺，搔破入风则去，黄水出，其里有赤黑脉而微肿者，肉中突起如鱼眼赤黑，惨痛彻骨者，积久则为烂疮，疮下深孔如大针穿物，初生时突起疔痂故名疔疮，令人恶寒、发热、四肢强直而牵痛，一二日疮便变色，焦黑肿大、光起根硬，不可近犯之，则痛甚、则发于头面、手足、骨节间者，气血之所聚会，宜急治之。有似炙疮，四边泡浆者，但疔疮熟时脓水出疮孔如蜂窠病易瘥也。疔疮恶症：眼黄、面青、舌黑、冷汗、发渴、脚冷至膝下、不食自利、疮冷不痛、呕逆、疮不起发、四畔不红，疮边麻木干黑生刺，疮边紫黑色，惨痛应心，眼中见火，神昏烦闷，神思恍惚，犹如醉痴者，皆难治也。试以针刺患人手足中指，不痛者难治。疔疮初生时，红软温和，忽然顶陷黑，谓之癀走，此症危矣，急服飞龙夺命丹，追疔夺命汤。其疔发于太阳眼边者，名曰疔脑疔，十死一生。《内经》以白疔发于右鼻，赤疔发于舌根，黄疔发于口唇，黑疔发于耳前。青疔发于目，下盖取益五色以应五脏，各有所属部位而已。然或肩或腰或足，发无定处，如在头面、手足、骨节间者甚急。

拔疔要法

妙法传于后世，来学贵乎心求。

不可妄治以伤生，不可过时而难疗。

凡疔疮之起，多发于嘴唇上边，初如米大或粉刺挤破，入汤火风气，亦要变成疵疮，疵疮者即疔之别名也。先用葱白同飞龙夺命丹五粒和嚼热酒半碗过下，以衣覆患上，略出汗为妙，上午服药，下午即将绝。利磁锋划破疮口十字，即掺飞龙夺命末在内，而外用蟾舌研烂，蟾肚底皮贴之，内服追疔汤剂。若发于须发者即剃去须发，如前法治之。此法静夜细思，试而行之，百发百中，活人多矣，焉敢自秘，遂并梓行病人，一月内无色欲者，患处平妥，无胬肉乃其征也。此法余精思所得，百发百中，切勿轻视之。梦麟谨述。

追疔夺命汤

服之速效能消内肿。

羌活　独活　青皮　防风倍用　黄连　天花粉　赤芍　细辛　蝉蜕　僵蚕　桔梗　金银花　归梢　川芎　白芷　连翘　山栀仁　甘草节

在脚加木瓜、牛膝、薏苡仁。一方加泽兰一钱、生姜十片、葱三茎煎热服以，衣被覆之出汗为妙。外用飞丹、白矾火上熬，碾末，鸡子清调敷之。

又方

用蝼蛄虫捣烂敷疮上，能拔疔根。

当归散

当归　川芎　赤芍　荆芥　干葛　乌药　白芷　独活　升麻　羌活　青皮　蝉蜕　甘草　防风　枳壳　红花　苏木

疮痛加乳香、没药，疮热不退加淡竹茹、山栀仁。

肿不退加甘草节、降真香节。

眼昏加川芎、白芷、荆芥、防风、蔓荆子。

渴加天花粉、干葛、麦冬。

小便闭加滑石末、车前子。

右水二钟乌豆十粒，煎服。病在上，食后服；病在下，食前服。

茺蔚散

治急慢疔疮。

本草云：益母草味辛甘微寒，无毒，捣其茎叶以敷疔肿，服其汁以使疔肿内消，随处有之，多生背阴地，四方茎根，对节生叶，嗅之略臭，节间生红白花，四五月采之，阴干。

益母草一味，烧存性为末，先以小镰刀十字剖破疔疮根至痛处，令出血，次绕疔根出血，捻尽恶血拭干，以稻草心蘸益母草灰捻入疮孔中，遍敷到底，良久当有紫黑血捻出，令尽拭干，再捻入前药见红血则止。一日夜，三五度重者，三日根烂出；轻者，一日半出疮根，盘肠根出即疮根起也，针挑出之，虽挑不出其根，自烂无忧矣，内服救生夺命丹，如无则服忍冬酒，日夜服之，并服追疔夺命汤，若得此症便发寒热、半身麻木、呕吐、不食、其痛应心者甚急，三无日便死，急用小刀划断疔根出血，令尽，若有疔发于三四处，只去先发为要，其余即无害矣，如前治之。若阳症，形体壮者，实者以锋针刺疮，四边多出血以泄毒气，针刺所属经络而泻之暑湿，忌风寒、房事、酒肉、鱼腥、蒜椒、辛辣、油腻、粉滑、生冷、狐臭、息香、麝香汤火气。

又方用苍耳草、野菊花二味，捣汁和酒服之，微醉，患处以衣覆之睡一时，痛定热除矣。

又方鱼腥草捣汁和酒服之，渣敷患上。

疔疮头陷碧绿色者，不可用针刀出血，略挑开，靥敷入益母草灰，又捣益母草汁服之更妙。

又有日久溃烂者，不可用针出血，只以镰刀割去腐肉以益母草灰敷之。

护心散

疔疮，烦躁作渴，恶毒攻心。

青锭二两　雄黄五钱　麝香少许　苍耳灰一钱

上为细末，每服二钱，蜜水调下。

一疔疮生根入腹者便死，用磨针刀铁浆水一碗丝绵滤净，银锅内煎三四沸，服之，病者须臾，肠鸣行利一二次，苏醒方可。

一疔疮不破，则毒入肠胃，唯蝉壳极效。以一两为末，蜜调下。

拔疔散：面粉、麝香、人耳中膜各等分。为末，葱涎搜膏，连纸贴患处，其疮根尽拔出。

凡疔疮发于头面上者，切不可用冷药敷之，若敷冷药赶热毒恶戾之气入于喉间，断不能生矣。

疔疮有十三种：

一曰麻子疔：其状肉起，头如黍米，色稍黑，四边微赤，多痒忌食，麻子油及芝麻并着麻衣，并入麻田中行走。

二曰石疔：其状皮肉相连，色如黑豆，甚硬，刺之不入肉，微痛，忌瓦砾砖石之属。

三曰雄疔：其状饱起，头黑靥四畔仰饱浆起，有水出，色黄，大如钱孔，形状高厚。

四曰雌疔：其状疮稍黄，向里靥亦似炙，疮四面饱浆起，心凹，色赤如钱孔。

五曰火疗：其状如汤火烧灼，疮头黑靥，四边有烟浆，又如赤粟米者，忌火烧烙。

六曰烂疗：其形色稍黑，有曰班疮，疮中溃有脓水流出，疮形大小如匙面者，忌食热物。

七曰三十六疗，其状头黑浮起，形如黑豆，四畔起赤色，今日生一，明日生二，及至十余，若满三十六，药不能治，未满可治。

八曰蛇眼疗，其状疮头黑皮浮生，形如小豆，状似蛇眼大，身体硬。

九曰盐肤疗：其状大如匙面，四边皆赤，有黑粟粒起大，忌食盐。

十曰水洗疗，其状大如钱，形如钱孔，疮头白里黑靥，汁出中稠硬，忌饮浆水并水洗。

十一曰刀镰疗：其状阔狭如薤叶状，长一寸，左侧肉黑如烧烙，忌刺及刀并铁器。

十二曰浮沤疗：其状疮体员曲，少许不长而狭如薤叶大，内黄外黑，其黑处刺之不痛，黄处刺之痛。

十三曰牛狗疗，其壮肉色，饱起掐不破。以上十三种，初起疮心先痒后痛，先寒后热，定则寒多，四肢沉重，心惊眼花，呕逆者，难治。惟麻子疗始末皆痒。已上诸疗切不可触犯，若触犯之，必难治者凡孝服鸡犬月经，妇人狐臭之类，悉屏之，须要戒怒宽怀为上策，谨慎！谨慎。

青疔

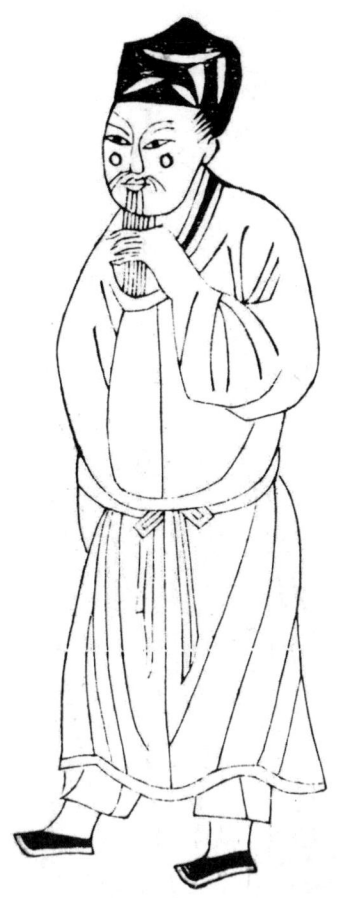

青疔者根在肝，发起在目下，如瘤瘢，色青如石，使人目昏无见，恐悸、睡卧不宁；或生筋骨之间，久则令人目盲或舌强语涩或脱精，此症不出一年，病危，最急，治疗之方，一宗于后一方用紫花草敷疮上。

黄疔

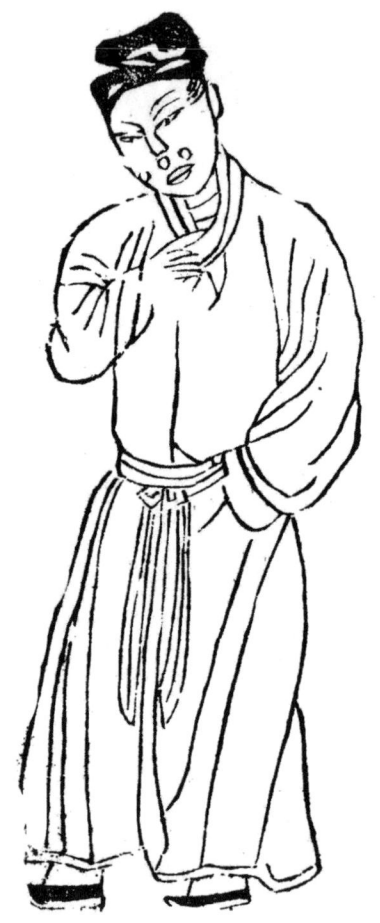

　　黄疔者脾中受热，根于胃气，邪风发于唇齿龈之边，初生色黄有水，四边麻木，然发中有黄，故令人多食，手足麻木，涎出，烦躁，腹胀，嗜睡，不言者死，未者可治，形如鱼脂。

赤疔

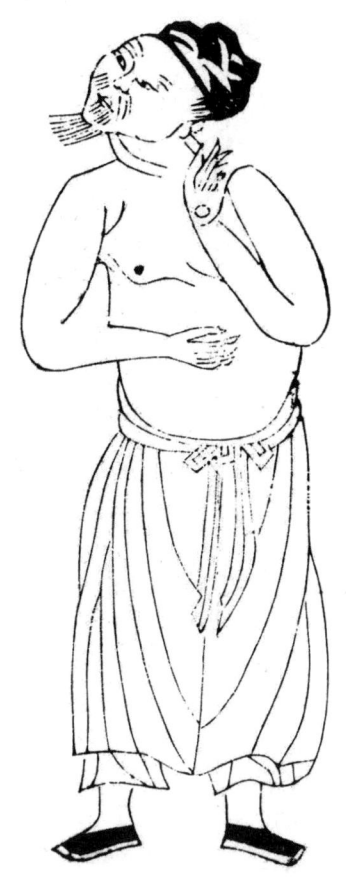

一名红丝血箭疔、一名红演儿、一名紫疥斑。

赤疔者根在心，发起于舌下。根所俱赤作痛，舌硬不能言语，恍惚烦渴饮水不竭，小便不通者死。未者可治，七日可知祸至矣。内服救急丹、黄连解毒汤、连翘败毒汤。马蹄香捣碎加水取汁，服之立愈。

白疔

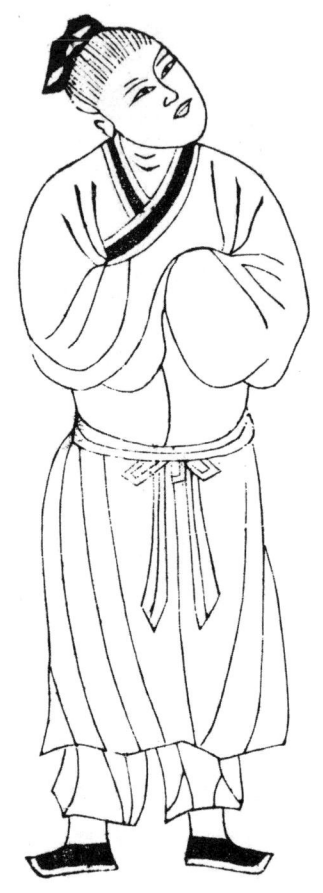

白疔者大肠虚热，根在肺起于右鼻。初起于粟米大，根赤头白或麻木或疼痛，使人增寒，头重，鼻口干，咽喉燥，不欲饮食，如胸膈满闷，喘促昏睡者死，未者可治。不过七日祸必至矣。用紫花草敷疮上。

黑疔

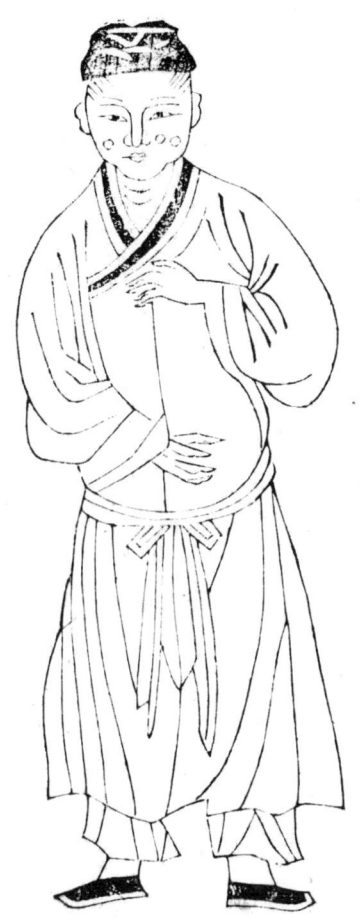

黑疔者膀胱虚热，根在肾。发于耳前状如瘢痕，色黑坚硬，使人牙关紧急腰疼，脚膝不仁，不然头痛三日祸至矣。形似荞麦皮，用紫花草敷疮上。

五疔者，皆因喜怒忧思冲胃寒热，是以蓄其邪毒浸渍其脏腑，久而发为疔疮。

芝麻疔

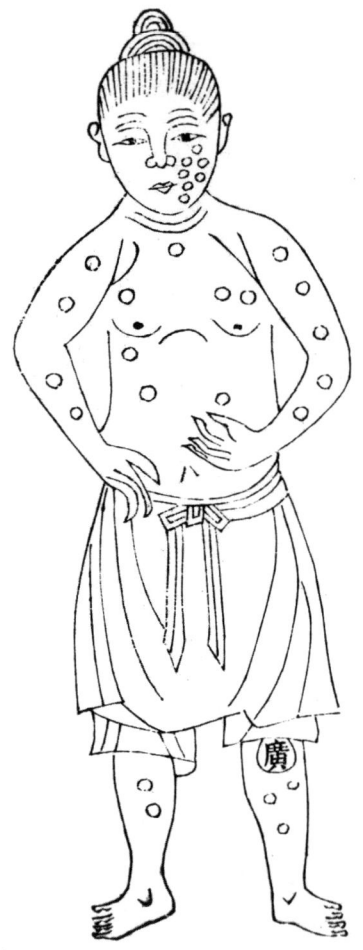

芝麻疔用黑云膏，用紫花草敷疮上。走注者遍身疼不能转动，服蠲毒流气饮、蟾酥丸。

气 疗

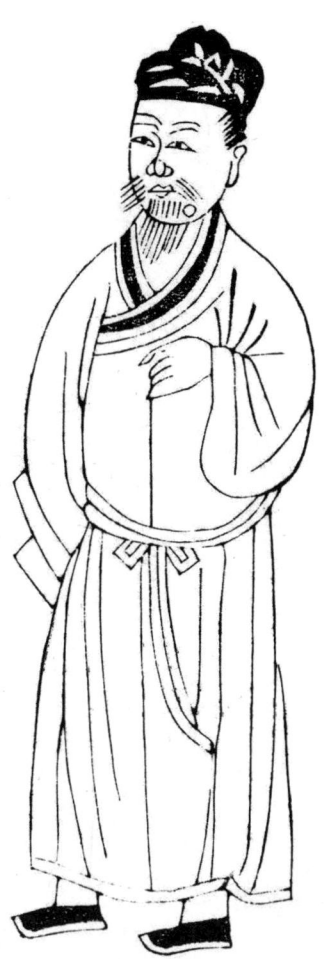

气疗，用胜金锭，服蟾酥丸，外用紫花草敷之。

火 疗

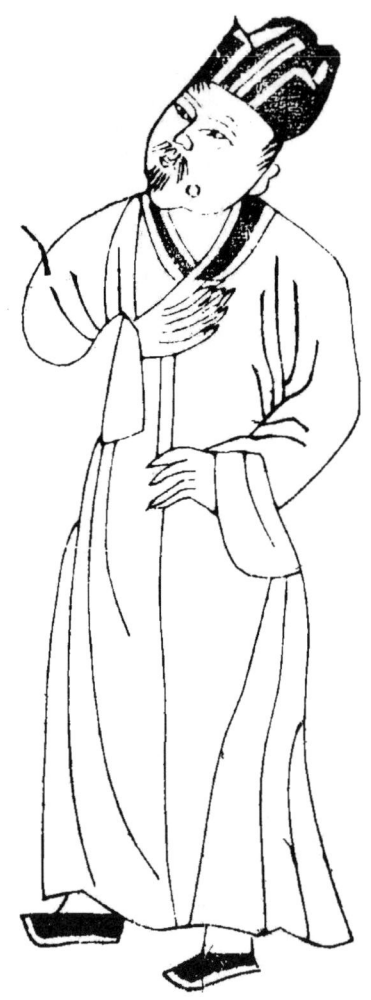

火疗，用胜金锭，服蟾酥丸，紫花草敷疮上。

冷疔

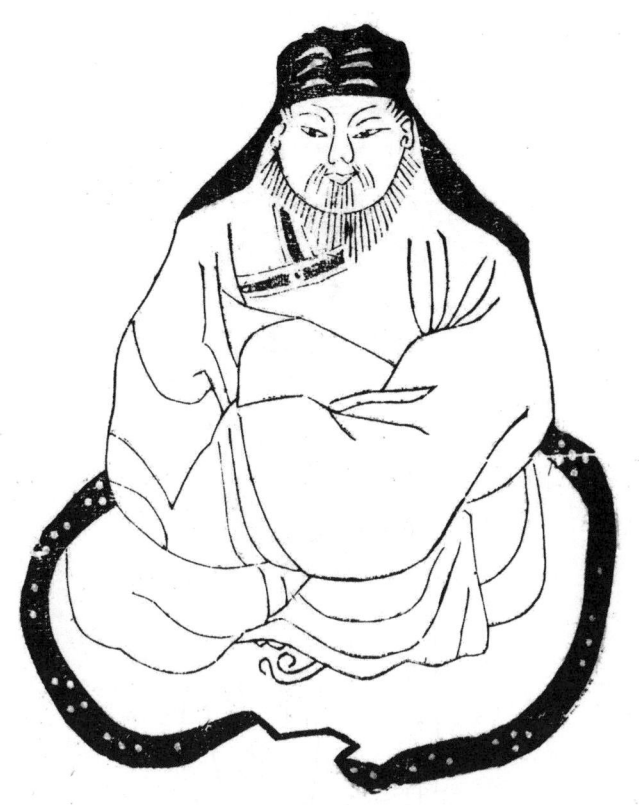

且冷疔者，高粱之变风湿余毒，天阴久冷攻于膝下，传于足太阴经。初生如米渐生溃烂其色如煤，败血来侵，骨肉损坏，遂成大患，经年骨节疼痛，累岁不能生肌。先用艾叶、蛇床子、紫苏、豨莶草煎汤洗之，内服黄芪、白术、苍术、当归、白芍、连翘、生地之药，外用隔纸膏贴之。节劳内省亦可瘳矣。

钱粉散

黄丹一两 生铁粉二两即针砂炒 麝香五分 轻粉五分 松香五钱

上为末，清油调贴疮口上，立愈。

鱼脐疔

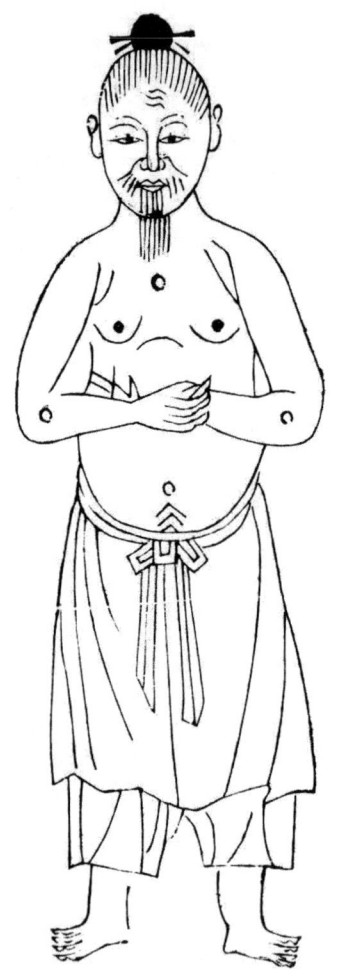

春用黑云膏，夏用蟾舌膏，秋用桐泪膏，冬用胜金锭。五种疔疮用蟾酥丸，能治诸般恶毒疔疮，其效不可尽述。

蟾酥丸：

砆砂 胆矾各五钱 血竭 铜青 蜗牛各一两生用 雄黄 白矾各一两 轻粉 没药 蟾酥各五钱 麝香少许

上十一味，除硃砂、蟾酥、蜗牛三味，将八味为末，却将蜗牛、蟾酥研极烂入前药合均。再入朱砂一半在内，为丸如鸡头大，又将朱砂一半为衣。每一丸令病人先嚼葱白三寸，吐在手心内裹药，热酒一盏吞下。重者行五里有汗出，轻者车行三里有汗出立效。服药后，用厚被盖之以出邪汗。

胜金锭：

人言 雄黄 硇砂 轻粉 麝香

共为末，用黄蜡溶化和药成膏子。水浸少时取出，用时捏饼子如钱眼大。用羊骨针拨开疮口放药在内，用膏药贴之。仍用蟾酥丸。

黑云膏：苍耳草连茎叶子俱用。烧灰，用腊月猪肝研烂成膏，用厚皮纸摊，贴疮上，其根自出。

蟾舌膏：用蛤蟆舌一个研烂，用红绢片摊贴，其根自出。蟾肚皮代绢妙。

桐泪膏：梧桐泪丸如赤豆大，用羊骨针拨破疮头放药在内，用干面围四畔仍用太乙膏贴之。又用紫花草敷上。

卷 三

上肩疽下鼠疽

此毒因怒气上攻于心，酒后房事下伤于肾。宜服加味托里散：

桔梗 厚朴 白芷 人参 黄芪 当归 官桂 川芎 荆芥 黄芩 乌药 防风 连翘 香附 枳壳 天花粉

上水煎服。胸隔满闷加陈皮、砂仁；热盛加小柴胡、黄芩、玄参；咳嗽加麦冬、兜苓、五味、杏仁、桑皮；口干烦躁加麦冬、前胡、干葛、乌梅；寒多加厚朴、防风、藿香。再服黄矾丸、通气散。仍贴玄武膏，金丝膏。

如脓出尽时，服内补散三四贴；脓未尽时服排脓内托散。小便赤涩用五苓散加黄连、灯心服之。其毒从小便中出，更服乳香护心散，日进五服。又服黄矾丸，日进三服。

开胃散：治发背，寒气入胃不欲饮食。

砂仁 枳壳 陈皮 茯苓 肉桂 甘草 藿香 厚朴

上水煎服。仍用神异膏贴之。

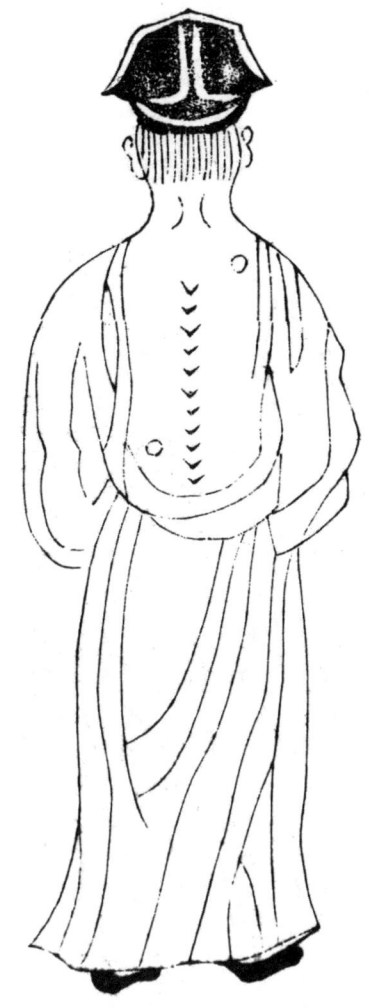

三串毒

此症上下生之。其形虽一而中间皮好但内肉溃烂,初起红色亦不大痛,日渐溃烂。此症之来,六气七情所感、严寒酷暑所遇、积毒于脏腑。或年老男妇性度怡默而亦患此者,想平居坐卧湿地而然也。若无外症得生。若饮食日减泄泻发热,势难生矣。治法与发背诸痈同。

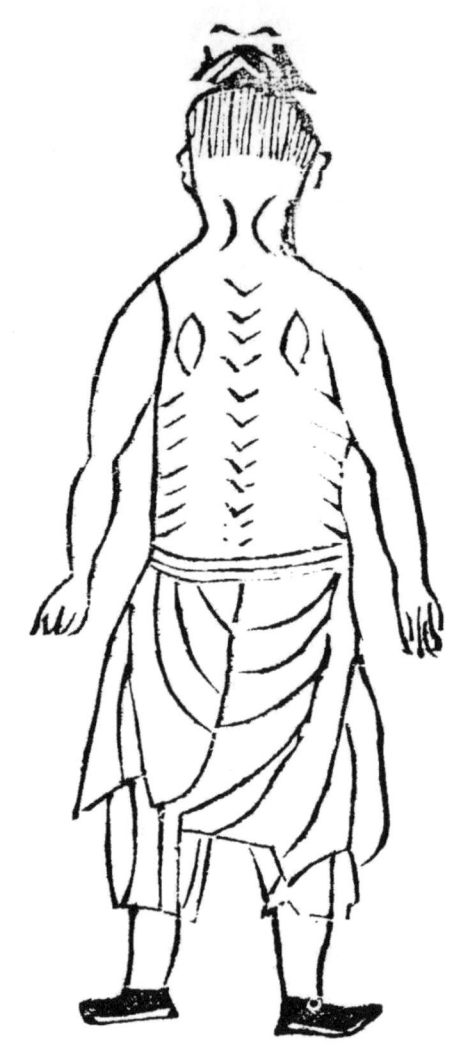

肾俞怒发及胛痈

此症下肾俞双发,因饮热酒行房,怒气伤肝受湿而得也。阳发于外可治痰发,阴发伤于肾膜,脓稀者为虚难治。若老少妇人性气温和,饮食谨节又无六情烦恼怀,而亦患此者乃受地之湿气,或暑月以冷水沐浴而火。然胛痈发于左膊之间，初发可用艾火灸之，急服追疔汤，汗之即散。治法服药同前，蜡矾丸甚宜服之。

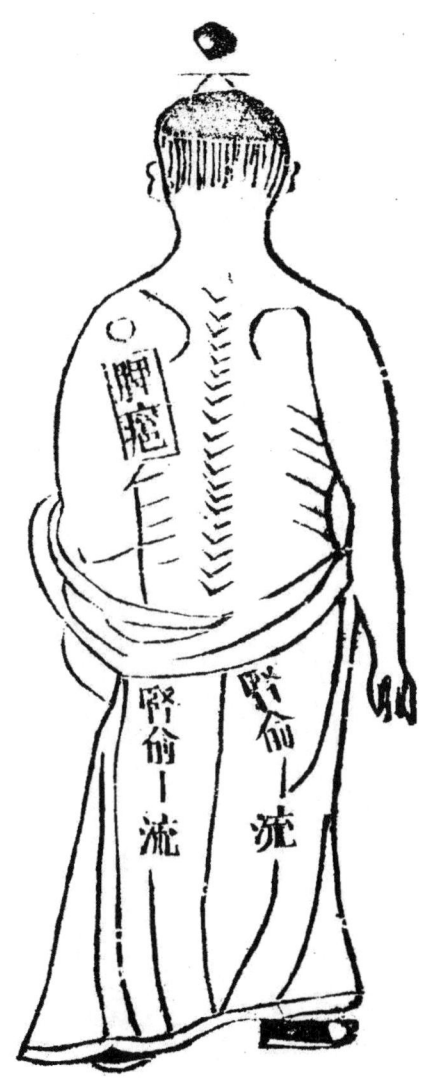

左搭肩发

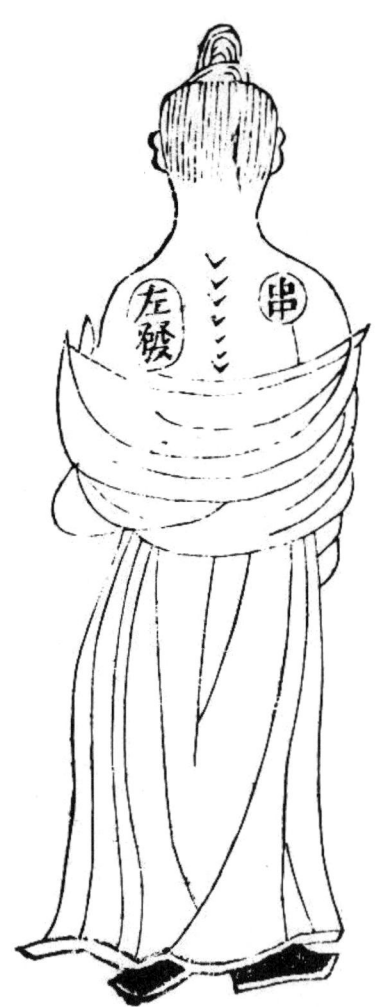

右搭肩发

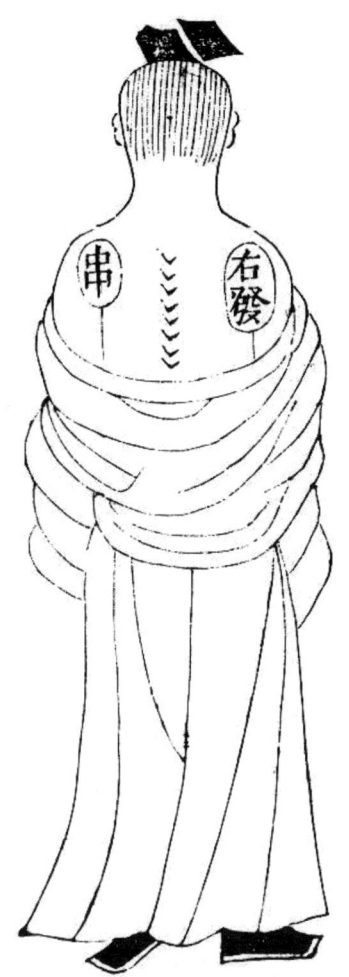

此症少阳经少血！有相火尤甚于厥阴，发于左搭肩骨上生者以动之处入可治难安，串于右搭肩者必难治也。此症由于风变之来，以脉断之。邪在表，其症大小便如故，饮食如常、口能知味，知其不在里也。不恶风只燥热，脉不浮知不在表。若表里即和，则邪在经络中，凝于经络。其痈斯出身半以上，风从受之，故云八风之变。

法当却寒邪调和经络中气血，则气血通畅自愈。

掺药：

鸡黄皮焙 血竭 花蕊石 冰片

上为细末。湿用干掺，干用清油调搽。

加味麻黄桂枝汤：

形实色黑背生经肿胛骨下通，脉浮数而洪紧。食则呕。

生附子一钱 瓜蒌仁一钱五分 羌活一钱 甘草节六分 人参一钱 青皮一钱 黄芪二钱 半夏六分 白术一钱 山药一钱

水二盅姜三片，煎服，冬天加黄柏。

牛胶饮：截痈疽恶疮险处，服之使毒气不攻于内，不传恶症。

牛皮胶透明好者四两净

上用好酒一碗入胶内，重汤煮令胶溶透者。亦用酒煎米汤调和服之。

白芷升麻汤：

白芷一钱 升麻五分 桔梗五分 甘草一两 生地二两 黄芩二钱酒炒 黄芪 连翘各二钱 红花一钱 归稍二钱 官桂三分 当归一钱 生黄连一钱五分

上十三味水酒各一碗煎至半碗服之。须睡并怡养心神，不可妄想以动心火。

左右串

此症发于左搭肩骨上，生在移动之处可治，难安，串在右搭肩，必难治矣。可用鸡黄皮及棉絮焙干，为末。湿则干掺，干则清油调搽。如症发于右搭肩骨上，生在移动之处可治，难安。串在左搭肩者亦难治之。用药搽掺，依前左搭肩药治之。

另有良方在前，左串右串二形图后看方治之。

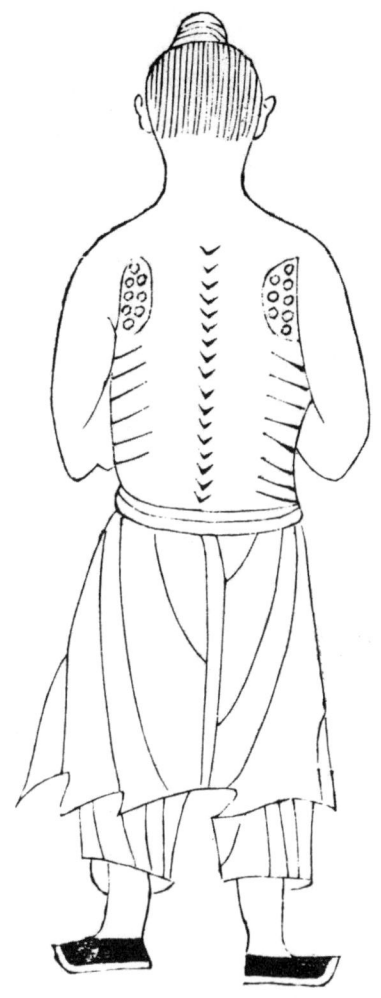

两肩两肋痈疽发

凡两肩下两肋边成痈疽，因血虚而气亦虚，切不可服补阳之药。热剂即补阳也，倘受热剂则虚热愈盛，易至伤骨膜，切慎切慎。宜服十六味流气饮、内疏黄连汤，治法与发背痈疽同。汤剂附子、薄桂乌头之类禁用。

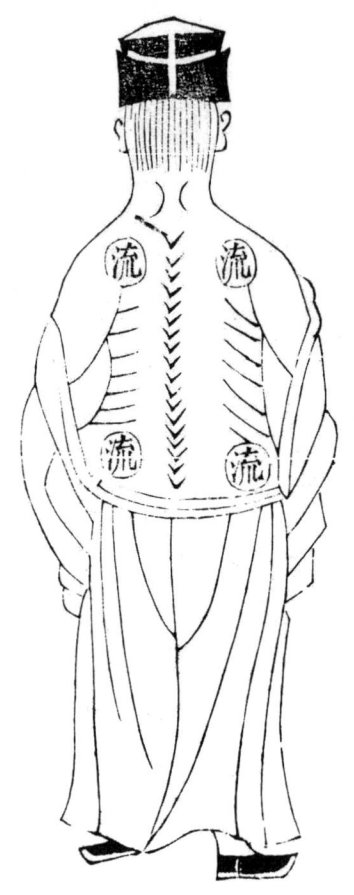

血溃流注疽

此症多生膏粱形重之人。有此症者，好食煎炒炙煿糖蜜之类。其疽大者如鸡子，形象犹如紫李，只肿不红，内串经络之间流注骨节之内，遍身酸疼，百节疼痛。用内托散加木瓜、白芍、连翘，再服乳香护心散，黄矾丸。外用围药敷之，不可迟也。

凡用药以意消息，切勿执方对症，夫子曰：疾，固也。

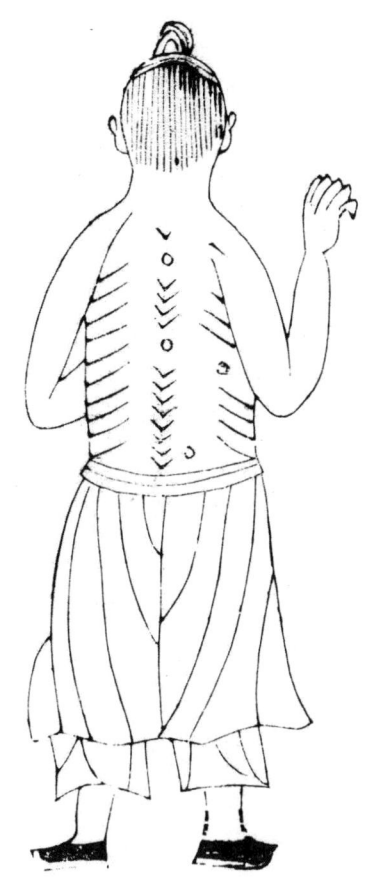

瘤　发

此症属阴，多生骨骼之间。初生如梅子大，在于皮肉之间，内不疼不痒，无力之人二十日始作红肿，有力人一月方作红肿。内先溃烂，皮面上紫黑色，破后口不能收，时常作痛出臭脓水。必成其漏则难治也。急服排脓托里散、排脓内补散、人参内补散、人参膏、五香连翘汤、蜡矾丸、护心散，更用猪蹄汤频洗之。

未溃之先用铁箍散敷之，能消其一半。

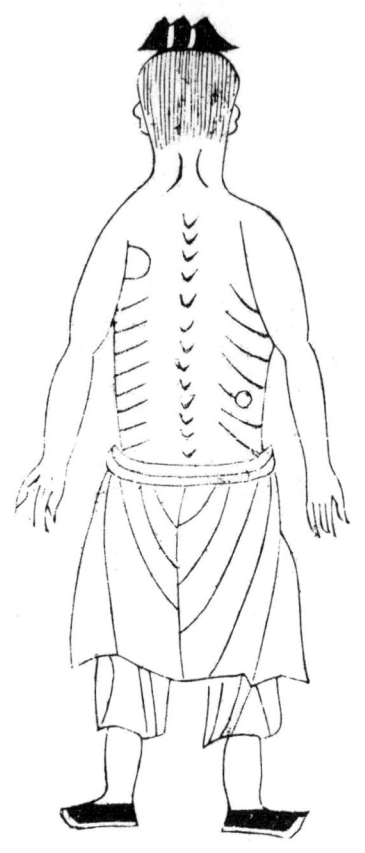

臁 疮

大抵下部之症以苍术为主,佐以黄柏之辛,行以青皮加以甘草。随症用引经之剂,则得效矣。此毒受在肝肾经,痛不可忍,用内托流气饮治之:

苍术 黄柏 青皮 甘草 芍药 当归 白术 槟榔 川芎 羌活 独活 白芷 木瓜 牛膝 杜仲

冬加薄桂,夏加黄芩,姜三片煎服。

内托清气饮：

人参 茯苓 白术 官桂 陈皮 木瓜 紫苏 枳壳 甘草 芍药 当归 苍术 羌活 独活 川芎 白芷

姜三片枣一枚煎服。再服紫苏流气饮，三香和气饮。搽药用，腿游风及妇人臁疮药通用。

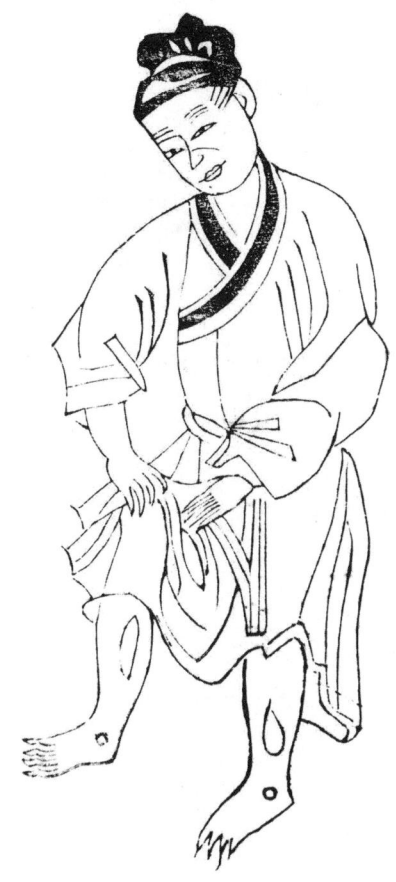

委中毒

此毒受在肾经寒气阻滞而成，加减紫苏流气饮治之。先用败毒流气饮之。先服败毒流气饮治之：

紫苏　厚朴　枳壳　桔梗　陈皮　乌药　白芍　白芷　香附　槟榔　木香　木瓜　牛膝　杜仲　防风　甘草

姜三枣一煎服。

后服紫苏流气饮：

紫苏　厚朴　甘草　香附　乌药　槟榔　杜仲　木瓜　枳壳　桔梗　川芎　防风　当归

姜三枣一空心服。排脓加人参、黄芪。

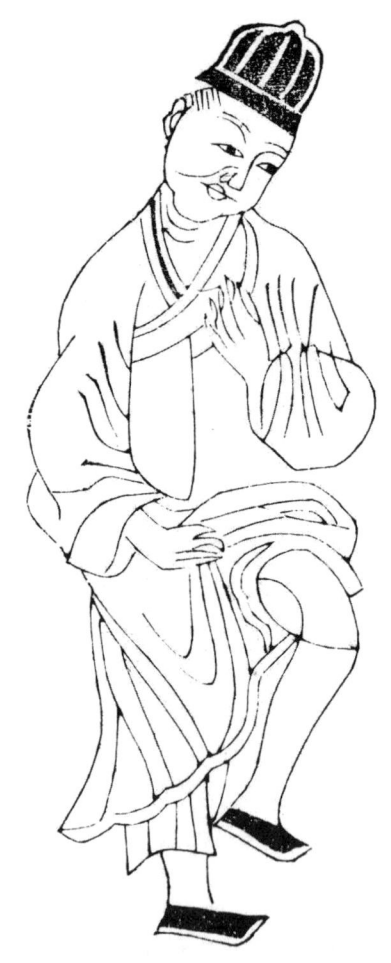

臀疽

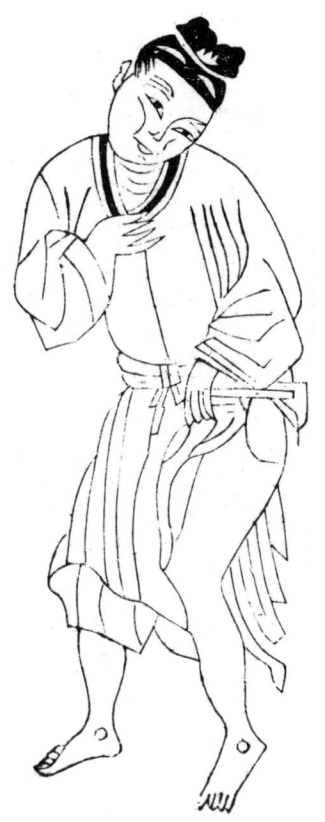

此痈受在肾经,而臀属少阳,后此阴中之阴,道远位僻药力所难及者,须预补之。皆因受虚寒湿毒结聚成风故生此症也。当用上下肋痈药治之。败毒流气饮、内托流气饮、内托羌活汤:

羌活　官桂酒洗　大黄酒洗各四分　黄芪一钱五分　藁本　连翘　归梢各一钱　炙草　陈皮　苍术各五分　白芷

上作一服,水酒各一盏,煎,空心热服,以被覆患上使药力行之方能奏效。如或不愈,用铁箍散、姜汁、醋,火上熬热调敷,留孔,时令热余汁润之,以助药力。

腿游风

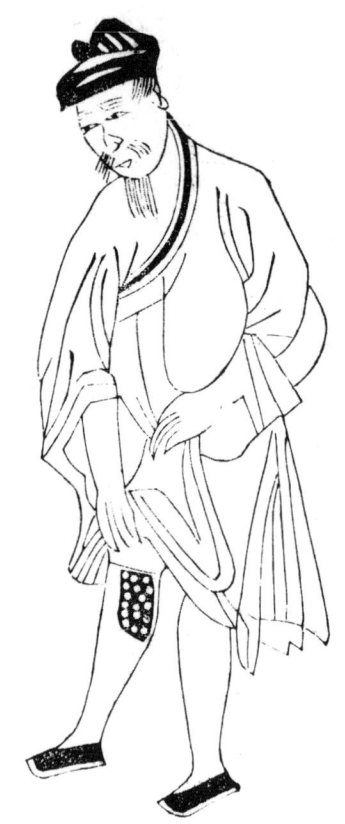

此痈受小肠肾经伤于寒热邪气，毒流于腿，此是游毒也。当用紫苏流气饮治之，后服败毒流气饮。

紫苏流气饮：

紫苏 槟榔 厚朴 甘草 香附 乌药 独活 白芷 荆芥 苍术 黄柏 陈皮 木瓜 枳壳 川芎 防风

姜三枣一煎服。

败毒流气饮：紫苏 桔梗 枳壳 槟榔 陈皮 羌活 防风 荆芥 木

瓜 桂枝 黄柏 独活 乌药 甘草 香附 山栀仁

热服。先用金丝膏贴四五日，以拔其毒水，后用搽药治之。

搽药：轻粉二钱 黄连末二钱 孩儿茶一钱 黄柏末二钱 白芷末一钱 荆芥末一钱 鸡内黄一钱 冰片二钱 铅粉三钱 枯矾二钱

上和匀为细末，先用温苦茶洗净，再用纸挹干滋水干搽。

阴囊毒即外肾痛

此毒因肝经湿热不利，遂流毒于膀胱。肾经感冒寒暑邪气，偏肾于阴之经络，以至血气凝聚寒湿不散，阴囊上肿而痛，或溃烂皮脱肾子悬掛，宜用泻肝清热汤服之。

龙胆草酒拌炒 当归梢 车前子炒 泽泻 生地 芍药 黄连 黄柏 知母 木通 淡竹叶 防风各二钱 甘草稍五分

上作一剂，水二碗煎八分，食前服。外用铁箍散围之。此症腐坏急用乌金散敷之。

乌金散：麸不拘多少，煅，存性为末 紫苏叶

俱为末，香油调搽，干掺亦可。或溃烂饮食少思，日晡发热，急服加味小柴胡汤：

小柴胡 人参 黄芩 川芎 白术 黄芪 当归 甘草 黄柏 知母各一钱 半夏五分 白芍五分

上水煎服。痛甚加黄连；小便不利加木通、车前子；口渴加天花粉、麦冬、五味。

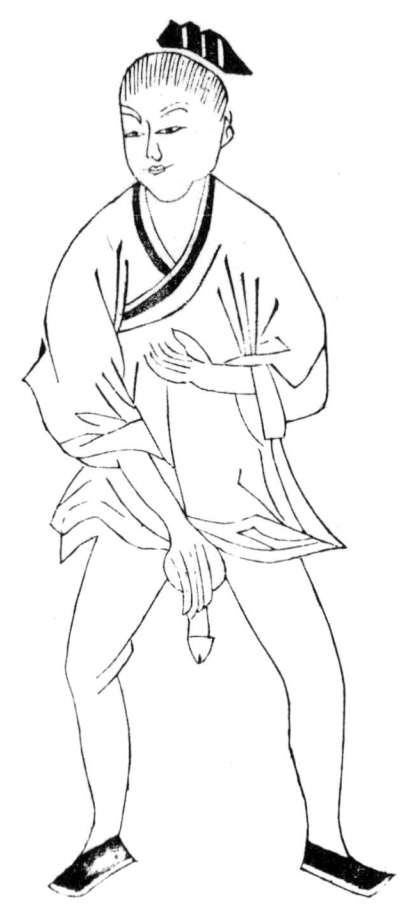

肾　痈

此毒年高者因宿行疝气疾及感冒寒湿气辛勤，少壮为因房事所得。初起阴囊赤肿身发寒热，攻小注归来二穴痛不可忍，用手按之皮宽不急。可用败毒散加入当归、川楝子发散；用手按之急胀似火之热，急用阴囊毒之药治之。更服黄矾丸。

倘或开刀须待其热，以油头绳托住肾子，以小刀开海底穴，其脓血即流尽矣。外贴金丝膏等。少劳戒色，并避汤火风气及诸毒物。

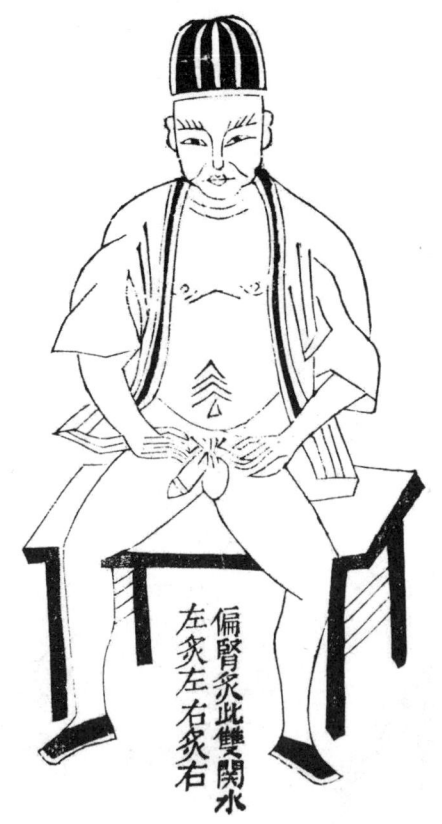

阴蚀疮

此阴蚀疮之生也，皆由脏中虚怯肾气衰少、风邪入腑、毒恶损伤荣卫，或与有毒妇人交接不曾洗净，故时痛时痒，以渐成窍作疳。脓水涌流，若不早治命亦难保。先用蛇床子、地骨皮、桑槐枝煎汤温洗，内服清热消疳解毒汤，外用掺药。先用金丝膏后用紫金膏，拔出毒水易能长肉。

掺药：

轻粉二钱　孩儿茶二钱　红绒灰一钱五分　飞丹一钱　冰片三分　珍珠五

分 麝香二分 鸡内金煅存性一钱 炉甘石煅一钱

夫阴蚀疮者即下疳也。阴干燥臭故茎根生疳疮，此处乃肝经所属之分野。

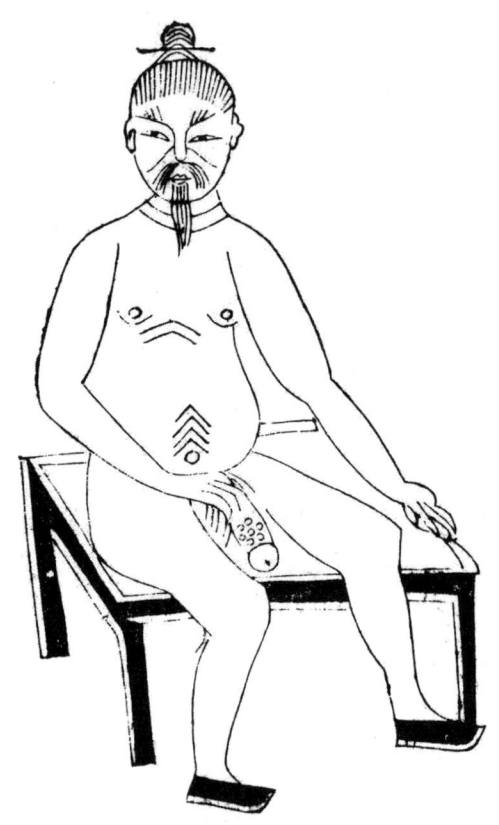

清湿泻肝汤：

升麻 羌活 柴胡 知母 黄柏 生甘草 泽泻 青皮 川芎 生地 苍术 龙胆草 木通

水煎。热加黄芩；小便不利加车前子；虚加人参。

又方：气弱无力，茎根下生疮，脓水不止

人参 黄芪 当归 柴胡 升麻 草稍 黄柏 知母 胆草 红花 白芍 黄芩甘草稍能缓茎中痛故用之

又方：补中益气汤加南星、苍术、黄柏、知母、黄芩、牛膝、灯草。

防风羌活散：治下疳

防风　羌活　荆芥　独活　黄芪　牛蒡子　山栀　甘草　木通　苍术　车前子　天花粉

洗方：

冬青叶四五十叶　甘草　黄柏　防风

煎汤洗之。

下疳掺药：轻者用轻粉末一味掺上。

又方：

孩儿茶　轻粉　黄柏　冰片　橄榄核煅钱

为末干掺。

蛀疳：

轻粉　韶粉

各等分为末掺之。

外蛀捍内蛀捍：

冰片二分　轻粉六分　麝香五分

为细末掺孔内。

内外蛀、疳疮、并小便一切疳疾：

苍术二钱　黄柏二钱　秦艽一钱　滑石二钱

水煎服。如小便涩滞疼痛，加甘草节、蒲黄。

又方：

黄芪　白蒺藜　羌活　白附子各二钱

末之，用猪腰子一付，竹刀切破入药，在内线扎定，白酒煮熟空心服之。

内外蛀疳，身热、小便涩滞，宜服小柴胡汤加龙胆草、黄连、车前子。

下疳掺药：

青橄榄烧灰一钱 孩儿茶一钱 冰片二分

为细末。先用杏仁四分去皮尖另研，又加轻粉四分，和研如泥，先敷患上一日，米泔洗之后用前掺药。

又方：红枣去核，嵌明矾二分、珍珠四粒煅过存性，末之干掺。

疼痛不可忍：黑羊角、穿山甲煅过研末各二钱，乳香末各一钱，空心酒下。

熏法：绿豆一升煮极烂，茶叶五钱研末，乘热倾在多年马桶内，在无风处熏之待出。一身汗妙甚，男妇并用。

小便疳疮大烂者：

面粉一两 黄蜡八钱 白蜡一两 冰片一钱

先用麻油三两火上熬化二蜡，随下面粉，次下冰片。为隔纸膏贴之五日后，后病即止，肉即生矣。

女阴蚀疮

妇人之性多偏而多郁，若有不遂则心肝胃三经之火勃然而起，遂致阴内生疮。其种不一：或生阴蚀疮、或生阴茄、或生阴簟、或生疳疮、或生翻花疮、或生匿疮。极痛极痒、状如虫行、淋沥脓汁等症，皆由湿热与心火相击而生。唯阴㾼难治。性气和缓之妇，胸次坦夷服药易愈。若性急捍妒之妇，习与性成，服药百贴方愈。必须忌口绝欲戒性为要。当以补心养胃，与茯苓补心汤，内补托里流气饮间服之。其阴中肿块如枣核者名阴茄；扁如簟者名阴簟；阴中极痒者名蚀疮、名匿疮。余类仿此。

茯苓补心汤：

白茯苓　干葛　前胡　桔梗　甘草　陈皮　白芍　紫苏　人参　半夏　当归　熟地　川芎　枳壳

姜三片，枣肉二枚，灯心二十根水二盅，煎服。

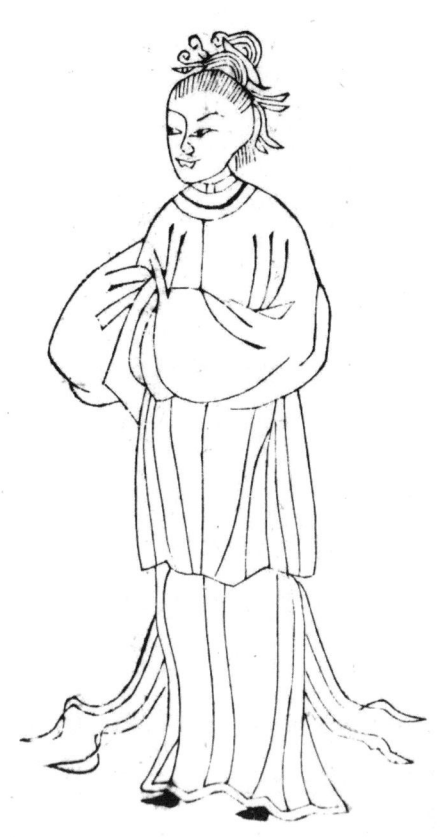

补心养胃汤：

陈皮　半夏　茯苓　甘草　白术　黄连　当归　川芎　生地　青皮　白芍　槟榔　乌药　远志　滑石　山栀仁　车前子　玄胡索

内补托里流气饮：

甘草节　茯苓　泽泻　猪苓　紫苏　山栀　黄连　白术　当归　川芎

生地　白芍　人参　黄芪　木通　青皮　香附　苦参　白蒺藜

冰黄膏：

用黄连二两、水二碗，文武火煎至一碗，滤去渣再重汤慢火熬至一酒杯，加冰片三分、麝香二分、轻粉五分、硫磺末一钱，俱研末调和，用鹅毛润阴内立效。

抹散：

黄连末　鹿角灰各一钱　红绒灰七分　鸡内金灰一钱　孩儿茶七分　珍珠末五分　冰片五分　轻粉五分　麝香三分

为细末干掺患处。

洗方：芭蕉根捣烂煎汤温洗，避风。

又方：

川椒五钱　蛇床子半升　矾三钱　桃柳枝各七枝　艾一两　苦参一两

米泔五六碗，煎滚去渣乘热熏洗之。

又方：治阴蚀疮䘌疮。

雄黄一钱　硫磺五分　桃仁五分　木鳖子一枚去壳刬片　艾五钱

入前药在内作条，放在马桶熏之，虫即死。

麻黄汤：阴肿，或疮，或烂。

麻黄　黄连　蛇床子各五钱　艾三钱　乌梅三枚　大戟　防风　白矾

上剉煎汤熏洗，再用孩儿茶一钱、轻粉、冰片、杏仁灰五分为末掺之。

阴中极痒及蚀䘌疮：用大蒜捣碎煎汤洗之，后以杏仁烧烟尽研末，丝绵包纳阴户。

又方：取鸡肝或牛肝猪肝，煮熟乘热纳入阴户，其虫入肝内。

又方：水银、轻粉、雄黄和枣肉研细无星，纳阴户。

又方：以鲫鱼胆搽之。

阴茄：用茄根烧灰末之，香油调匀鹅毛润之。

阴中坚痛：

白矾五钱　生大黄　生甘草各二钱五分

为末绵包如枣核大，入阴中。

阴中生疮。黄芩汤：当归　黄芩　川芎　大黄　白矾各二钱　黄连三钱

上剉，水五碗煎熏洗，敷雄黄、硫磺、轻粉末。

阴烂：

孩儿茶　鸡内金各一钱　轻粉五分　冰片三分

为细末干掺。

阴疮：与男子垢精疮略同。

黄丹　枯矾　扁蓄　藁本各一两　硫磺五钱　蛇蜕一条烧灰

为末搽之。如不干息，再用芍药末掺之。或隐处疼痛，盐三合炒热，青皮包慰之立止。

阴冷：母丁香十粒研末，缝纱袋如指大入药内，纳阴户。

小便湿痛：牛膝五两、酒二升煮半升去渣，作三服亦治。

血结痛，无故血尿：龙骨一两研末，热酒调下一匙。

左右便毒

夫便毒者，生于小腹两腿合缝之间。或行路远涉辛苦，或上或下低闪朒气，或房事所伤，或男女大欲不得直遂其志，故败精滞血留聚中途，或梦寐之间而不泄，或妄想不能忘情，息念故结成毒。然，肾者作强之官，伎巧所出。一有所感经血凝滞此症遂生。初起之时寒热交作，两腿牵绊肿起不能屈伸，乃症之渐也，急服龙胆汤：

龙胆草一钱　木鳖三枚　大黄三钱　瓜蒌仁一枚　桃仁　红花　归须各等分

水酒各一碗煎八分去渣，夜露一宿，早空心温服，行利十余次。

荆防败毒散：

穿山甲　甘草　红花　羌活　当归　川芎　赤芍　生地　银花　防风　木通　枳壳　乌药　天花粉各一钱　槐米末二钱　牛胶五钱

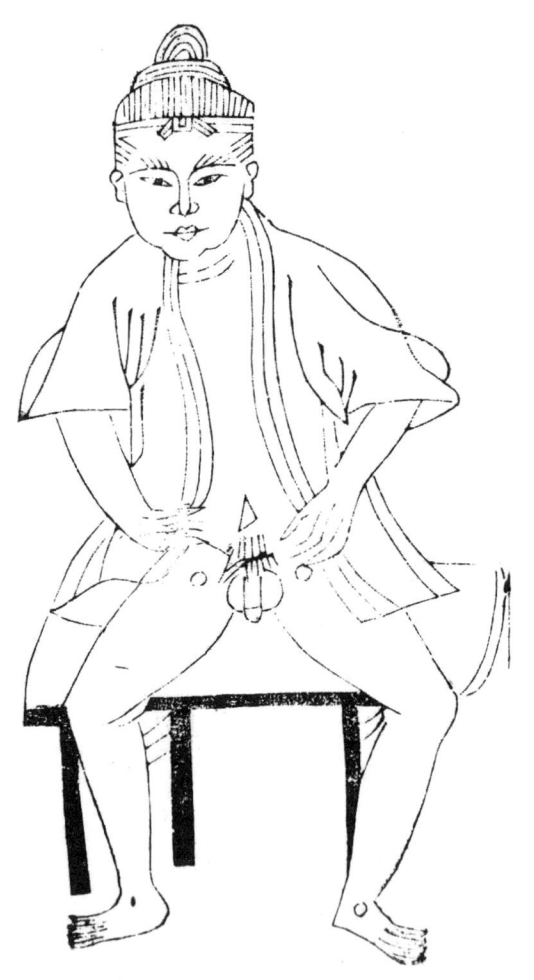

小肠流注

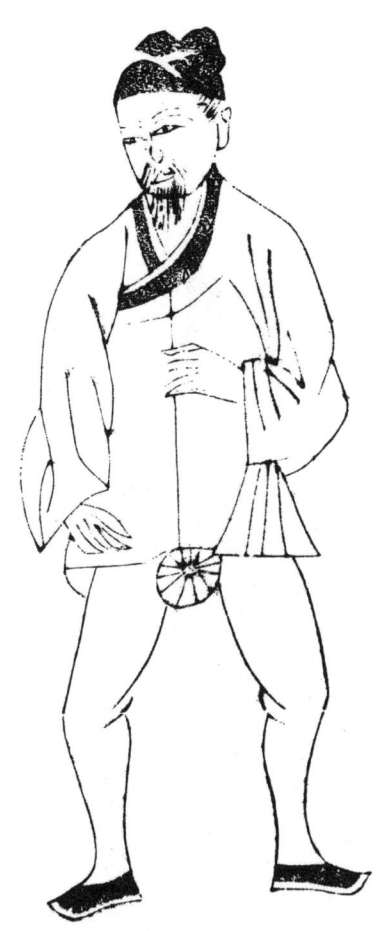

此症受在心经伏热结聚成毒也。当用败毒流气饮、再服清心流气饮治之。

败毒流气饮：

紫苏 桔梗 枳壳 甘草 香附 防风 川芎 羌活 独活 白芷 白芍 槟榔 茴香 泽泻 玄胡索

姜三枣一煎，空心服。

清心流气饮：白术 茯苓 猪苓 泽泻 麦冬 青皮 防风 柴胡 羌活 赤芍 香附 生地 川芎 紫苏 甘草

姜三枣一煎服。

小便不利加车前子、滑石、木通，时服蜡矾丸。

穿裆发

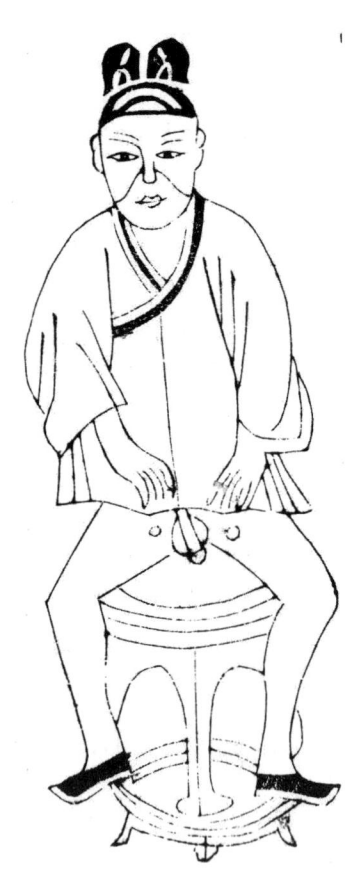

一名瘈疭，一名横痃。

此毒因辛苦得之，生于穷骨穴上。若不速治，毒溃伤于谷道内烂脏腑即死。急服蠲毒饮。

蠲毒饮：

甘草　贝母　赤芍　当归　金银花　白芷　青皮　木通　连翘　桃仁　龙胆草　花粉各二钱　穿山甲炮

如元气欲泄，加酒蒸大黄三四钱煎服，饮酒随量以助药力。行痢十余次，其毒无脓血从大便中出。

又方：欲作未作之时，服之立消。皂角七片，灰火煨黄色去皮，阴地上去火毒为末，酒下。

代刀散：

穿山甲　僵蚕　枳壳　姜黄　牵牛　赤石脂　大黄　白芷　贝母各等分

紫疥疮

此症五脏六腑之积毒其气蒸肺面。肺主皮毛，故发于经络相传头面体肤手，足形于紫疥。或痛或痒遍生不拘何处，项中黑陷，久则呕逆、沉重、神思恍惚，速治之，方保无虞。

清肌解毒汤：

升麻　干葛　粉草　防风　荆芥　连翘　薄荷　白芷　山栀　白术　苍术　黄连　苦参　花粉　桔梗　羌活　胡麻　青皮　胆草　当归　川芎　生地　赤芍　灵仙　白蒺藜

虚，加人参酒煮，加白花蛇、蝉蜕、黄芩、肉桂、天麻、马鞭草等味，以意消息之。宜服苦参丸。

煎汤洗法：

荆芥　薄荷　苦参　白芷　苍术　柏树枝　独活　桑枝　柳枝　槐枝　凤仙梗　金银藤

用水不拘煎汤去渣，在无风处熏洗之，试干用搽药。

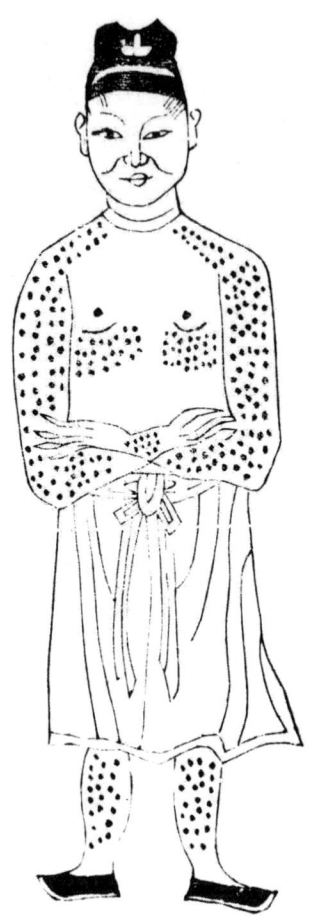

搽药：杏仁一两去皮 凤子肉一两二味另研如泥 轻粉真者五钱 川椒末三钱 硫磺末二钱 荆芥末一钱 防风末一钱 白芷末一钱 樟水二钱 枯矾三钱

上各另末和匀，雄猪胆汁加生猪油调匀，搽入肌肉不见药为效。

清肌燥湿解毒汤：

苍术 白术 防风 芥穗 胡麻子 白蒺藜 苦参减半 当归 白芍 羌活 薄荷 白芷 川芎 石菖蒲 甘草

上十五味各等分磨末，水和为丸，每服二钱，百沸汤送下。

坐马痈

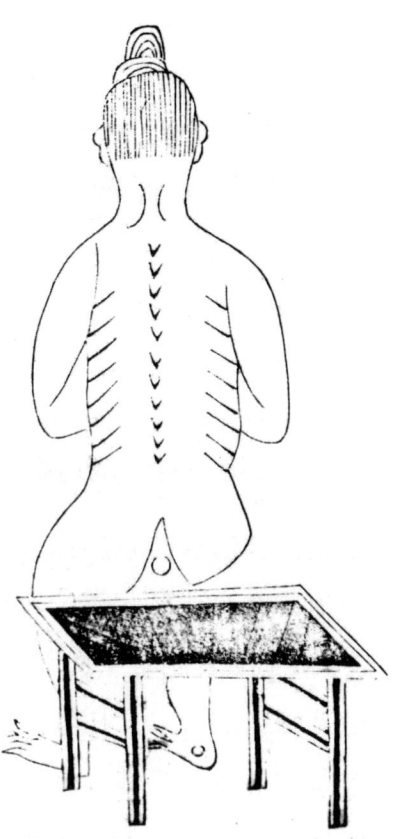

此毒痈受在肾经虚毒气热毒伤于内大肠之经，并聚成毒发为漏疮，此乃毒症。先用宣毒汤，此用败毒流气饮。

宣毒汤：

白芷 赤芍 甘草五分 大黄三钱酒蒸 连翘 当归稍二钱 枳壳各一钱

水酒各一钟煎一滚去渣，早晨空心服。

又方：

紫苏 人参 桔梗 枳壳 甘草 柴胡 川芎 羌活 白芷 防风 白

术 芍药 金银花

姜三枣一煎服。

后用内托追毒散：

人参 黄芪 厚朴 甘草 桔梗 枳壳 金银花 黄连 乌药 当归 芍药 白芷 川芎 防风

跗骨疽痛论

夫贴骨痈者即跗骨疽也。皆跗骨贴肉而生，字虽殊而病则一。此症之发，盛暑身热，贼风入于骨节与热相搏，复遇冷湿所析，或居劳太过两足下水，或坐卧湿地身体虚弱而受寒邪。然风热伏结壅遏跗骨成疽着大骨节，间其急者身不得转动，按之应骨痛。经曰：便觉皮肉生急洪洪如肥状，其缓者一点酸痛渐觉长大，行步艰涩，以致骨肉不相续。若失治，合身成脓，不溃致死。身变青黯但痛，按之至骨久则结肿，或结瘰疬。其跗骨疽久而即肿结脓，以此为异。若治跗骨疽，作贼风中之则病深脓多。凡偏枯挛曲之生，乃跗骨疽之渐也。四肢困倦、乍寒乍热、小便赤大便涩、无汗，须用紫苏、蕲艾、凤仙草煎汤热慰之，使腠理开发，以布试干再用干被覆之，烧乳香熏之。如虚甚，随服人参膏略加附子以助其气，复以艾火攻之，万无不愈者。

贴骨疽

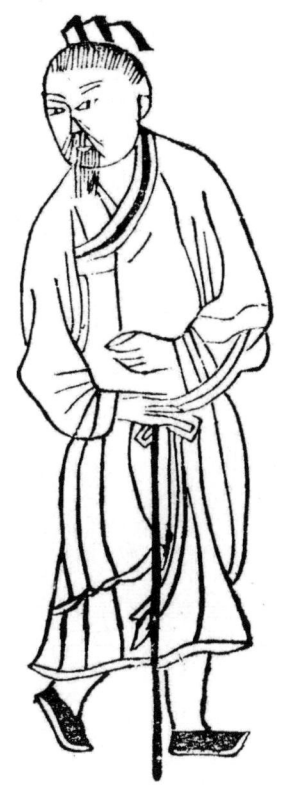

此症用筋头按患处极痛是穴，以墨点定，艾灸百壮为期。忽而艾壮爆起，不拘壮数乃其验也不必灸矣。独活寄生汤加人参二钱，一服。

跗骨疽痈之症，其毒入于骨髓所犯甚深，外肤若好而贴骨之肉已先内溃，骨肉已不相连，日轻夜重煎寒发热，至百日有脓方可用火针刺之。不若初起之际艾灸百壮方可保命，若待其出脓，百人之中能生几何？急服蜡矾丸。久雨阴湿倍加：苍术、白术、泽泻、防风、木瓜。

跗骨痈治法同前

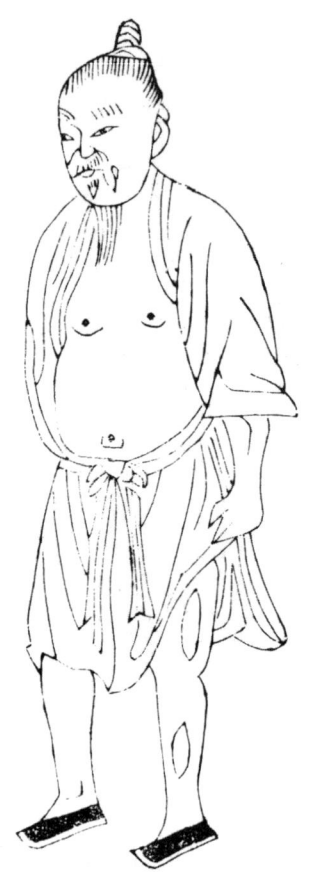

脏毒症

脏毒者,其大肠尽处是脏头,一曰肛门,又曰屎孔内是也。毒者其势凶也,皆喜怒不测、饮食不节、阴阳不调、脏腑不和,或房劳太过,或饮酽厉之酒,或食五辛炙煿等味,蓄毒在内流积为痈。肛门肿痛,大便坚硬则株痛,其旁生小者如贯珠,大者如李核,煎寒作热,疼痛难安,势盛肿胀,翻行虚浮。早治易愈,失治溃脓,孔烂陷内寸许者难生。血脓出而肿消痛减者易生也。

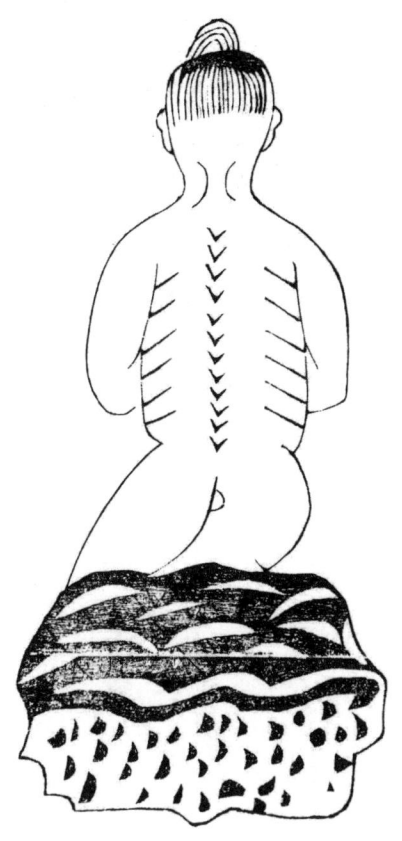

一初起微肿，即用湿蚯蚓粪捻成饼如钱厚，放患上，艾壮如半粒豆大者，烧之微热即去。再换饼烧之再易如前法，以十四壮为期。外用冰香散搽之：

炉甘石火煅二钱 黄连膏淬之红干乳末听用 乳香一钱另研 石膏一钱另研 冰片二分 麝香一分 和研细末，用螺捣烂，取汁调涂患上。如无田螺，用黄连汁亦可。

先服行药一剂追其毒：

归尾二钱 生甘草二钱 白芷一钱 黄连一钱五分 枳壳 槟榔 乌药 赤芍药一钱 天花粉一钱 生地 皂角刺 桃仁泥二钱 红花各五分 大黄三

钱 山甲焙二钱 玄明粉二钱

水二盅浸一宿，明早煎至一滚，空心服之。行利六七次，用薄粥补之。若早补腹反痛。

清脏内托散：

人参 黄芪 当归 川芎 陈皮 甘草 黄连 生地 赤芍 白术 黄芩 独活 枳壳 白芷 防风 牡丹皮 槐花 升麻 乌药

水二盅，广胶五钱，煎服。倘寒热，脾胃余症。以意增减全在随症治法。

鹤膝风

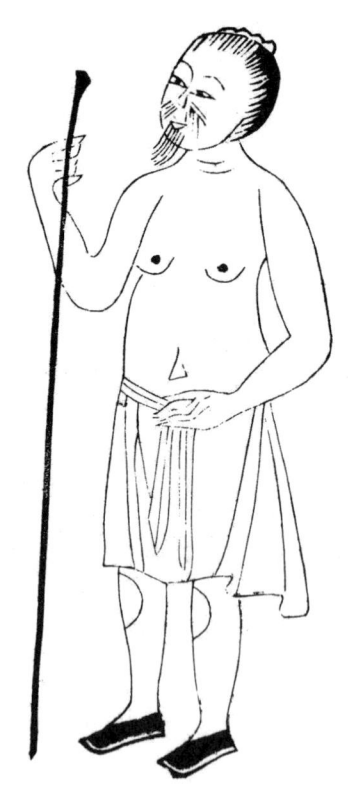

鹤膝风，痢风、鼓槌风之类也。气血相并而行周于一身，得寒则行迟而不及，得热则行速而太过。内伤七情外伤六淫，则血气之运或迟或速而病作焉。多因日久得热，已自沸腾后复感冒湿热，血受邪郁为瘀滞不得运行所以作痛，夜则痛甚行于阴也。治以辛温，兼以辛凉。流散寒湿，而积热得发，其血自行与气相和其病乃止。或因涩药取效性急作劳，常享厚味感冒风，雨腿肿则痛甚，皆瘀血流于经隧，行久不治恐成偏枯。以至膝肿筋缩大痛，两足无力脚弱渐细，髀胫枯槁拘挛不能曲伸。治宜：祛风顺气，补血壮筋，养阴除湿。则气血通畅自然愈矣。

大防风汤：

人参一钱五分　羌活　独活　甘草　牛膝各一钱　白芍　熟地　白术　防风三钱　黄芪　杜仲　川芎各二钱　苍术一钱五分　附子二钱

水二盅，姜五片枣肉二枚煎服，饮好酒以助药力。

追风除湿围药：

多年陈小粉四两炒焦色　干姜一两　官桂一两　五倍一两　白芷一两　龟板酒灸一两　当归一两　防风一两　白及三两　乌药一两　乳香一两

上为细末，用老姜汁、酽醋各半，葱汁一分、蜜少许，火上熬热调药乘通手搽。四向空中出毒，时用余汁热润之，以助药力。

四妙丸：

苍术二两　白芍　龟板好酒炙酥各二两五钱　黄柏五分盐酒拌炒

上为细末，酒糊丸如桐子大，每服六七十丸，当归汤下酒亦可。严寒加附子二钱。

膝眼毒

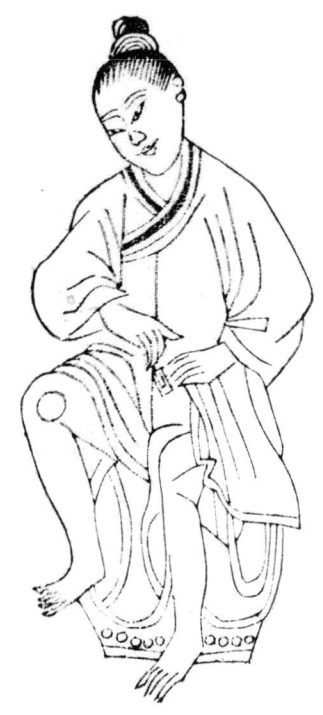

此毒受在肾经,膀胱不流气血凝滞,而湿热攻于膝眼结成毒也。围药用鹤膝风药敷之,煎剂用木香流气饮:

当归 苍术 白芍 白术 白芷 川芎 木香 牛膝 木瓜 乌药 泽泻 薄桂 红花 五加皮 茯苓 威灵仙

水二盅姜七片、葱白二根煎服。次服大防风汤,方在前。

又方治膝肿:

归须 赤芍 桃仁 苍术各一钱 黄芩 连翘 羌活各五分 木通 红花 生甘草各三分 黄柏七分 金银藤二钱

一人痰湿流注膀膝红肿,如肿毒相似,脉浮滑。用前药十二味,加南星、牛膝、龙胆草。

人面疮

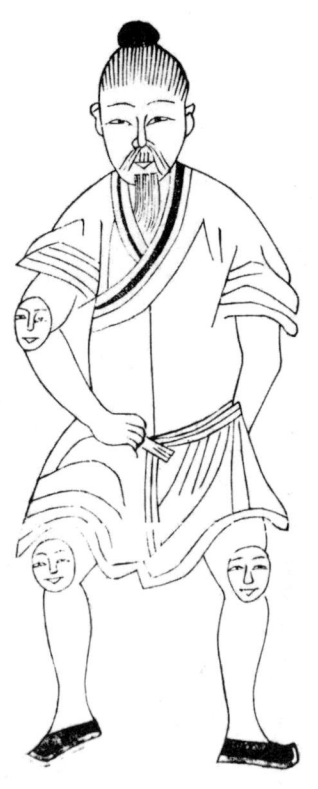

此症生于两膝之上，形如人面口眼俱全。患人饱则不动，饥则口眼俱动，俗呼为冤业窗，膝盖之间。然，膝者，筋之府。屈伸不能而行则偻附，筋将惫矣。此系皮肉坚硬之所，且生疽毒，则里先溃后烂皮肤攻作，故成此形，宜作善事解之。须要真诚忏悔，然后方可用药。初用流气饮，久不愈者服苦参丸。补肾水再用猪蹄药汤洗之，以生肌定痛散掺之，后用膏药贴上。流气饮、苦参丸，方具瘰疬图后。

又方掺药：贝母末，用竹筒吹入疮口内，数日成痂而愈。

肚疽、骨槽疽

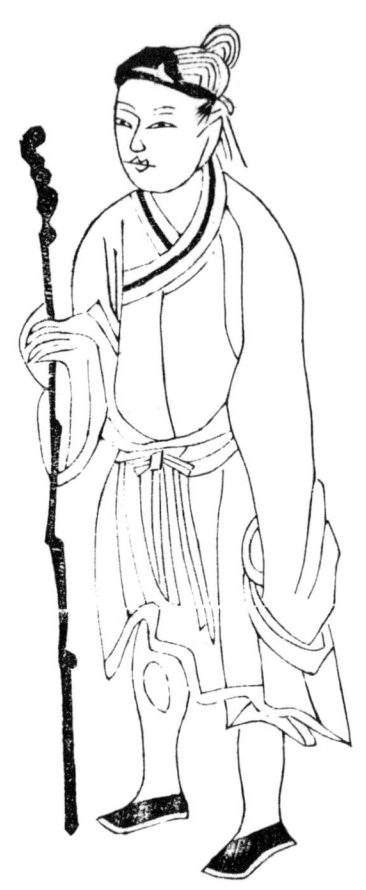

肚疽肿高面硬。俗言此疽坚硬无脓,殊不知其因成脓在内,一时不能出皮肤。须用内托发出方可用针刺破。骨槽疽生于膝盖上,并脚趺上腕,其痛时如刀割,其痒似虫钻。急用艾灸疽上三五壮,便贴乳香万应膏,更服黄矾丸。治法同附骨疽。

脚手发背

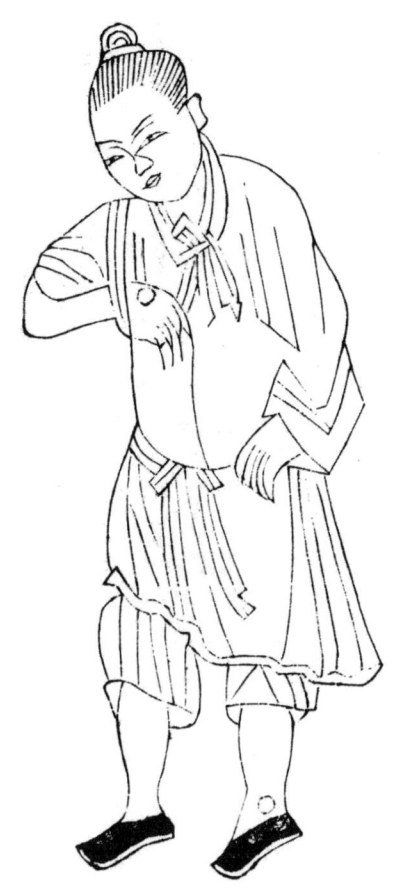

此症因心经有热，行履高低伤于足跌血聚成疽。治法同冷漏、湿毒流注。

加味流气饮 治足上：

川芎 麻黄 甘草 肉桂 干姜 半夏 茯苓 枳壳 白芷 厚朴 芍药 陈皮 苍术

姜三片水煎服。

木瓜槟榔散治足上：

槟榔　木瓜　紫苏　陈皮　甘草　木香　当归　赤芍

再服蜡矾丸。

羌活散治手上：

羌活　独活　前胡　荆芥　甘草　乌药　桔梗　薄桂　升麻　当归　威灵仙

骨瘘疽

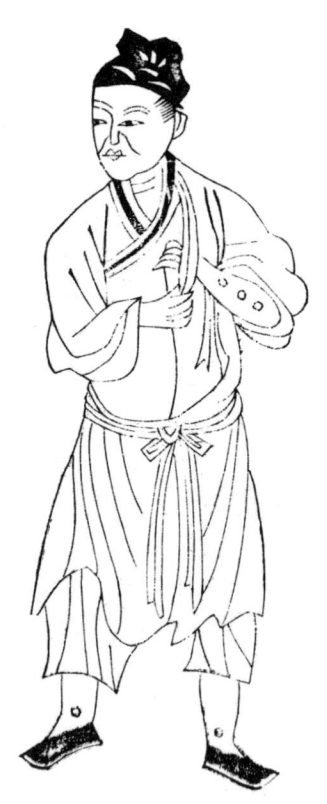

此症生于手阳明之间。初如粟，渐长如赤豆，其痛不可忍。渐长大如杨梅之状。血不出亦不生脓，毒从经络流于遍身。有此疾者

宜当谨防，不可视为轻疾。昔日山东唐世民感此，医者云：此疽生为奇相，恐是恶毒。世民笑而言曰：吾乃识字人，天赐与吾为笔架。后及一月，遍身攻串其疽，只口内出臭黄血水三五碗，出水不致十日，其亡矣。后待洗浴停尸，众人持起，遍体俱烂，皮肉尽落。今有此疾，各宜仔细推情施治之。宜用治疗之法加减行之。

脚拐毒

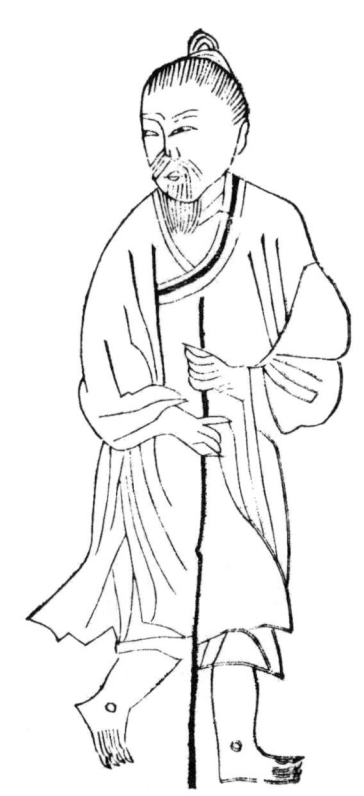

此毒受在肾。通于阳明筋聚之处，疼痛伤心成毒也。当用膝眼毒、跟疽毒及鹤膝风药治之。

骨疽疮

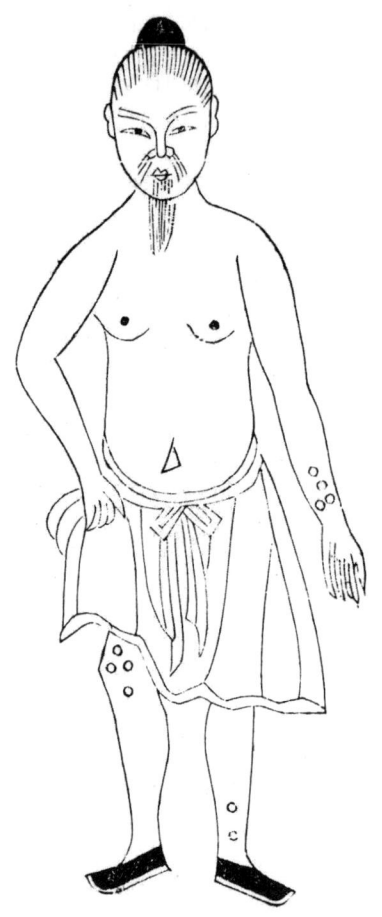

且骨疽疮之发。皆由血凝气滞彻骨酸痛，或房事过劳，或乘虚入水感风合寒，或风毒邪热侵乎荣卫，或忧入伤于心肝胆肾经，或饮醇酽烧酒煎炒炙煿等物，或远行又伤于酒色，自然肿痛日久成脓。初起宜灸百壮，以骨热为度。久宜用银火针破之血脓，元气盛易愈，白脓气弱难愈。治法以独活寄生汤兼服十全大补汤，倍加茅山苍术、新昌白术，及肉桂、干姜、人参、黄芪、当归为先锋之要剂。继以霹雳灵应散治之，无不愈者。肉桂、干姜、白芷、防风、苍术、乌药、龟板、酥炙五倍、多年陈小粉炒黑，各等分为末。麝香少许和匀，老姜汁五合、醋三合、葱半斤和蜜一两同捣取汁，火上熬滚，乘热调药搽患处，四向空中出毒气，时用余汁煎热润之以助药力。少劳戒气绝欲除想十旬方愈。若病人不遵从医师之训，任一己见恣情傲物，忧虑万端，不能制六气七情之私，虽天医院灵官亦不能治，而况中医乎？噫，恬淡虚无病安从来？心有怫郁诸病生焉，实此之谓也。凡患病者宜自修省，恐惧洒落坦夷指日可愈。何须多服药饵耗伤元气，并免馈送于良医，不亦善乎？

治法与附骨疽治之亦同。

跟疽、一名牛茧蚕、一名土栗

此毒生于脚跟之上，因行动高下肭伤，故生此疽。形如琉璃色无脓，惟有紫色便不可刺破。先用金箍散或铁箍散敷之，避风戒色不宜行动。先服蠲毒流气饮，后服除湿木瓜汤：

苍术　白术　茯苓　甘草　木瓜　薄桂　泽泻　薏苡仁　柴胡　青皮　蝉蜕　当归　白芍　生地　乌药　牛膝　黄柏　知母　防风

痛加乳香，如虚加人参、黄芪，冬加附子。

待其将溃，用针挑破出脓水，贴金丝、紫金二膏药。

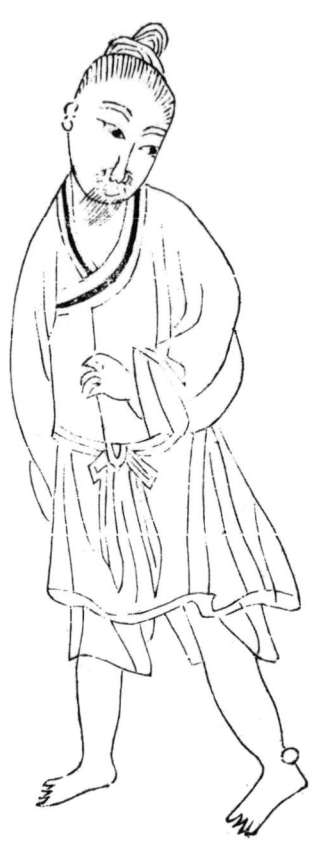

鞋带疮、脚心毒

鞋带疮受在寒湿，足阳明为毒气血相聚而成也。当用定痛流气饮治之。

槟榔散：

紫苏 枳壳 厚朴 甘草 芍药 陈皮 青皮 腹皮 香附 槟榔 防风

姜三片枣一枚，煎服。

脚心毒受在肾心经，在脚心是为湿毒也，乃名脚心痈。当服定痛流气饮，并服槟榔丸治之。

定痛流气饮：

人参 桔梗 芍药 枳壳 乌药 当归 川芎 茯苓 白芷 甘草 乳香 黄芪

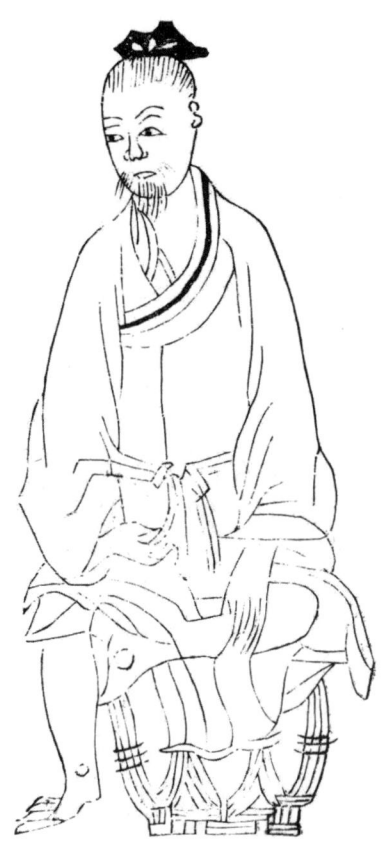

血风疮

此疮因妇人经血不调，或一月两次或过经不来，以此血气溃入足阳明经，故生此疮。宜用木香流气饮、五积散。

隔纸膏：

黄柏蜜炙　飞丹各二钱　轻粉一钱　面粉一钱　桐油调，作隔纸膏，贴之。

又方：

黄柏蜜炙　黄丹　蜜陀僧　芦荟各一钱　船底灰二钱　轻粉　樟冰孩儿茶　五倍各一钱

上为细末，清油调搽。痛加乳香，臭加麝香，浸淫加青黛。

又方：轻粉　黄连　黄柏　飞丹　五倍　枯矾各等分

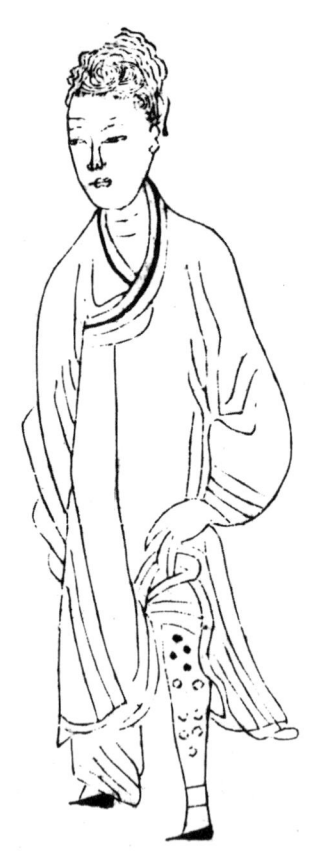

风疳疮

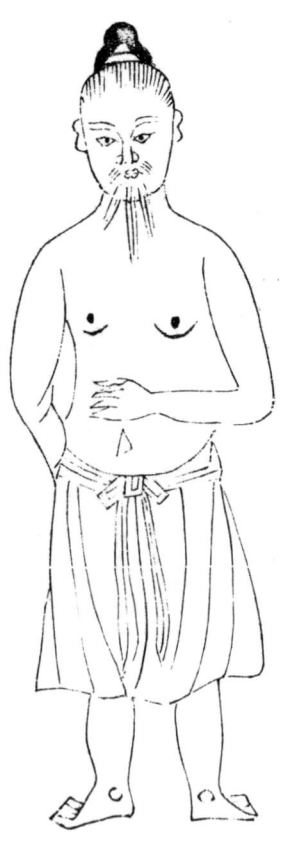

且风疳疮者经连脾胃络足阳明经。寒湿相搏风毒交接，客于谷道之间，注于承山之侧。初生癣，痂破有黄水浸淫成疮，攻于遍体或麻木而破裂，治法同前。其中加减之法难以指明，宜推类消息之。

如圣膏：治一切风疳疥癣痒痛，终年不效。

麻油八两　巴豆三钱　当归五钱　轻粉二钱　黄蜡三两

上为细末，先将清油锅内熬，次入巴豆、当归末，后下轻粉、黄蜡。搽患上。治法与脚拐毒方同。

肾气游风

肾气游走毒在脚肚,受在膀胱。经气冷,伤肾之实,复在膀胱,此乃风毒也。当用紫苏流气饮。

紫苏流气饮:

紫苏 桔梗 厚朴 甘草 芍药 白芷 陈皮 槟榔 香附 腹皮

姜三枣一煎服。

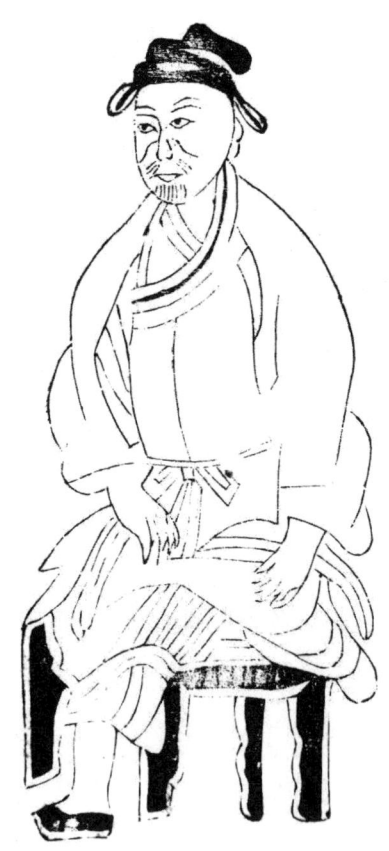

槟榔丸:

槟榔二两 枳壳二两 大黄四两 木瓜两半 木香一两

为末，炼蜜丸如桐子大。每三十丸空心任意送下，用铁箍散敷之。

里外臁疮

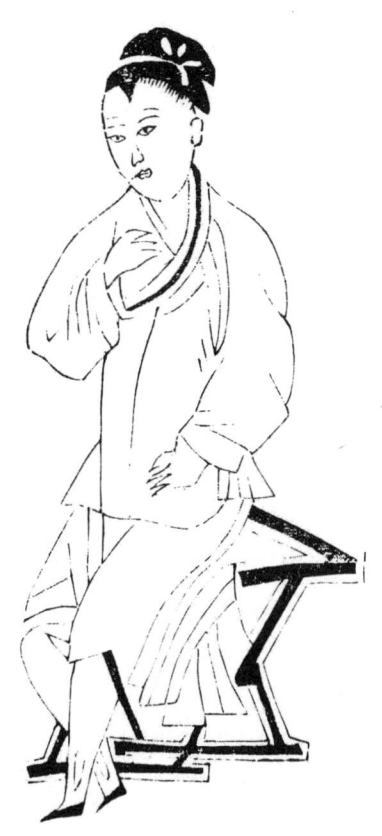

三里之傍，阴交之侧生之者，因肾经寒气攻于下焦。内因风邪之所攻，外有冷气之所搏，或因撞损而致生此疮。渐然溃烂，脓水不干，盖因湿热风毒相搏而致然也。治方于后。紫苏流气饮、三香和气饮。

又方：

轻粉　黄丹　黄连　当归　白芷　生地

用火熬作隔纸膏贴之。

又方：

伏龙肝即灶心土　轻粉一钱　黄丹煅过　没药　滑石二分　孩儿茶一钱　绒灰一钱　凤凰窠灰一钱　血竭二钱

上为细末干掺。肉深加天灵盖，臭加麝香。

隔纸膏方：

自然铜五分　乳香　没药　血竭各一钱　黄蜡五钱　铜青五钱　细芽茶八钱　各另研细末　黄柏末四两

先用生桐油四两煎滚取出，先加柏末，后加茶末，待略温再细药次加麝香五分。

飞游毒

此毒因荣卫受其肌热故生此疽。赤肿，走注不定。用温水洗患处，用三棱针刺毒上二三十针，或磁锋砭之亦妙。用拔毒敷之。

拔毒散：

乳香　黄柏　黄连　雄黄

末之，鸡之青调敷，干用水润之。

解毒十宜汤

猪苓　泽泻　当归　生地　白芍　防风　荆芥　木通　甘草　黄芩　枳壳　小柴胡　天花粉

白水煎，乳母及子同服尤妙。

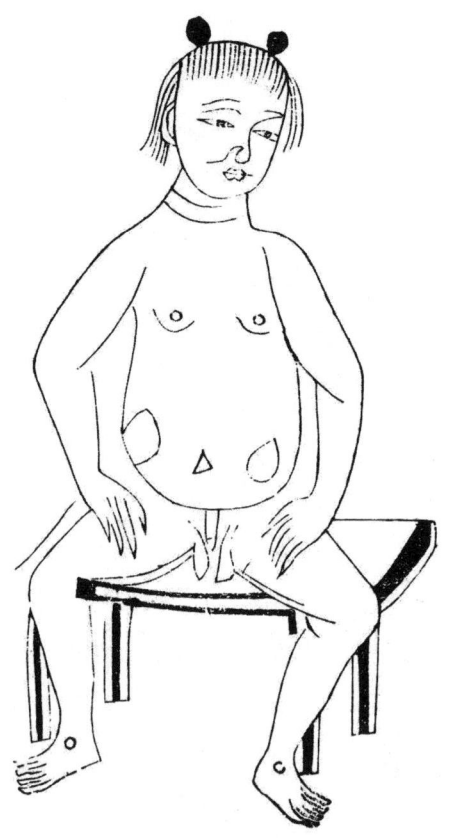

红丝疮

夫红丝者心肠积毒,气血相凝灌于经络之间,发于肌肤之上。红丝贯穿,或如一红线,或疼或痒皆由风热相乘而生。如箭之速,若行至心间即死,急当头以磁锋刺破挤出毒血,其红丝之中再刺之,方绝其根。急用当归、连翘解毒之剂治之,须戒酒数日。

清心解毒饮:

当归 生地 赤芍 川芎 升麻 干葛 连翘 山栀 蝉蜕 黄芩 防风 桔梗 羌活 木通 青皮 枳壳 玄参 天花粉

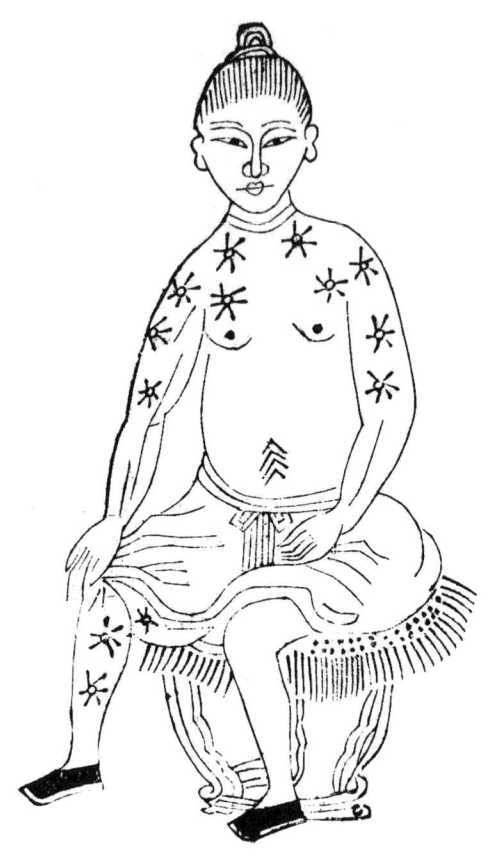

杨梅疮、一名广东疮、一名梅疮

此疮皆脏腑积毒，脾家之湿热。其起也有三：因男子与生疳疮妇人交，感熏其毒气而生；或体虚气弱，偶遇生疮之人，秽气入于肠胃而生；或先患疮之人在于客厕去后，其毒气尚浮于客厕之中不知偶犯其毒气熏人孔中，渐至脏腑。或在头顶中，或在胁下或粪门边。先起有雄有雌，雄者大如白果，遍身生五六十，或百枚分棵不成片。雌者小如豆瓣，遍身连片脓汁淋漓，深能累人婴儿，患此者皆父母胎中之毒也。宜用汗药，宜用服药，宜用搽药，不可服丸剂恐内脏轻粉易愈故也。但轻粉乃水银升也，腐肠烂骨，害不旋踵。

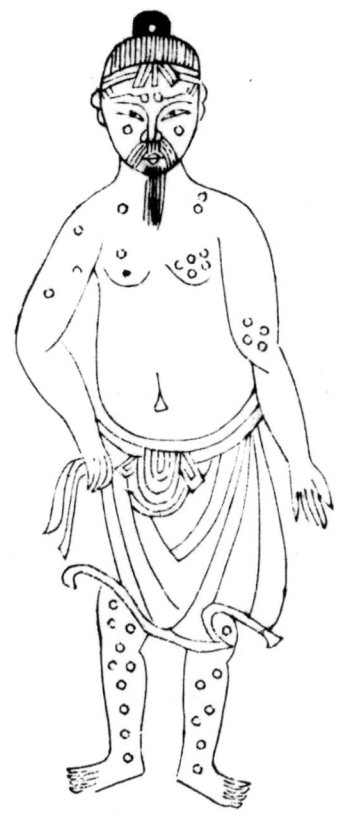

汗　法

用槐花半升拣去石灰，枝梗锅内炒焦，下酒三升，煎滚滤去渣，乘热饮之。以衣覆身出汗为妙。

又汗药：

升麻　白芷　甘草　苍术　当归　穿山甲　赤芍　羌活　独活　防风　荆芥　大柴胡　麻黄　连翘　木通　薄桂　桔梗　金银花

水酒各一盅煎八分，乘热服之。以衣覆身出汗为妙。

煎药方：

防风一钱 木瓜二钱 白癣皮钱半 连翘 黄芩 金银花各一钱 皂荚子大 当归 薏苡仁炒 川芎 白芍 熟地各八两 升麻 甘草各三分 人参一钱 白术一钱 颠顶加藁本，冷饭团四两，水六碗煎至四碗滤去渣。每药一剂用汁二碗，煎至八分。疮在上食远，疥在下食前，在遍身不拘时服。忌茄子、糟物及牛肉、茶叶，此药服四十剂方无后患。

熏洗方，夏天一日一洗，冬天两日一洗。

防风 芍药 苦参 山栀 薄荷 金银藤 苍术 黄柏 地榆 黄芩 连翘 蕲艾 骨皮 花粉 荃草各三钱 加铅一斤 紫苏一把

水二斗，煎至数沸，去渣。倾在浴盆内，将板一片放在盆上坐之上，下周围以竹片圈或芦席遮护之，无风处试干滋水，然后搽点药。

点药：珍珠一钱另研 杏仁五钱去心 轻粉五钱另研 麝香三分

上四味和匀，每用雄猪胆汁调匀，搽入肌肉，不见药为效。如有脂水出，再挹再搽。

又方：鸭嘴胆矾为末，水调涂之亦可。

又方：水银 轻粉和研 杏仁 凤子肉 孩儿茶另研

上各等分和匀。在头面者用鸡胆，在身者用猪胆，在脚用狗胆汁调搽。

服药久不愈，下行药：

白僵蚕三钱炒 全蝎七枚酒洗瓦上焙 当归 白芷 穿山甲炮各二钱 大黄四钱焙

末之，五更空心蜜汤调下，作丸酒亦可用。行利数次，用薄粥补之。明日或再隔一日如前服，则湿热虫毒自消矣。

轻粉毒方：此毒之发，皆由起疮之初求速愈而服轻粉，故生此毒也。发于四肢者易治，发于头面者难愈。人参一钱　当归二钱　杜仲一钱五分，铜器中酒炒　茯苓一两　牛膝　赤芍一钱五分　黄柏　知母俱用盐酒炒褐色　防风　甘草　白蒺藜　加皮各一两　白术　陈皮　羌活　麻黄　白芷各一两五钱　冷饭团四两

煎服，二法同前。

年久轻粉毒：土茯苓五斤　当归四两　铅一斤　川椒八两

大酒二十斤，文武火煮焚三枝官桂为度，埋土中三日出火毒，饮。

轻粉毒膏：轻粉三钱　炉甘石一两火煅过，黄连汁浸之　牡蛎一两盐泥裹，火煅通红　真绿豆粉二两焙干

上为末，同生桐油调匀入瓷盆中，以艾火熏熟，作隔纸膏贴之，两日一换。

梅疮破碎掺药：

五倍一两去中间白末虫屑，为粗末炒断烟为度　鸡内金七钱生用　黄柏一两去粗皮猪月汁润炙褐色　血丹少许　冰片二分　大红绒灰二钱　天灵盖煅存性二钱

上各研细末，和匀掺之。

梅疮掺药家贫不能办药者：

大黄一两　信三钱　俱为末和匀，外用面团包前药，炭火煨熟内药如糕样，再用火炙干，研细末。先用防风荆芥汤，或搽清洗过然后掺之，黄水出即愈。

断根丸：

龟板童便浸七日润炙黄研末　槐花净　桦皮煅

各等分为末，蜜丸酒下。一方加木香。

又日夜痛不能行动：

紫花地丁草　蜂房煅　乳香　没药　升麻各三钱

为末，每用五钱，酒调下。

轻粉毒烂深不长肉：

乳香三钱 血竭五分 孩儿茶一钱 天灵盖煅二钱

末之，加冰片二分，干掺。

广疮轻粉煮酒方：

车前草一束生用洗去泥 蕲黄蛇一条去头尾 生地四两 白蜡二两 归尾二两 藁本四两 川芎二两 牛膝四两 白芷稍二两 羌活五钱 白术四两 甘草节一斤或半斤 石楠藤二斤微香长沙一分半 防风八两 薏苡仁四两 槐花四两净炒 郁金四两 小红枣四十九个 冷饭团一斤江西白色者好

用好葱三十根，好酒十五斤。将药切片各称，准酒放瓶内，将药入瓶内，白绵纸数层又放竹叶缚紧瓶口不令出气。重汤煮之，放大米在瓶口上，米熟方好。取瓶埋地下去火毒，酒冷了取酒面上白蜡，用铅一斤打成饼。将前酒内药渣取出晒干，共为一处为末糊丸如桐子大。每服六七十丸，酒送下。

广疮膏：松香一斤四两熬去渣 杏仁四百九十粒，去皮尖 乳香一两 没药一两 铜绿二两 黄蜡一两 轻粉一两 蓖麻子四百九十粒去皮净肉 麝香三钱

将各药为一处放柏内，捣及千余下，柏头上抹油不沾，柏头不许鸡犬见之不绿矣，膏用红绢摊之，绝妙。

癣 疮

夫癣之生也，由于脾经湿热及肺气风毒所致。或坐卧当风酷暑渍水以致皮肤不仁，遂成顽癣。或如云，或如铜钱，或如荷叶，或长或歪其形不一。发于上者属阳易治，发于下部胯间豚腿属阴难愈。年久者，癣内湿热所化有疥虫极痒，其名有六焉。

一曰干癣，搔则出白屑索然，雕枯如蟹爪路之形。

二曰湿癣，搔则脂末浸淫，如虫在内极痒。遇热汤浴之，其痒不可当。

三曰风癣，搔则痹顽不仁，全不知痛痒，皮肤如木。

四曰牛癣其壮如牛领之皮，坚而厚，竹片刮之，觉有脂水出。

五曰狗癣，时作微痔，白点相连。

六曰刀癣，轮廓皆无，如云岩之气运行无定。

治法当清心火，散肺风之药服之。

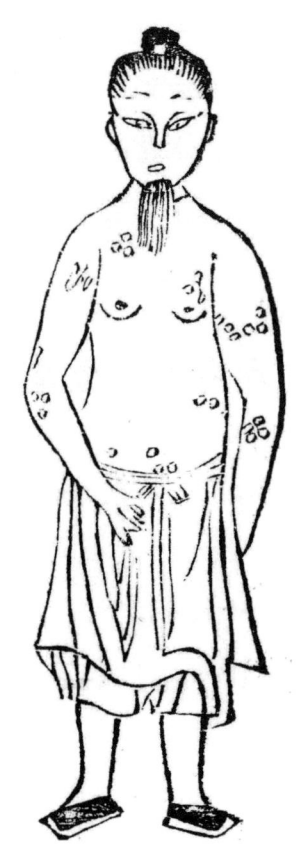

疏风涤火汤：

半夏拌油炒 升麻 甘草 薄荷 石菖蒲 生地黄 当归 防风 荆芥

苦参　白术　天花粉　白芍　桔梗　白芷　连翘　羌活　白蒺藜　黄芩酒拌炒

三味丸：

苦参净末八两　白蒺藜炒去茨净末四两　皂荚一斤

煎膏加炼蜜为丸，如桐子大。每用二钱或酒或汤下。

黑鱼汤：

用豨莶叶铺在锅底，中间防鱼不拘多少，上以叶覆之。白水煮熟，食鱼肉并汗其叶，取出晒干磨末，炼蜜丸服。

搽药：

川槿皮四两　白及四两　剪草四两

俱为末加巴豆肉十四粒，木鳖肉四枚剉碎，川椒末一两，河水调匀入竹罐中，用银簪搅千余下，埋饭内煮一滚，每用少许搽之。先以穿山甲刮损方可搽药。

疥疮及白疱疮

用小麦一升，锅内炒焦，下水银一两搅和如星，取出为末，用菜油调搽。

又方：

雄黄一钱　硫磺二钱　槟榔二钱　枯矾五分

为细末，香油调搽。

又方：

枯矾　苦参　白芷　花椒　蛇床子　凤子肉各一两　轻粉五钱

上为末，柏油为丸，搽入肌肉。

又方：

防风 荆芥 白芷 五倍 枯矾 樟冰 硫磺 轻粉 槟榔

上为末，菜油调搽。

清肌汤：

半夏 菖蒲 苦参 胡麻 防风 何首乌 苍术 当归 生地 干姜 红花 威灵仙

水煎服。

清心泻火丸：苍耳草叶二两 当归 天麻各一两酒浸 苦参六两 薄荷叶 荆芥各二两 防风 黄连 蝉蜕各一两

上为末，酒糊丸。每七十丸白汤送下。

又方：

何首乌 艾各等分

煎汤洗之。

合掌散：

槟榔五分 硫磺五钱 面粉五分

各为细末和匀，每用少许香油调，夜卧时涂外各囊。不可洗手，但揩擦干，三日即愈。

雀子斑

雀子斑者出于肺经，或母受胎之际不守禁忌，因夫醉酒，当风行房感集邪气。况肺为五脏之盖，故肺风发外而成雀子斑也。宜用驱风换肌膏治之。

肥皂二斤 甘松一两 三奈三两 牙皂二两 轻粉五钱 白芷二两 薄荷一两 天花粉一两 柏辛二两 细主一两 干葛二两 草果二两 防风一两 独活

一两

上为末成丸，每早洗面用之。再用玉面桃花粉。

玉面桃花粉

杏仁三钱研如泥　轻粉一钱　面粉三钱　白芷末一分　麝香二分　冰片二分

用鸡子白调匀，每少许，如妇人搽面法。

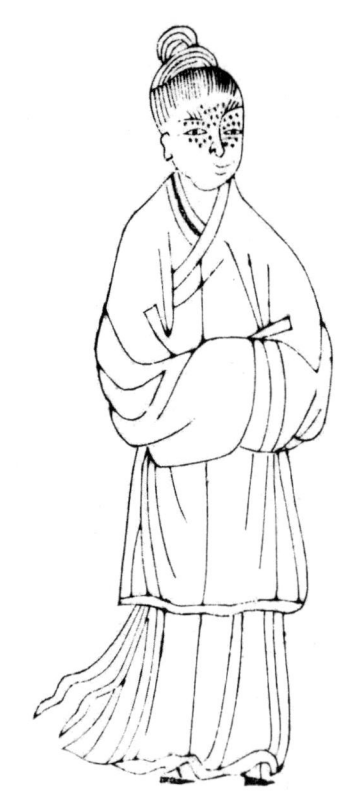

诸　瘤

此瘿瘤受症阳在六腑，流在经络。风寒湿热伤于心肝脾肾之经，血聚不散日渐增长。或有破者，可将梅花散敷之。已结聚者，先用点药敷于瘿瘤中心，待七日后方可取出恶物，后用膏药贴之。内服秘方流气饮治之，不可轻易。此乃宿瘤之疾。

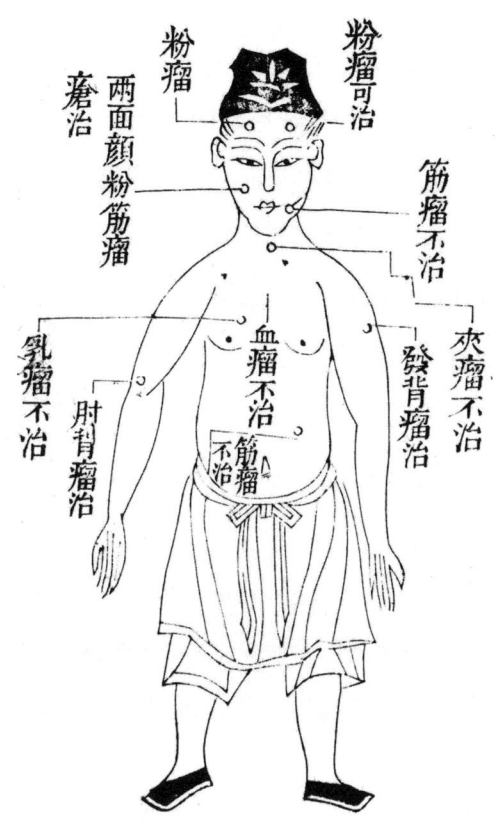

粉瘤红玉膏

光石灰一块如钱大，糯米十四粒同醋水化开一夜，加辰砂。

梅花散

寒水石　龙骨　血竭　黄丹

上为细末干掺。

点瘤方

草乌五两　川乌四两　干桑叶　朽木各二两　桑柴灰二碗　梗灰石灰末化者一斤打末

上朽木等四味烧存性，同二灰研匀，以水十碗淋汁，如法熬膏用之。

消瘤方

荞麦烧灰半碗　茶烧灰半碗　风化石灰一碗

同合一处淋汁三碗，熬成膏后，用木鳖一二枚，巴豆五六十粒，二件去壳去油。胡椒四十九粒各研细烂，再和研细，入灰汁内再熬成膏，入罐内蜡纸封之。如用时不分大小用药点于瘤上，其药自至根，再上。候茶褐色，须更间其瘤皆黑色，不须再搽，二三日其瘤干枯自有疮口，用紫金散敷之。

紫金散

黄丹一钱五分　轻粉二钱五分　为末干掺疮口。

药线系瘤法

先用芫花根洗净带湿，不犯铁器。捣取汁，用生丝线浸汁中一宿，以线系瘤上，一夜即落。不过上次将龙骨、细茶、呵子末三味敷疮口，如无根以芫花煎浓汁浸之，亦妙。下部痔亦可用。

痰瘤煎药

陈皮　半夏　茯苓　甘草　升麻　鼠黏子　连翘　柴胡　昆布　黄芩　桔梗

时以自溺搽瘤上甚妙。

大麻风毒

治麻风毒用胡麻散：

胡麻子二十两　苦参　荆芥　何首乌　威灵仙各八两　白蒺藜八两炒　防风　菊花　石菖蒲　牛蒡子各八两　甘草八两

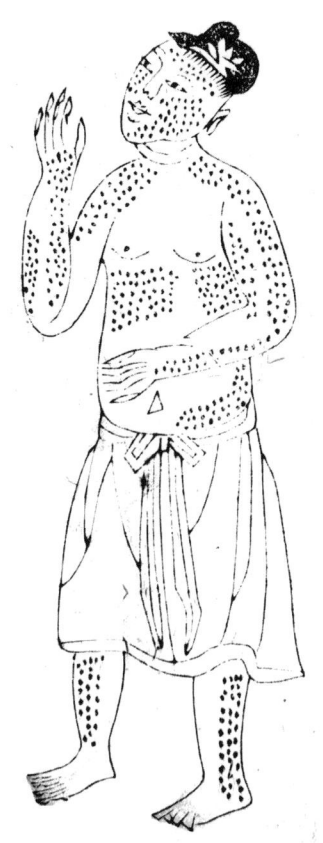

上为细末,用好酒调下。日午半夜服之。

白花蛇丸:

白花蛇一条酒浸三夕 白附子 天麻 牛膝各一两 当归酒浸一两 何首乌二两 僵蚕一两炒 威灵仙二两 羌活 独活 防风 萆薢 蔓菁子 苦参各一两 甘草七钱炒 石菖蒲二两酒浸 蝉蜕一两 白芍四两 川芎一两 苍耳草四两 雷丸三两 赤芍一两 凤子肉三两 枳壳一两 雄黄五钱 皂角三两 乌药

上为细末,蜜炼丸如桐子大,每五十丸空心好酒送下。

芜荑酒:治久患枯挛三十年癞着状,及诸恶风眉毛脱落。

生地 独活 丹参 白附 甘遂二两 赤脂二两半 干姜 芜荑 麦冬

芫花　苏子一两　柏子仁　肉苁蓉　茯神　金牙　薯蓣　白术　蔓菁子　杜仲　石楠　白芷　人参　乌头　山茱萸　狼毒　川椒　防风　细辛　牛膝　寒水石　麻黄　当归　柴胡　乌药　牡蛎　枸杞子　桔梗　狗脊　天雄　石斛　桂心

上计四十一味以酒二斗浸，夏三日，春秋六日，冬九日合用。

秦艽散：治手足酸痛，皮肤一身尽痛，眉毛脱落，耳聋湿痒。

秦艽　川椒　人参　茯苓　牡蛎　细辛　麻黄　瓜蒌　干姜　白附子　白术　桔梗　桂心　独活　当归　黄芩　柴胡　牛膝　天雄　石楠　杜仲　莽草　乌头　甘草　川芎　防风

酒浸服之。

又方：治眉毛脱落生发。

白芷　附子　防风　川芎　莽草　辛夷　细辛　当归　川椒　大黄　猪膏三升　荆子　马耆膏五两

大麻风论

人身中有八万尸虫共成，人身无尸虫则人身不成、不立。复有诸恶、诸癞横病、诸风，若生，必害于人身也。皆因喜怒不节坐卧湿地，故为癞疾也。

黑白散：治大风麻癞，眉毛脱落。及疗遍身生疮，迁延岁月犹如癣疥或如鱼鳞，其症不同痛痒不一，若服百日眉毛再生，仙效甚应。

乌梢蛇三两　白花蛇三两，将黑白二蛇用好酒浸一宿取出，去皮骨用肉　何首乌　川乌一两手切片如钱大　草乌一两同川乌用好麻油浸一宿，取出去油炒干用　石菖蒲　荆芥　薄荷叶　白芍　木香　当归　防风　白芷　川芎　天麻　羌活

独活 甘草各一两 大黄四钱生 自然铜三钱，火烧赤色，好醋淬七次，另研细入用

如患人禀受虚弱，或遇中年，将荆芥、大黄、羌活、独活、薄荷各退一半用。上二十味并制度为末，每服一钱酒调服。夏月冷冬月热服之，一日三服，午前茶清调服。如能用一半末子打酒糊为丸，每服七丸至十丸，加至十五丸茶清送下，一日亦三服，单日服丸子双日服末子。

按巢氏云：风者十有九症为癞病。有虫者迁延年岁多死，余传此方果为应效可以全生。洗浴除虫法具述于后。

淋洗浴汤法：治大麻风毒气生疮，五虫食肌、痒痛如癣疥之类。或如鱼鳞之形，赤黑隐疹疮并皆治之。

何首乌 苦参 荆芥 朴硝

上先用四味，各剉四两，水四五碗，煎沸，却入雄黄、白矾各五钱。乳末初入合煎二三十沸去渣淋漓洗留渣再煎，又加雄黄、白矾末共各一钱，煎淋洗。

未煎药先用蜡脂同好麻油匀和，用鹅毛扫遍身有疮又脓血痒甚处，了部将药汤伺候，少时其虫闻香必出，方用汤洗兼服煎药百日可愈。如或有一切久远年深风毒疮者皆可服之。

解风丸：

荆芥穗 防风 白蒺藜 苦参 胡麻子 薄荷

上各等分为末，皂荚水和为丸，一日服三四次，用百沸汤或清饭汤送下。

天泡疮

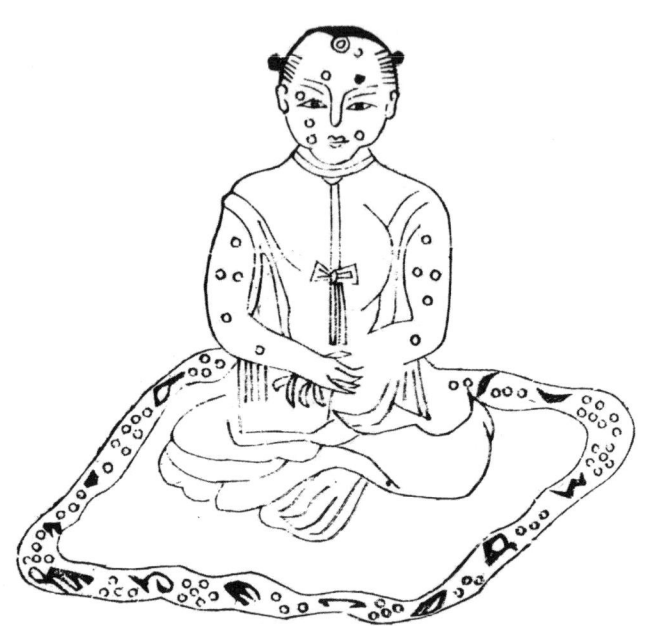

此疮之发不拘老幼,受酷暑热毒之气蒸入肌肉,初生一泡渐至遍体,漫烂无休合家相染。此症须要净汤淋洗,切勿以秽气触之。内服清肌燥湿汤,外用泥金刮毒膏。

清肌燥湿汤:苍术 白术 升麻 甘草 泽泻 木通 生地 白芍 苦参 黄柏 知母 黄芩 茯苓 枳壳 连翘 小柴胡

水二盅,姜三片,枣肉二枚,煎服。

泥金刮毒膏:

韭菜地上蚯蚓粪三钱 玄明粉二钱 滑石一钱

研细末,用新汲井水调匀,鹅毛润患上两三日。然后再用茶洗净,将槟榔、天花粉、黄连、黄柏末各一钱,面粉四钱和匀,干掺自愈。

又方：白荷花贴之。

冷疳

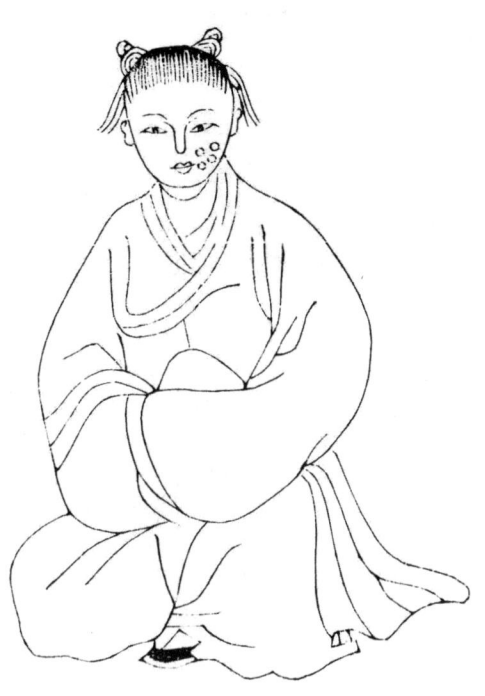

夫冷疳者，脏腑虚寒，腠理毒恶，腹中热气熏于肺。而肺主皮毛，故发于肌肤损伤荣卫，乃有四疳之名。血疳者，风热注于皮间；紫疳者，赤晕行于时气；风疳者，四肢于疥疮之痒。冷疳者，脓水长流不得干息。若不早治，日久凝入骨髓，损伤元气命必难保。治法以消风解毒、活血、除湿之剂为主，并附搽药于后。

十神散：

轻粉三钱　松香三钱　杏仁三钱去皮尖　凤子三钱　枯矾　柏末三钱蜜炙　硫磺二钱另研　飞丹三钱火煅水飞　面粉三钱煅存性　鸡内金三钱煅存性

干用桐油调，搽入肌肉，湿用干掺。

小儿癞疮

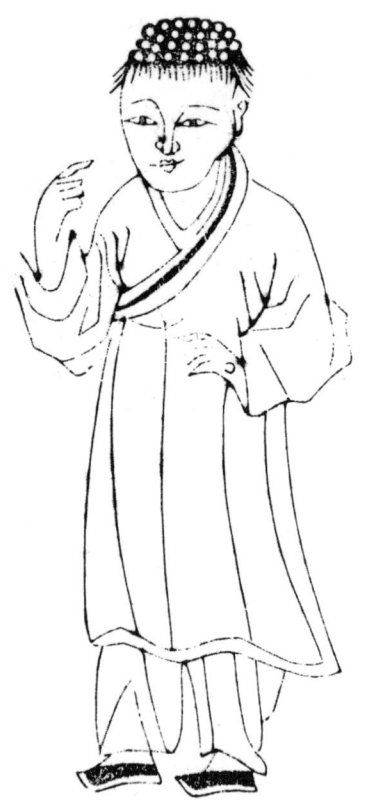

诸癞疮：松石四两 川椒二两 白矾二两 轻粉五钱 黄丹五钱

上细末，陈茶油调搽。

如圣膏：清油八两 巴豆肉三钱 当归五钱 轻粉二钱 黄蜡三两

上为末先将油锅内，次入巴豆、归末，后下蜡，溶收，搽之。

头耳面疳疮：枯矾 松香 黄丹 轻粉 平底红 甘蔗灰 五倍 铜青

各为末，先用葱、椒煎汤洗净，干擦或用菜油调和搽入肌肉，见效。

癞痢疮：先用黄薤汁洗之，醋汤亦可。

皂荚七荚厕内浸七日，洗净晒干火煅　榆白皮烧灰　枯矾　生烟膏　轻粉　铜青　霜毒肉

浸油调搽。

又方：诸小鱼胆捣烂，加生矾再捣，搽疮上入肌肉。

又方：治一切风疳痒疥，终年不效。

轻粉　鸡内金　铜青　槟榔　樟冰　雀梅腾皮煅灰

各等分为末，擦入肌肤内。

又方：剃去头发，用糯米煮极烂，捣碎泥头上，其虫尽在糯米中日后脱落，其发日生方得除疮，此一妙法也。

服酒制防风汤：

防风　黄芩俱酒拌　升麻　甘草　苍术　金银花　川芎　生地　当归　白芷　连翘　鼠黏子

羊须疮：

五倍子和枣肉煅三钱　铜青一钱　枯矾二钱　轻粉二钱　松香二钱　羊须三钱煅灰 如无以汤柳根代之　黄连一钱　樟冰一钱　槟榔末　杏仁去皮尖　凤子肉各三钱

上为细末，香油调敷之。

眉疳疮

治小儿眉间疮、耳额疮，用麝香散。

麝香散：

香附一两　铜青五钱　麝香五分

上为细末,用米泔洗净。疮湿干掺,疮干用油调搽。并治耳颏牙疼,治法俱在小儿癞疮之内。

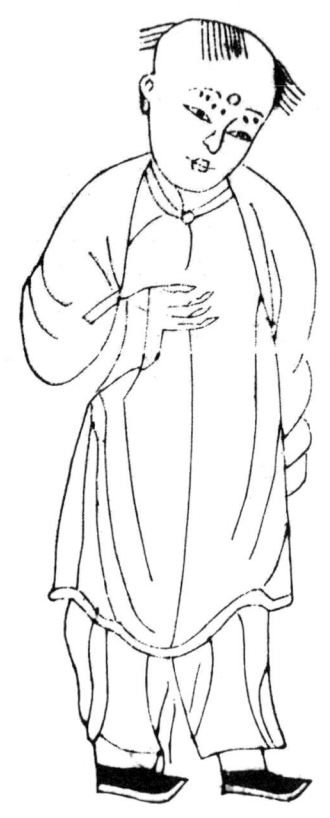

颏疳疮

凡治小儿鼻唇龈疳:此症受在心肝脾胃,因食炙甘甜煿热毒所伤为疮。流滞皮处结成恶毒,或有白风或有赤风,此小儿之疾。眉疳鼻唇牙龈,先服牛黄清心丸,次服败毒流气饮治之。如治牙口疳,用米泔水漱净,用前喉科冰片散内。量加珠子、铜青、枯矾。

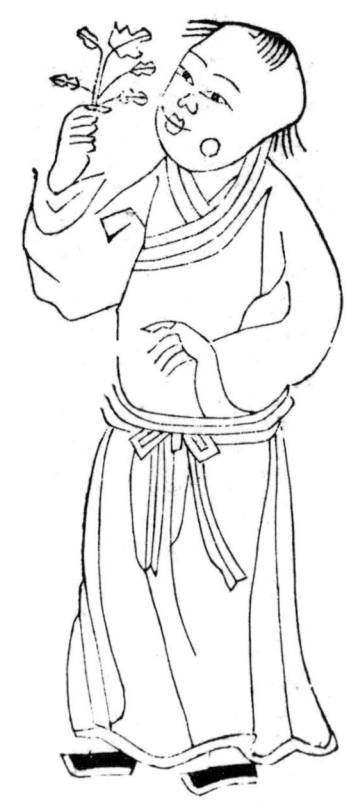

赤游丹

小儿患此赤丹，皆从母胎受蕴热故发。皮肤游走不定，但腹起于四肢收者轻，四肢收于腹者重，急治得生。小儿赤游丹固蕴热所致即胎毒也，或母怀胎之时好食辛辣毒物、沐浴热汤、冬天炭火、以至热气入胎。嗜欲无度、或生下火烘衣裳或火烘床褥，以至热毒内外交攻，半岁上下无有不发者。初起身体发热，然火视之其色红赤，啼哭不止，其光游走不定，发于四肢生，发于腰腹者死。急用碗锋砭去其紫血，自下而上则毒血流下，不可逆砭。急用乳香末、鸡子清调匀涂砭处。时用芭蕉根汁涂之，内服朱砂化毒丹，生蜜调下，再服紫金锭，水磨汁下。

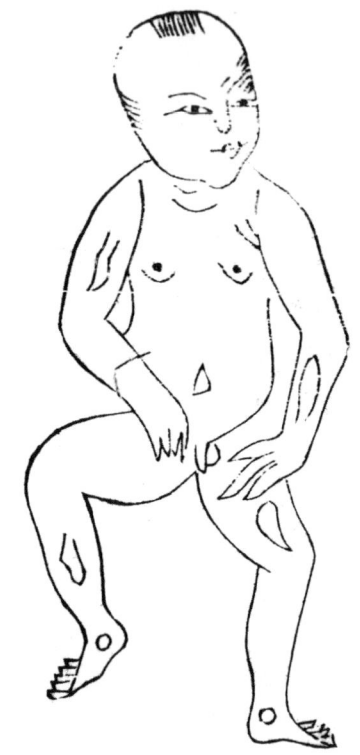

拔毒济生散：

牛黄二分 珍珠五分 冰片一分 郁金如无蝉肚,用姜黄一钱代之 犀角镑二钱 辰砂二钱 绿豆粉一钱 蛤末五分

或加化毒丹，生蜜、粪清调下。若加粉草末尤妙。

乳母流气饮：

归须 赤芍 升麻 黄连 甘草 鼠黏子 连翘 生地 黄芩 薄荷 青皮 天花粉 木通 黄柏 槟榔 小柴胡

又方：露天客厕内粪清和水花珠搽之亦妙。

又方：热鳝血涂之即愈。

凡丹入于腹中，饱闷脐凸体若燔炭，仓公复生不能治矣。

或游丹发于头者何以治之？须将患儿眠在床上，以脚跟一头加砖一二块以坠毒气。于头以磁锋砭之，使毒气毒血皆从头顶而出。若乳母抱立在身，砭下则毒气顺下，遂壅咽喉必难生矣。近观同道之友，颠倒砭之，不得其手法以害诸儿。故不辞锁锁又明言之，并附十丹毒于后。

一、飞灶丹，从头顶肿起渐发红肿，颈项俱浮眼睛红色。用生葱一束捣烂取汁涂之。又方：以朴硝五钱、雄黄末二钱和匀，芭蕉根汁调和，败笔蘸汁润之。须令病者卧之，将此汁自下润致颠顶，其毒从百会穴出。若随下润之则毒气浸于咽喉，亦难治者。大人患此亦同治法。

二、吉灶丹，从头额肿痛。用赤子豆末、鸡子清调敷之，前方亦妙。

三、鬼火丹，从头面上起赤肿。用伏龙肝末、鸡子清调敷，再用芭蕉根汁润之。益母草灰为末醋调敷之亦妙。

四、天火丹，从背上起赤点，用桑皮末、羊脂调敷之。

五、天灶丹，从背上起赤肿黄色。用柳树枝烧灰为末，蜜调敷之。

六、水丹，两胁虚肿。用生铁屑末或针砂或锈钉末、猪粪调涂。

七、胡次丹，从脐上起黄肿。用槟榔末，米醋调敷之。

八、野火丹，从两脚上起赤肿。用乳香末、羊脂调敷之。

九、烟火丹，亦从两脚上起赤白点。用猪槽下土、麻油调搽。

十、胡漏丹，从阴上起黄肿。用屋漏处土、羊脂调搽。

又方：用瓦花捣汁和水取汁，同伏龙肝末涂润之。

小儿烂皮火丹：莲蓬煅灰、面粉、伏龙肝、柏末和匀为末干掺。

凡小儿火丹或头上起或背上起者，俱用慎火草捣汁搽上。慎火草即瓦花。

又方：芊芊活随处有之，取汁搽之。并附：小儿生下满身无皮但是红肉。速以早稻米粉干扑，生皮方止。

又方：以伏龙肝末、鸡子清调涂。土鳖泥研末涂亦可。

鼻痔、名息肉

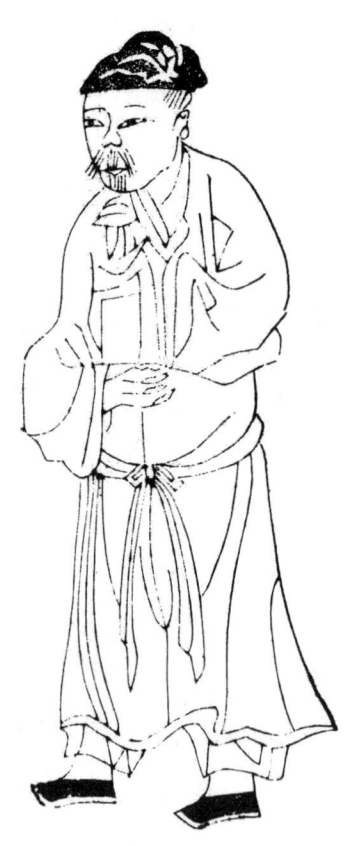

鼻居面中，为一身之血运。而鼻孔为肺之窍，其气上通于脑下行于肺。若肺气清，气血流通百病不生。肺气盛，一有阻滞诸病生焉。鼻孔中息肉名曰鼻痔，皆由六气七情所感而成。若生上入眼名曰"胬肉"，若生下入鼻中名曰"息肉"。室塞不通，戒酒、绝欲、除烦恼、戒忧愁。内服煎剂外用点药，庶平复亦。

通气辛夷散：

藁本 羌活 防风 薄荷 白芍 辛夷 升麻 甘草 川芎 当归 生地 黄芩 连翘 桔梗 白芷 黄连 麦冬 柴胡 山栀仁

水二盅，姜一片煎服。

消痔散：

密陀僧一钱 信一钱五分 白矾一钱

煅法：密陀僧、矾四边，信居其中，放在新瓦上，煅，烟尽为度。入地下一夜，出火毒取出。加麝香二分为末，吹入鼻孔内，时用手指揉鼻上下三百度，其药味渐入，痔易化水矣。外用搜湿面团塞鼻孔，使药味上行，一日三四次点之。其药磁罐收贮。

又方：仰卧时用白萄汁滴入鼻孔中即消。

又方：

鸡内金炙、研末细如尘五钱 麝香三分 鸭嘴胆矾二钱 铜绿二钱 枯矾一钱

上研极细和匀磁罐收贮，以蜡固口勿令出气。临用时点鼻中如前法，夜间多点三，其息肉十日之内渐渐脱落。或点药揉鼻后出水，不须忧虑，此息肉所化也。如不能尽脱，用镊子徐徐摆动取出亦可，恐落后其根不能尽去，再点药四五日以绝其根。凡点药务揉之。

附鼻不闻香臭。通气汤：

羌活 独活 苍术 防风 薄荷 荆芥 升麻 干葛各一钱 甘草五分 川椒 白芷三分

冬天加麻黄一钱，水二盅、姜三片、枣二枚、葱白三寸，煎。

附酒糟鼻：四五年久藏糟茄露，调硫磺末涂之，四日后即消。

连翘仁、细茶各半为末，临睡茶清送下三钱。

附鼻衄：山栀烧灰为末吹鼻内。或田螺水滴入鼻内。

耳鼻出血方：

麝香一分　沉香三分　白矾一钱　糯米五十粒

各为细末，面糊丸如豆大，丝绵包之。如鼻中出血塞于两耳，耳中出血塞于两鼻，如左耳出血塞右鼻孔，如右耳出血塞左鼻孔，如左鼻孔出血塞右耳孔，如右鼻孔出血塞左耳孔即愈。

煎药二神汤：耳鼻皆可服。

生地一两　麦冬一两

水煎服之。

痔漏症并图说（附）

凡痔有五。即：牡痔、牝痔、肠痔、脉痔、血痔。《素问》曰：因而饱食筋脉横解肠澼为痔。脏腑所发多由饮食不节、醉饱无时。恣食肥腻、胡椒辛辣、炙煿酽酒、禽兽异物、任情醉饱耽色、不避严寒酷暑。或久坐湿地恣意耽看久忍大便，遂致阴阳不和关格壅塞，风热下冲乃生五痔。天道失常民心益肆，令痔变成五五二十五类。或左或右或内或外，或状如鼠奶形如樱桃。或脓或血或痛或痒，或肿或睾，久而不治斯成漏矣。治法以凉血为主，徐徐取效。切不可用砒霜毒药，亦不可轻易割取致成漏疮。又有肛门左右别有一窍出脓血，名曰：单漏。治之须以温暖之剂补其内，生肌之药敷其外。其窍在皮肤者易愈，脏腑有损而致窍者未易治也。

甲子冬

十五类图注

类型	描述	类型	描述
泊肠痔	紧泊肛门者	血攻痔	即血出
夫妻痔	一圆一长一雌一雄也	珊瑚痔	形如珊瑚
脱肛痔	肛门脱下痔漏	擔肠痔	在其痔肛门横
三逃痔	有三珠逃故色连酒财多之	櫻桃痔	酒色不憚此门食痔
雞心痔	其形如	雌雄痔	黑色
貫煉痔	穿而貫礼血	垂珠痔	其形垂
菱角痔	形如菱角	盤腸痔	盤腸而生
子母痔	一大一小	翻花痔	雙頭痔形如翻花
鼠妳痔	形如鼠	右兩頭	
蓮子痔	狀如蓮子	逼腸痔	膶根生於即
氣痔	感氣即下	漏痔	氣血衰敗久勞卷雹不曾洗净
勾肠痔	其形逵	蓮花痔	形如蓮花
二十五類圖註			

上诸痔名类不同，其种则一何也？皆由大肠传道以成风热深，而肾虚为冷气相攻，饱食猪鸡鱼脍，烧酒酽酒生酒辛辣等味。或凳厕脏虚，为风邪所袭六气七情所感，人生素不能饮酒亦患痔者脏虚故也。亦有父子相传者，母血父精而成肠风者，血痔之渐也。速服凉血补剂，少劳戒怒远色忌口，斯能愈矣。

法制枯药法：

信一两　白矾三两为末　飞丹五钱　朱砂五钱临时生用　巴豆五粒去壳

先将凡一两半安于瓦盆中，随将信掺在凡上，再将凡覆上火熬枯取出为末。加朱砂末五钱和匀碾细末如尘，先用鱼腥草煎汤洗净，每用少许点上，少顷黄水渐出。一日夜三四次，如无鱼腥草或茶蘼花，或野蔷薇花红白槿树花代之，或甘草汤亦可。今用药开于后。

护肉药：

郁金五分　黄连五钱　白及三钱

上为末，用蜜水调稀，先将此药涂在痔四边好肉上，却用薄纸贴定固济了好肉，方用痔药点之。

痔漏千金秘方：用牡蛎二两煅过，入地挖坑埋之去火气，为细末。痔漏疮若湿干掺，若干以津调搽痔上。

又秘方：

砒霜白色明净者，五钱　白矾一两二钱，明净者　黄丹六钱水飞过一次焙干，草乌头二钱为末，骨去皮生用　蝎稍八个，瓦土焙干

上件用旧铁杓或熟铁铫，先将炭烧铁铫透红，放冷擦拭净。将砒打碎如豆大，将白矾烧令滚沸，将碎砒投矾内拌匀，以文武火煅，旋旋搅入草乌、蝎稍、黄丹同研末收放新小瓶内。如用先将痔漏以甘草汤或葱汤洗净，将生麻油调药少许，以鹅翎扫药在痔漏上。日三次，第一日第二日疮内必出黄水如胶，其痔渐消。看漏深浅就将薄绵纸裹猪鬃三根，先入在漏内试漏深浅，就将药纸捻之药探入漏内，其药纸捻久不取出。如换药纸捻方取出再换新药纸捻入漏内。日上三次，早午晚用药。俱要洗净漏，用药三五日痔漏头并疮口俱黑色，然后不用纸捻药其漏疮根自落。如漏不深入内上用药点搽，如疮红活平复不收口，一用生肌散药敷之立愈。其疮根永不再发矣。

生肌长肉药：

血竭五钱　龙骨五钱　光粉二两　白芷五钱　黄丹三钱水飞炒　软石膏五钱　黄连五钱　海螵蛸一钱　黄柏二两　五倍子一两

上为细末，如疮孔深用芦管吹入里面，如疮口浅只干掺入内，生肌平复不用。

点痔药：

冰片　乳香　没药　龙胆

俱为末，用蜗牛一枚碎其底入前四末，放盏内化水，以银簪滴

汁痔上甚效。田螺代之亦可。

痔漏药：用铜勺内制牛黄末一分，先炒微烟，即下砒末二钱，候烟起再下白矾末九钱，待滚干取起，仍入火微炒煅，安地上去火毒，为末后入乳香、辰砂、没药、冰片各一钱共为极细末。每用一钱许以稠糊调和，随漏孔大条子量深浅短长用之。如疮孔烂大，止用津唾调之填入孔内，待痔已溃动毒水自流。如好肉生疮即以五黄膏护外，如入锭时仍用唾调前末药敷在痔根上，如痔根脱落，掺生肌散并多服蜡矾丸。

生肌散：

龙骨煅 海螵蛸 赤石脂各一钱 乳香 没药 血竭 轻粉 雄黄各五分 小鼠未出毛，一枚炙干

各为末如尘，临用加冰片少许。

又生肌散：

寒水石煅一钱 龙骨煅五分 干胭脂三分 轻粉

为细末干掺。新疮加薄荷一分，老疮依此。

辰砂锭子：久痔成漏。

信一钱 白矾二钱 密陀僧五分 辰砂五分

先研信细入磁盆中，次用矾、银、信上烟尽为度。再将密陀僧、辰砂研细白面一些和作尖锭子，顽漏纳疮口腐去败肉方可生肌。

盘肠通肠痔散：痔在内，用此敷之。痔头顶自出，以前药枯之。

磁石一钱 枯矾五分 白干姜五分 草乌尖三枚

上为末，葱汁调敷。

痔肿者：用壳木鳖、五倍为末蜜水调敷。

诸痔：用蝼蛄五枚捣碎，水银一钱、麝香三厘、冰片五厘，用银簪蘸汁滴患上。

痔漏：用团鱼一枚，扯出头杀之取血，即将团鱼头烧灰为末，血为丸如枣核大。量痔之大小为之，入内。

漏孔不合：用石楠叶煎汤放在桶内熏洗。待汤通手就将漏洗净后，将黄牛面前牙齿四枚装在小瓶内，用木屑燃之，待白烟出为度。取出研末，用津液蘸牙末点入漏孔处，出黄水为妙。黄牛牙齿散预制备用。

益气清脏汤：

人参　当归　条芩凉大肠　黄连　生地　赤芍药　槐角　川芎　升麻　枳壳宽大肠　秦艽　白术　茯苓　甘草

水二盅姜一片灯心二十根煎服。

秦艽苍术汤：

秦艽一钱二分　当归一钱　泽泻　防风各三分　苍术五分　桃仁一钱研细　槟榔末五分　大黄一钱虽大便燥亦不宜多　皂荚烧存性去皮一钱　黄柏五分

若大肠头沉重者湿胜也更加之，天气大热或燥热喜冷者以意加之。上用桃仁、槟、皂三味，另外余作一服水煎去渣加三味末调匀，再上火煎一二沸空心服之。再食美膳压之，不犯胃气忌生冷硬物、桃李梅杏果品、油麦大料生姜胡椒之类。第二服如前加木香末三分。

秦艽防风汤：痔漏每日大便时发疼痛，如不疼痛非痔漏也。

秦艽　归身　防风　白术各一钱半　黄柏五分　陈皮　大黄煅各三分　粉草　泽泻各六分　红花一钱　桃仁三十枚

上作一服，水煎空心服。

秦艽羌活汤：痔漏成块下垂疙瘩，不任其痒。唯鸡心、垂珠、栗子、双头、子母、夫妻、樱桃、下垂等痔。

秦艽　黄芪各一钱　升麻　大柴胡　甘草　麻黄各五分　羌活二钱二分　细辛　藁本　红花各三分　防风七分

秦艽当归汤：痔漏大便结燥疼痛。

秦艽　枳壳　当归各一钱　桃仁三十枚去皮研　红花三分　大黄四钱煨　泽泻　白术　皂角仁各五分　白术

当归郁李仁汤：痔漏大便硬，䐈，大肠下垂，多血，苦痛不堪。

皂荚子另末　郁李仁　麻子仁各一分　秦艽一钱五分　苍术　当归　生地各五分　枳实七分　泽泻　大黄各三分煨

水二盏，煎成加皂荚子末，切不可在风寒处大小便。

红花桃仁汤：痔漏如勾肠、莲花、菱角、翻花、珊瑚、盘肠等痔年久不愈，治法当补北方、泻中央。

生地　当归　红花　防风　猪苓各五分　苍术六分　泽泻八分　麻黄二分　黄柏一钱五分　木香二分

白水煎。

槐角子汤：外痔并漏根蒂落下，然后服此药除腹内之毒。

槐角子　枳壳　黄芪　黄连各五钱　薄荷二钱

上㕮咀作二服，水二盏煎至八分，空心服。

木香散：用药后小便不通服此药，外痔不用。

山栀子　木通　车前子各三钱　淡竹叶　生地黄　黄芩五钱　灯心三十根

上㕮咀每服四钱水一盏，半煎七分，空心服。

又方：痔贴药之后，恐毒未尽，将槐米一两炒黄色，用水一盏煎至三分，加酒半盏温服之。痔永不发矣。

苍术泽泻丸：饮酒食热物，脾主大热而助，三焦气盛火生土也，当泻三焦。若火热退，金得气而反制木，若木受制则五虫不生矣。

苍术四两去皮　地榆　皂荚子各一两烧存性　泽泻　枳实　秦艽各二两

末之捣饭丸，每服五十丸温酒米饮任下。一方去苍术加白术。

秦艽白术丸：痔漏有脓血，大便结燥肿硬疼痛。

归尾　枳实　泽泻　白术_{各五钱}　秦艽　桃仁_制　皂角仁_{烧存性各一两}　地榆_{三两}

末之，和桃仁泥炼蜜丸。每百丸盐汤下干物压之。

槐角丸：槐角去梗为末入乌牛胆内，挂透风处。为末，炼蜜丸每服四十丸，平胃散作汤下。

肠风、痔漏、下血、脏毒：

大黄_煨　桃仁_{各三分}　当归　槟榔　皂角仁　黄柏　荆芥　枳壳_{各五钱}　猬皮_炙　黄连　秦艽　槐角_{各一两}

末之，面糊丸，每五十丸食前白汤下。鲜血下者加棕毛莲蓬灰。

大肠内结燥疼痛：

秦艽　枳壳_{紧小者各一两}　桃仁_{四钱}　皂角仁_{七钱}　红花_{三分}　泽泻　白术　黄柏　黄连　防风　当归_{各五钱}　大黄_{四钱}

末之面糊丸，每六十丸白汤下。

黄蜡丸：黄蜡四两丸如桐子大，月朔服一丸，次日服二丸三日服三丸，渐加至月尽三十丸。以后每日减一丸至一丸止，用酒送下轮流服之，其疮自痊，一则不必服矣。

润肠丸：

当归_{五钱}　枳壳_{五钱}　百草霜_{一两五钱}　大黄_{五钱纸包煨}

上为细末，糊丸桐子大，每服三十丸白汤下。

已破未破痔漏方：当归_{酒浸二宿晒干火焙}　槐角子_{麸皮炒}　猬皮_{炒黄}　地骨皮_{净晒干}

上为末各等分，每服三钱五分。空心温米汤调，五更服之后略睡一二刻，少进米粥但宜干饼一块，少言语自早坐至午，怡情适性方愈。

一方：用青荷叶烧灰为末，空心酒下三钱。

又方：用金银藤并花为末，每日酒下三钱。

疗痔神方：

橡子粉 糯米粉各二升

为末炒黄，每用二合滚汤调成饼，饭上蒸熟空心食之。

壮气收肠汤：治翻花内痔痔头落肠不收，服此药。外痔不用。

黄芪 白芷 防风 厚朴 当归各二两 川芎一两 蔓荆子一两 桔梗一两 木香一两 人参三钱 肉桂五钱

上为细末，每服三钱空心枣子汤调下。日进三服力壮，其肠自收矣。

猪肚膏：用雄猪肚一枚去垢净，入皂角刺一两缚定两头煮烂去药，空心任意吃。又不可用盐酱，服三肚后即除根。

一人患痔，每日食海螺狮半升，因咸以苦茶漱口，约及二斗又能清心寡欲，痔即消矣。痔乃脏火属阳，海狮乃性寒味咸属阴，寒能敌火咸能软坚，茶又苦凉之味，要又论之殆有理也。小儿生痔，空心服甘草膏自愈。

孙真人麝香膏：

麝香二分 乳香三分 血竭四分

上为一处一小红枣煮去皮核，肉和药作饼，依痔大小放痔上，用膏药贴之。痔内血水黄胶水流出，此痔患之毒也，一二次即愈。

丹溪先生治漏疮，先用补药以生气血。参芪归术为主大剂服之，乃王道平平之剂。外以附子末津液作饼如钱厚，放漏处艾灸之。令微热不可令痛，饼干再易之，其饼随症大小为之。如困倦止之，明日再灸，以肉平为度。仍前服补药，掺生肌长肉药。

熏痔方：用大雄鸡宰出血，在汤锅内撸去毛取出鸡，将此撸毛垢汤烧一二沸倾在净桶内。盖定其气，少顷将阳物放桶上坐紧熏之。

候汤温，洗痔净试干，随将蜈蚣一条碾末，艾二钱和捻成条放马桶内坐熏之，其痔焦热尤妙。新生者一两次得愈，久生者五次得愈。备加蜈蚣并艾熏后，随服益气脏汤、秦艽苍术汤调治之。

洗痔方：马兰头一斤、皮硝四两，煎滚坐熏，候汤温洗之。

又方：牛膝捣烂，煎汤洗之；红花子打碎，煎汤洗之。

又方：鱼腥草煎汤洗之；白地菘煎汤洗之。

洗痔国老汤：

荆芥一两　甘草一两　藿香五钱

上不拘多少煎汤温洗。洗一次用药一次，用药之后如大便闭塞用此外痔不用。

又方：

皮硝　凤尾草　五倍子　韭菜子等分　水一桶煎数沸，放桶内坐之熏洗。

脱肛痔

肺与大肠相为表里，故肺脏蕴热则肛闭结，肺脏虚寒则肛脱出，此至当之论。又有妇人产育过多，力尽血枯气虚下陷，及小儿久痢皆能使肛门突出。治之唯温补肺脏滋荣肠胃，久则能自收矣。

血虚脱肛以四物汤为主，气虚脱肛以参芪归术为主，血热以凉血为主，四物汤加黄柏。

掺药：

乳香五分　没药三分　血竭一钱　红绒灰五分　牛黄五分　冰片二分　珍珠三分　孩儿茶一分　象皮灰三分　升药三分　五倍二分

上为极细末，用后药汤洗净干掺。须要避风。

大人小儿掺药：

赤食脂 伏龙肝各一两

为末，敷肠头上，日三次。

升元大补汤：人参三钱 升麻五钱 白芍药一钱酒炒 归头二钱 生地二钱姜汁煮 黄芪三钱 黄柏 知母各一钱俱盐酒煮 粉草五分炙 山药一钱 防风一钱 肉桂五分 附子七分 红花六分

上作一服，水二盅，姜五片枣肉二枚煎服。川芎不用，因泄气故止之，虚甚倍加参芪归麻。

虚人脱肛：补中益气汤。加黄柏、知母、苍术、黄芩；肛门痒，秦艽、桃仁；大便闭塞加皂角仁。冬至前天道严寒，其气极沉极降之际。况人身小天地，天在上人居中地在下，岂不相应乎？治之不能即奏功也。阳生后日长一线，阳渐长阴渐消矣。宜用灸法治之，无不效者。病人一要戒气少劳为上策。择晴明和暖吉日，在不通风净暖室中坐卧，取顶上旋毛中百会穴，以酱一七搽上艾灸三壮。随服升元大补汤，其肛渐收矣。盖百会为一身之枢纽，大能升提下陷之气，故能奏功。若冬至前不可灸。灸之何益，次日再灸尾翠骨又灸脐中，随年壮。此法余用之甚效。诸痔漏亦治之。

洗法：用生铁五斤，水二斗煎至五升出铁，洗之。日三次，明日再易新铁，如前洗之。

又方：

枳壳 朴硝 川芎 当归 桑枝 艾叶各一两 地榆 苍术

上煎汤洗之。

但肛门收上十有一二，须服补剂调摄之。其余者渐渐干息结痂。偶遇喜乐之事忽然脱落一黑圈噫，此肠有余乃截肠也。

卷 四

小儿痘症

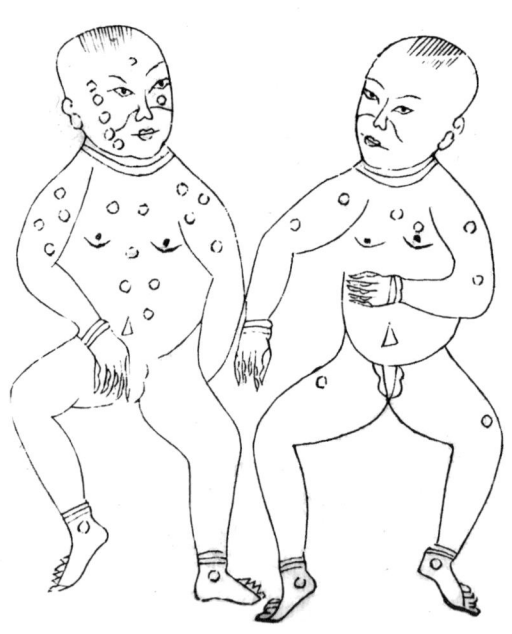

小儿痘疮乃五脏六腑胎养秽液，毒气发于皮肉之间，人生无不发者。自幼及长必生一次，又名曰百岁疮。胎毒之浅深，发痘之稀密具焉。其理出于太极隐微之妙，非天地至仁之心，焉能斡旋此造化之大功乎？保全之道盖不容已也。逐一开后以便学者览焉。

痘禁忌要略

一凡男女欲出痘，身体发热鼻尖及耳并中指冷者，要出痘也。须要避风为第一要第。若身体发热，则腠理空疏邪风入之。而肺主皮毛伤风重者则咳嗽，而风邪入于经络，痘多而细并发不出，深可虑也。

一将卧房内打扫洁净，将门路有风入者即用纸糊之。

一将独女胭脂揩眼眶，则痘不入目。

一夫妇及役使之人须要穿洁净衣服，夜亦着衣服而寝。须要斋戒以尽诚敬，切不可起妄念。倘少妇月经来者回避之。

一孝服、鸡犬、面生狐臭之人亦不许入出痘之所，亦不宜喧哗。

一出痘孩童睡卧切勿惊之，以伤其心胆肝三经，致有他症。

一父母役使之人不宜在痘儿面前搔头摸耳。待其浆足之际，谨谨必轮流看执其两手，切勿容他抓碎头额天庭，以泄元气，务要小心。

一春夏天气暖热之时，不可有炭火在房。若感火气，非坏眼即成热疖，不可治矣。

一夏天出痘宜用薄草荐洒水，上用席一条卧上周围，再用盆盛水以收暑热，切不宜点蚊烟。

一痘后，不宜即与豆腐鱼腥、肥肉食之，以泄脾气，及后致病。

一痘疮出不透，腹痛甚或黑黡者，用蝉蜕十五枚去翅足洗净，微火炙为末，每服一钱，滚汤调下酒亦可。其腹即不痛，而透出。乳母亦服之。

一山楂红色者，取肉为末，汤调下。其痘立透。

一陷入不起，其色黑气欲绝。用穿山甲洗净，炒令黄脆为末，每半钱，苏梗煎汤并加酒调服。

一倒陷黑色，用人中白火煅为末，水调三钱服之，年大倍加。

一初起光壮，忽然光陷，心烦燥急、气喘妄语、如见鬼神。用人牙齿以酒湿纸包，煅为末，酒下。

神仙透膜汤：痘发不起。

红曲酒席中染色者，南货店有之三钱　红花一钱　人参二钱　穿山甲炮二钱　蝉蜕二钱　黄芪一钱五分　白术土炒一钱　当归头七分　甘草五分　肉桂五分

水一盅，姜枣各三枚，大米一撮煎服。

一发痘时作泻：

人参一钱　白术土炒钱半　干山药焙一钱　莲肉去心一钱　茯苓一钱　砂仁五分　藿香叶五分　木香三分　肉桂五分　苍术三分　肉豆蔻面包煨去油，一钱　诃子肉三分

为末清饭汤调服。

一出痘虚弱不能发齐，急服人参膏：用上等人参五钱剉片，重汤文武火煎膏，不拘时日夜服之，一日夜服一二两人参为妙，以多为胜。

一痘不起，以老雄鸡冠上血，白酒浆热调服之。

一痘疮不能脱靥，每用乳香熏烧之。此味能收疮口善治秽气。枣子亦可。

一痘经月不能脱痂，眼亦不能开，此积热在内。宜用鼠黏子解毒汤治之立瘥。

鼠黏子一钱炒研　当归　生地　芍药酒炒　白术　防风　荆芥　甘草　黄连　升麻　黄芩　木通　红花　小柴胡

水一盅，灯心煎服。大人倍加。

一痘疮入眼，或病后生障。翳用蝉蜕洗净，白菊花各等分为散，每二钱入蜜一匙，水一盅。食远服之，一日两服。

又方：兔子粪焙干，或末或丸，茶清下。

又痘入睛痛楚，恐伤眼睛。用浮萍阴干为末每服三钱，随儿大小以羯羊肝半个用刀切碎捣烂，和水取汁调，食后服。不甚者一钱，已生伤目者十服方瘥。

一出痘后身体肢节上生疮，或生蚀疮脓水不干，用蚕茧入白矾末填满，炭火烧灰研末干搽。若不早治则溃筋骨以致难治。

一痘后生疮：

枯矾 轻粉 鸡内金 蛇床子末 飞丹 硫磺 雄黄 柏末 白螺狮灰

上研末和匀桐油调搽。

一痘后口中生疳，用咽喉科中冰片散吹之。或日久腐烂臭气，此散中加人中白、煅铜青、枯矾、麝香。

一出痘崩裂泄气已为危矣。用绵纸摊紧面糊封之，内服独参汤。三日之内色红而浆足，平安者多矣。

疏痘丹：冬月用活兔杀血，大磁盆内阴干，刮下一两、雄黄二钱、朱砂三钱同研细末，用白雄鸡冠上血和前药丸如细绿豆大，待小儿发热时与服六七丸则出痘稀矣。用白酒浆和砂糖渴下，择吉日修合。

又方：狗蝇七枚犬身上能飞者，夏月极多冬月藏于耳中，以镊取之焙干为末，酒调下。此方乃括仓陈氏一孙，三岁出痘，发热七日而见忽倒，靥色黑唇口冰冷，诸医不能治。危迫之际，有一士人告云：有药可起，因以此调服之，移时即红润如常。甚秘其方，久乃得之。

又方：

蛇蜕一条洗净焙干　天花粉各等分

上作细末，以羊肝破开入药在内，麻布缚定。用米泔煮熟切片食之。凡痘后余毒上攻，目成内障不辨人物者食此，旬日无不愈。

未出天花时三四岁者，每月初一初二初三或十五十六十七日，用穗苗上青虫晒干末一撮，辰砂四五分，三日吃。七八九岁用辰砂一钱，余倍之连服三日，此痘决少。八月十五日对月剪葫芦丝藤煎汤洗，止可夫妇二人，余不见洗。

疏痘散：身体发热时吃。

辰砂一钱　丝瓜带二寸七枚　明僵蚕七枚，去头足，酒炒　蝉蜕七枚，去头足

上为末，砂糖白酒浆调服。

发痘奇方：用蛇蜕一条烧灰存性，将白鸽血调和白酒浆调下。即发起。

神功消毒保婴丹：

缠豆藤一两五钱，其藤八月间收取毛豆，根缠绕细红丝者是，阴干。此药为主，妙在此药　黑豆三十粒　赤豆七十粒　山楂　生地　辰砂　牛子各一两纸炒　新升麻　连翘各一钱五分　防风　荆芥　独活　甘草　当归酒洗　赤芍药　黄连　桔梗各五钱　丝瓜二条煅火

上各为极细末，砂糖拌匀李核大。每一丸煎甘草汤化下。其前药预辨完，每遇春分秋分正月十五七月十五日修合，勿令厌忌云云。

疏痘鸡子方：冬月养童子雌鸡，于净室中饲以米谷，不令食毒秽虫等物。守其卵记取次第，自一至七完足。以稀丝袋盛第一卵投厕中，（不可有六畜粪）次日乃投第二卵，余次第如之。至第八日则第一卵七昼夜足矣，取埋土中一昼夜去秽气，次日煮熟空心与食。乃拿起第二卵如前去秽煮食，渐次如之。上鸡子每年冬月与食七枚，可使痘疮轻者不发重者轻快，试之有验。

万金不换丹：

辰砂一两 防风 荆芥 苍术 黄芩各一两

先将辰砂布包之悬于砂罐内，次将四味入罐内用河水注满煮一昼夜止，将辰砂晒干研末酒下，蜜调亦妙。每服五分，服至二三钱正，能保一生不出痘。若出不多，若有出痘不好者，服此就退。

四味万两金丹：用人猫猪犬屎，晨烧少许微将蜜水调。百者救生无一死，万两黄金也不消。四味为末，凡小儿出痘调服甚效。

小儿痘疹危急，起死回生：婴儿女三四月者尸骨烧末一钱，酒调灌下。如草木回春速效。

稀痘散：五月五日取屎坑内蛆虫，洗净，绢袋盛，在风处待干。出痘时取下为末，砂糖调服。

痘始形图

痘始形图

| 血初定位 | ○
血载毒犯阳纯阴之象 | 阴始交阳 |

初出一点血纯阴之象也。血初载毒犯阳循窍而出，未受阳制故也。吉凶悔吝于此而生焉。

痘交会图

```
         痘 交 會 圖
陽              ○    ○              陰
中              氣    氣              中
之              消    至              之
陽              微    微              陰
                陰    陽
                漸    始
                廧    形
                之    之
                象    象
```
（左：陽中之陰；中：氣消微陰漸廧之象／氣至微陽始形之象；右：陰中之陽）

二变微阳之象也。乃阳浩制阴，血盛之势未降故也。由是气血交会之机于此而出焉。

三变微阴之象也。乃阴受阳制，气盛之势独尊故也。由是气血尊卑之道正，则邪毒自降一有不得而凶咎于此定矣。

痘成功图

```
         痘 成 功 圖
乾              ○              氣
坤              純              血
道              陰              功
濟              毒              收
                化
```
（左：乾坤道濟；中：純陰毒化；右：氣血功收）

功成毒化纯阴之象也。乃气滞血毒两降之故。由是生灵保合，斯太极弥纶之道昭矣。

气血交会图说

夫人身一太极耳。盖气血传变阴阳交会之理，无非一太极中来也。故曰：人生与天地一般大。且人生所受之火毒，中于有形之先，发于有生之后。曰痘者，以其形而名之也。发必假气血而后解，予尝究其气血行色之象宜乎。有太极之道存焉？故痘之发也，有则形于中者曰气，周于外者曰血。中白处曰气，外黑曰血，以一而为例则千百皆类。即阴阳动静五为其根之理。阳动阴静阴动阳静之义，此牵太极之理以正痘之形象也。一皆气血交会制化其毒而形之也。非气之尊血之附则不能成其形也。

阴始交阳，初出一点血气未至阴，虽交阳未得会之象也。血能载毒犯上，谓荣血犯卫气，其体立也。

阳使会阴，气会血也。气能定位制下，谓气制血毒也。其用行也，是以阳刚于上，气居中而制血。阴柔于下，血围而附气各能顺其性也，而健顺之理得矣。总结上文之意，言阴阳性情守而不失各得其正也。二变而为。

阴中之阳，阴血盛而阳气初长。血附于外体气之道致。言血性气而拘气则不失于顺之义。三变而为。

阳中之阴，阳气盈而阴血渐亏。气尊于内成血之功效，言气性刚而拘血化毒，则不失于健之义。气和血就，此处言气血交会之道得其正，万殊皆贯同乎一春。举一而言则物物皆太极，物物皆阴阳也。阳施阴化，非阳则不能以发其毒，非阴则不能以化其毒。血收气足，毒即发于外与人身之气血无于矣。

痘始成形：痘之发千态万状总归于痘之形色，斯为气血交会制毒之妙，如逆其形色天命莫不由此而终焉。而火毒斯解厥功成焉，足以见阴阳交会制毒得其全道矣。斯毒也虽则巨细稀密之有殊，而百千形状皆类乎一性也。痘之性能员如火之炎上，水之润下，万殊一本之义，此言天地自然之理也。唯其变不一情也。毒出陷塌紫褐黑白之形不类乎？痘者此皆阴阳气血亏盈之使然也。性出于天地，情出于阴阳，情可化性岂人力为哉？此申言毒受之理，虽周流四体百脉，阖辟有准立有乖离，实气血之所为。人可得而修为。如理有偏倚而欲斡旋，虽圣人莫能焉。

然阴阳者气血之司命也，交会克胜之理，有违毒势反盛曷可解耶。拟治若阴始交阳之际，阳交阴会之初，忧虞之象未可加治，恐其药性紊乱气血交会之机。若气始定位血初归附，吉凶得失由此生焉。苟失其正则宜治矣，不然恐其气血亏弱毒必内攻业。是者当加调变气尊血附乾坤道济，足以见阴阳治化收其全功矣。穷观造化生生非太极中求之，世可得而知此，诚百世不易之定法也欤。

气血亏盈图说一

天道亏盈地道亦盈，此自然之理也，人之气血亦然。故虽痘之为证，不可使气血之有盈亏也。盖，气体天而常亲乎上，血体地而常亲乎下。气有生血之功血无益气之理，是故气不可亏，亏则阳会不及，而痘之圆浑之形不成；血不可盈，盈则阴乘阳会，而痘之倒陷。

气血亏盈图说二

　　气血者二五之精也。始于有形付受之先,以至于有父长养之后,五内百骸周流不息,如日月之经天,潮汐之运海,同此枢机运行无停而不稍缓也。故人之真元籍此而滋培,一有碍而不及则诸证生焉。信乎,痘毒中乎阴阳之偏气,气血自得阴阳之正理。二者虽混于一途,同其原而不同其道,同其情而不同其性,情性善恶各有攸分,故不得不出。人之生灵亦非气血之能又乌足以保全哉。且气血之有亏盈果何?而如是即夫。血载毒奔流诸脉,上犯气位是阴乘阳也。阴血盈则阳气亏,亏则交会不及而陷于阴也。且阴有乘阳之能,而无陷阳之理,故气愈亏而血愈盈矣。何则气血自咎各失其政而无以当其毒势?诚所谓剥床以肤者也。譬诸君子小人之不相得,犹冰炭之不可同器而处。虽则圣人大化行于天下,亦无如之,何也已?是故亏盈之理不可不明,非扶阳抑阴之能岂足以捍其大患哉?然治气血之要犹大禹治水,相山川之形势,度土地之高深,一凿一浚地平天成,斯为顺利。业是者,虽小道亦有可观者焉,务须深究其旨而行之,庶可以全中和之道,孰曰不能?

气血交会不足图说一

　　夫一身之气血有限,概所中之毒火无涯。以有限而欲济无涯,则人之微命其能保乎?苟非气之制血血必泛滥不附,毒斯下陷内攻之患立至矣。虽天地圣人至仁之心,不能以大造化而斡旋之,况其下者可不谨耶?予尝深究其旨,必当加治于始陷之先为要。开明图式俾其知乎？我者用心于补益助气拘血成浆，则何陷之有哉？之祸立至如此者，则交会不足，外剥内攻之大，出不可有可拯矣。此虽歧黄尚何益之有哉？予故立亏盈图以明治道。当以急务为先，必须益气之亏引血而入，血入气盈，盈则能治血之有余，庶可以保合大和。告诸究者，便知气血之不可庸治。而谨之以降斯道焉。

气血亏盈图

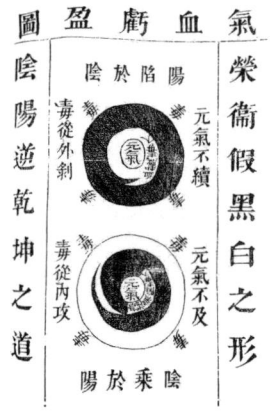

气血交会不足图

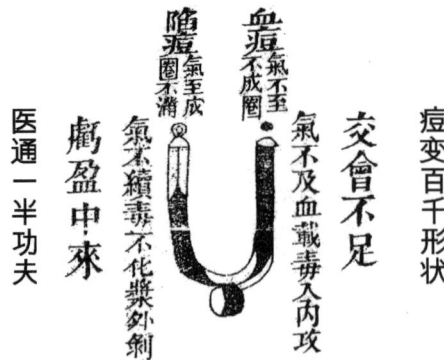

血痘者，气不至元气损也。五日前则血载毒入泡，炽脏腑为内攻，如硕果之腐仁矣，世无可治之理。陷痘者，气至不满，生气绝矣，不治。七日后则血悖不附，毒不化浆，为外剥如佳木之无肤矣。但气至不满，血附有力，辅翊得人，虽功亏一篑于九仞，亦可以修为。故复系五陷之说于下，虔告学者当潜心于斯，则道自见矣。

气血交会不足图说二

阳使会阴，气至血附。根窠即立而中陷者，为因元气不足，则不能续其后来而然也。盖，阴血虽有附气之功，而阳气便无制毒之力，以致陷而不满，生生之道绝矣。

且陷有五：一曰黑陷，二曰血陷，三曰紫陷，四曰白陷，五曰灰陷。黑陷者，为初出少稀，后出加密，阳会阴之次阳气弱不能续，其初出血无气养，故枯萎而黑陷也。血陷者，血盛于气，气弱不能拘领其毒，久则变而为紫陷也。紫陷者，为气愈虚血无气蓄毒之盛，负载不能前行，血亦为之离去也。白陷者，为气不足其血亦弱，久则变而为灰陷也。灰陷者，气血衰败而不荣也。此等之陷亦皆气之亏损使然。如折奇花，少顷生气即绝则憔悴不荣矣。噫，毒纵狠戾肆虐有生之正气，非药之灵慧神功。孰能补，补乾坤奈何。灰紫二陷俱从自吉向凶佳变而来，则难行于施治矣，于乎毒设陷阱，气蹈危机而又非造化之可及也。

保元济会图说一

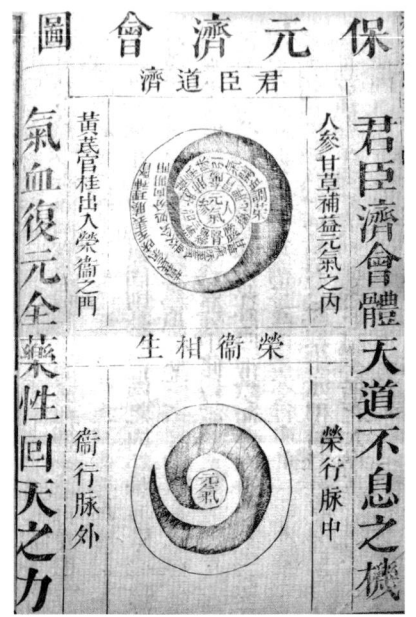

惟人之荣卫，根乎元气，元气固则荣卫行脉之内外，阴阳相济，周流不息而无间断矣。盖痘毒之为患，非药之神品灵性，奚足以平气血而收治道也。是故人参为君，守中修德，由是元气得以滋养。甘草为鼎鼐之臣，参赞造化，由是阴阳得以和平。黄芪为藩维之臣，承宣济时，由是卫气得以补益。桂为使，令行中外，通运四维，由是荣血得以开导。然此方有君臣协恭，上下相济之道，故总而名之曰保元。惠及生灵，建大功，御大患，诚王道之大，岂虚语哉。

保元济会图说二

　　夫元气荣卫者，即太极阴阳之根本也。盖荣行脉中卫行脉外，内外回护互相滋养，得天地生生之道而无替也。且痘毒之火实阴阳相亢而中与，天之珍气同其轨辙，莫不因时感动而发。犹镜之取火，镜中之火虽在焉，使无日之晶光相射则何能发也？是故，治痘之要非得阴阳传变盈亏之理，则不能加治于气血。然气在内，外不及则血载毒出，为外剥；气在外，内不续则血载毒入为内攻；即阳道虚阴往从之，阴道虚则阳往从之之义。非保元汤善补气血之过则不能施其功妙。故用人参以固元，内实则能绩其卫气之不足；黄芪以补表，外实则能益其元气于有余；而又以桂制其血，血在内引而出之则气从内入，血在外引而入之则气从外入；而参芪非桂之逐血引导则不能独树其功，桂亦非甘草平和气血，则不能绪其条理。虽则从其土地所宜以他药攻之。终不能出乎四品君臣之要剂。予摄立此方、此图、开明治法，将欲利平天下国家，俾其从吾道者不费骊珠之索而有得焉。

荣卫相生图序

　　荣卫者气血之德也。气血者痘毒之庐也，痘毒者气血之贼也。荣卫德盛则庐舍全，荣卫德衰则庐舍剥。盖人身荣卫亏盈之理，攸系气血之盛衰。则痘有满陷，即亏盈感应之使然也，岂在形躯肥瘠毒出多寡可比哉？然，痘有稀稠不均亦出于气血不周耳，又非形躯宜与不宜出之地欤。彼其气血充溢则荣卫自然长养以施其政。痘毒为贼,讵敢剥其庐而为寡耶、苟其气血德衰,固不得不加滋养,以顺荣卫之情,荣卫受益坚固内外力戡其毒而有余矣。观下图式非济会中来讵可得也。夫,人身元气得太极之理而命,以荣卫行运造化之功也。保元汤亦得太极之理而命,以气味补益荣卫不足,以成造化之功也。是皆天地成就生人之大道,存于中,见于理,昭然于停毒间以待人之知。识非深契玄默又焉得而觳其机矣,尚冀善医者宝焉,斯为道得矣。

荣卫相生图

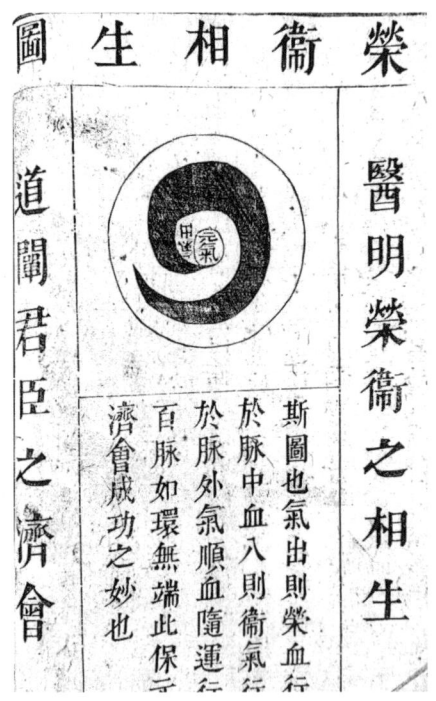

荣卫相生图解

血生之谓荣气守之谓卫。荣性好静，卫性好动，动则情随。言阴血之性随气之情则体气之道，致也。静则情顺，言阳气之性，顺血之情则成血之功，效也。顺则血生随则气守，血生则内固，气守则外旺。故血向心生，气从肺主，血、荣、气、卫、各尽相生之道。人生荣卫即天地之乾坤，乾坤者施天地之德也，荣卫者施气血之德也。由是尊卑有位动静有常，合造化于一机而无差矣。譬之荣卫者气血之先锋也，痘毒者气血之敌人也。知者必加滋养以攻其贼，诚万全之策也。及窥其内交会之得失必应于外之行色善恶，则痘有枯荣变异信可验也。盖痘出皮肤间，稀处必荣密处必枯，亦滋养及与不及之应耳。惟人受气血于身是处有之，犹天有风焉地有水焉，二者于天地间无往而不在也。夫开落万物赖乎风，滋养万物赖乎水。如天失应于风则开落不成，地失应于水则滋养不及，荣卫应痘正在此耶。有若痘发光泽必先应于荣卫盛者，枯陷必先应于荣卫弱者，信乎荣卫即痘之蓍龟也，苟有不应乎？形色正者不得不加治气血，以待充溢，然后荣血得以随气之情培根于内，卫气得以顺血之情保障于外，血入气出交会顺德，痘必克，应若桴鼓焉，非保元汤可得而济其功美以应其滋养开落乎。是方功效力在守气，气守则能拘血附位于是痘形善而变化应矣，否则荣卫相背交会逆德，血不能载而塌气，不能拘则陷一，有乖离抗若矛盾则痘毒恶形，亦必感于中而应于外也。彼气血之不守犹风水之泮涣，理之自然其可疑哉？于乎大哉，保元奏功之玄微而能效顺太极之大道，不可得而言也。

顺逆险三法图说一

凡治痘症，非有均衡气血之能者，不得任其职也，何哉？人在气交之中，未免有内伤外感，以至百病生焉？唯痘之出则异于是。自帝王至于士庶，无不由此而一患也。且夫痘之为害最为恶极，必当察其气运兴衰，以均衡之法而施治于气血，乃克有济。苟或气血交会不足半功之能，奚足以制其毒？必须药之半功协助气血收其全功，斯为至矣。故立顺逆险三法，以为保元汤治痘之均衡永为定例，使为医者之有则焉，生灵得失吉凶悔吝攸系乎。噫非三法之均衡，则何以济其气血之亏盈，上以报答帝王，下以惠及士庶。及观古人作医案效于药者则书之，乃出于一时之权耳。见其掩之于无效者不知其几多，讵可为后人之治例哉。愚谓以权为例，不若以例为法，权出于变，例出于恒，宁可法其常以为后世之例，则权在其中矣。

顺逆险三法之图

顺逆险三法之图		
立三法治痘之科	阴阳交会	
	顺 痘○吉之兆也	光明润泽
	险 痘◐悔吝之象也	气陷不满 不治气陷从逆
	逆 痘●凶之气也	大小不等 气交不至 死不复生
成百世医宗之本		

顺逆险三法图说二

夫痘有顺逆险三者，古无有也，愚意妄立之名何则？顺者吉之兆也，逆者凶之象也，险者悔吝之象也。治痘而执此三者于以观行色验吉凶，将无施而不当矣。盖痘之一证，始于见影，终于结痂，凡十四日之间而已。苟非三者察行色之善恶，定性命之吉凶，尚何以决生死？人将治所不当治，不治所当治，妄投汤剂乱施死方，贸贸焉不知所之被以枉死者多矣，此三者之法所以不得不立也。是故吉不必治，治则反凶；凶不劳治，治则何益；至如险者则宜治矣。治之则可以转危就安此皆必然之理。予视痘三十年，见其顺者多逆者少，唯险者介乎其间。要之，气血有厚薄之不一也。夫气血盛斯毒易解，气血损则毒难愈。唯气血少弱者虽毒不能顿改，然生意未始不固乎？其中故，必加以补益扶持之功，治所当治顺其当顺斯，其悔吝无不平矣。予尝苦心究讨定立法式，未足阐述出已往或可援溺乎。将来观者幸不以予言为僭妄，而少加绎之之功庶乎，此生精神不致虚用也。

痘出形证、日期、顺逆险治例图

医家之法有望闻问切四者，所以审其证之由也。惟痘之为咎利乎，观其行色浅深始终悉于此乎，备矣。且痘出乎淫火，淫火者人身之精华，妄动之异名也。以气血而中，以气血而守，以气血而发，以气血而解，信非气血不能始终也。盖，观气血则吉凶传变之证可验，治气血则拨乱反正之道可收，治者要之留心于其间，则痘无难观矣。苟能察其理而行之，则不失其本末根据，如有他法吾所不知也。今以初出至痂落日期、形证、吉凶之象，参以顺逆险三法为则，以明可治不可治之证，画为图式。凡圈内白者气也，圈外黑者血也，圈内之圈者陷也，圈外黑散者血不附也，圈内黑圈者血干也，依次开列于后以备三法之阶梯。而圈下复立著意定形辨色，证有体用之分投剂取功，治有折衷之妙，其体用之应变折衷之效，顺而有数存焉，学者不可不留心于此。振吾道于生生之间亦足以近乎仁之用矣。

验面部顺逆险之图

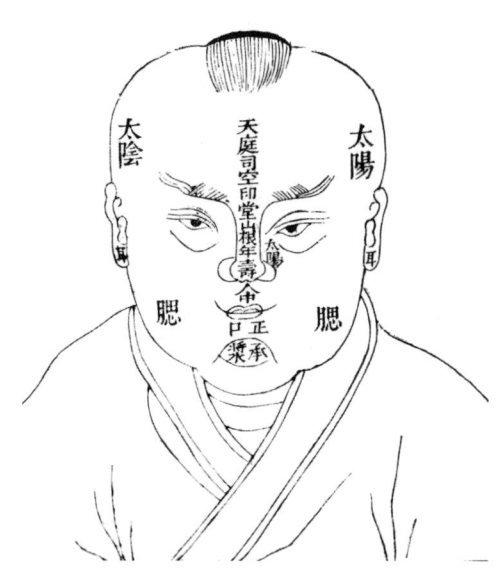

始出图

一二日初出之象如粟，于口鼻腮耳年寿之间先发三两点淡红润色者顺之兆也。顺者不治自愈，为气得其正，血得其行，其毒不得

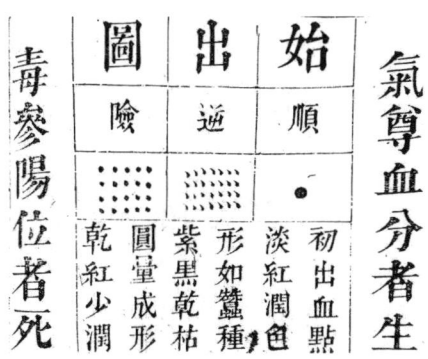

妄行肆其虐也。

于天庭司空太阳印堂方广之处先发者，逆之兆也。逆者不治，为气涩血滞致毒妄参阳位，无以当其势也。

虽稠而红，润泽成个者，险之兆也。险者毒虽犯上其气血未离忧虞之象未可加治，俟其气血交会之后以保元汤加桂治之，力防气泄血散将无救也。

圆混图

二三日根窠圆混气之冲满也，气之冲满血必归附为顺。顺者不治自愈，为气血得其道也。

根窠无晕气离血散为逆，逆者气血交会不足，致毒乘机而犯内也。

根窠虽圆而顶陷者，血亦难聚为险，险为气弱不能领袖其血也。以保元汤加芎桂扶阳抑阴，岂有不痊者哉。

浆行图

气血胜淫邪之毒	浆	行	图	乾坤顺造化之情
	顺	逆	险	
	○	◉	◎	
	气化浆行光滑饱满	浆毒不行神去色枯	气血少足光润有神	

五六日气盈血附其毒自化，化则成浆顺也。顺者不治自愈，为气血得中其毒自解也。

气陷血衰其毒内伏，伏则不成浆逆也，逆者不治。为气血相离不能治毒而为剥也。

气交不旺，血虽归附不能成浆险也，险者虽急治之，为气血少寒不能制作。急投保元汤及桂米助其成浆，而收济惠之伟功，斯为治矣。

浆足图

气已满而神凝	浆	足	图	豆渐收而毒溢
	顺	逆	险	
	○	◉	◎	
	气足血微神全光润	气陷血附色枯乾紫不满	气弱血枯光润不	

七八日气旺血附其毒化浆顺也。顺者不烦治而自愈，为气旺拘血化毒之故也。

气血乖离其毒不化浆逆也，逆则难治。为气血不及不能振作以制其毒，以发痛发疔者可生肉剥外伤者死。

其气血少，缓毒虽化浆而不满险也。险则可治，为气血有碍不能大振。以保元汤加桂米发阳助浆，斯可以保全性命矣。

形色图

形圆而體天象	形 顺	色 逆	圖 险	色潤而現精華
	○	⊙	✿	
	氣满血荣 鲜明光泽	綿密加泡 黑陷乾紅	根窠雖起 色慘不明	

四五日观痘势之形色则知气血之壮弱，受毒之浅深，此治法之大要也。其形尖圆光泽大小不一等气和血就顺也，顺者自愈，为气归血附各得其道而毒自仆矣。

其形绵密如蚕种，黑陷干红紫泡者逆也，逆者不治。为气血相离，纵毒内攻也。

其形根窠虽起色不光洁，生意犹在险也。险而治为气弱血盛势虽挟毒犯上，然得来会分明用保元汤加芍药、桂米，助卫制荣斯为谓得之妙也。

起发图

起	发	图
顺	逆	险
○	※	◉
气会血附	红活鲜明	气背血离	乾枯绵密	气弱血荣	色昏红紫

气血并隆能制毒

盈亏双治见神功

五六日气盛血荣于内则发扬于外为顺，顺者自愈。为气血丰厚毒受制也。

气虽旺而血不归附，其色灰陷或紫陷，或发水泡，痒塌为逆，逆者不治。为气弱血衰，致毒下陷而外剥也。

气虽旺血虽归附，不厚其色光白不荣为险，险者易治。为气盈血弱不及归附，用保元汤加木香、归、姜，助血归附气位，以全中和之道也。

浆老图

浆	老	图
顺	逆	险
◉	✿	◉
气壮血化	毒始去身	气陷不满	毒成外剥	气平少冲	红黄色润

血赖天和而保命

气刑毒化而成功

八九日浆足气血之功成矣。气血功成，生命定矣。如无他证顺而也已。

浆不足者气血尽矣。气血尽而大命临之逆矣。

浆不充满血附线红气弱而险也。以保元汤姜米以助其气而驾其血，斯浆成矣。于此可见施治者之妙道也。

血尽图

血尽图			邪正明君臣道济
顺	逆	险	
□	◎	○	
气平血收 光色始敛	气弱血凝 枯朽剥极	气少冲满 血亦有力	真元固气血成功

十一二日血尽毒解，气调浆足，此生生自然之理也，为顺。

或血淡而浆薄，或血凝而浆滞，以见气亏而毒不解，为逆。

血尽浆足湿润不敛者，内虚也。为险，以保元汤加苓术，助其收敛结痂也。

结痂图

十三四日气血归本毒既殄灭，浆老结痂顺也。

毒未脱形诸邪并作，虽云结痂此其逆也。

毒虽尽解浆老结痂之际，或有杂证相，仍以保元汤随证加减。

结顺	痂逆	图险
⊙	◎	⊙
氣血歸本	神化功全	氣血大過
神化功全	氣血不全	
功虧一簣		
氣血效功		

君道成而臣力致，神化全而毒热力平

不可峻用寒凉大热之剂，恐致内损之患故也。

还元图

还顺	元逆	图险
⊙	◎	⊙
氣血無恙	痂落藏明	氣血兩虧
痂落藏明	氣血兩虧	天年盡矣
		神化少全
		氣血功收

蜕盡客感淫邪之火，补尽太和造化之功

十四五六日气血功收痂落而无他症，顺之兆也。

痂未易落，寒战咬牙谵语。狂烦疔肿作者，无可生之路，逆之兆也。

痂落，潮热唇红，口渴不食者，险之势也。以四君子汤加陈皮、山楂、黄连；渴甚加参苓白术散；不解以大连翘饮去黄芩。主之证去之后多有内损，或余毒未解，此则尤为难治也。

夫痘之体气血之所形也。阴交于肇形之前，阳会于有象之后而成。一有不得其形变，常毒反害正实气血之变也。非毒之能变也人莫究颐，因立顺逆险图式为则，以验气血制毒吉凶得失之象焉。是故顺变为险气失正矣，险变为逆非胜正矣，顺从险变善补过矣。顺之性不失是气血之功，气血虽变不离体吉之象也。顺之情失气血道道微则变而为险，险者悔吝之象也，险不加治气血水释变而为逆，逆者凶之象也。由是，顺而正之存乎道，逆而失之存乎亏，险而得之存乎治。故治痘之要见顺勿药，遇逆莫治，缝险急治，治险至顺即止，此不易之法也。慨世之庸医，但知求其方而不知求其理，诚谓买匮还珠，何益于治。

气血偏胜受伤图说

痘之初发，阴阳交会不得其一则诸恶症生矣。盖气血不能胜毒甚至灭亡，得其生者百有一焉。予尝说其痘之恶，痘七日前后为陷、为泡、为痈、为疔、为痒塌、为倒陷，如此者，有因毒胜而不治，有因毒胜而自痊，难于知识疗理。惟其阳毒内溃媒蘖于表里受伤之初，又非气血能胜其所胜而救其危也，故另立治法图式开陈于后，尚冀治是者当加慎密深为我而察之。

顶陷图

七日前后五陷者气不足也。气不足不能收血而毒不能成浆，盖气不胜毒故也。七日前后见此宜治以保元汤加芎、桂、糯米，温胃助气，又以木杨汤沃洗之，血不荣加归。至十一二日浆足或有之，如血气光泽有起势者，亦不可过于治也，深恐满而过盛及虐百骸。

顶陷图

气弱毒滞而成形
阳虚阴实之象，故性好下陷也
血附浆行而顺道

或血如死灰浆不满足，其血虽附不荣而兼有内证者，生命不可保矣。

倒陷图

九仞山成功亏一篑
内外俱虚之象，气血势离故满而复陷也
两仪道否治赖孤阳

七日前后倒陷者气血衰也。七日后根窠发足浆行之次因，泻气陷毒即随气血而反陷也。如血不走归附鲜明护卫之力尤在，治必有可拯之理。其血不顾亦必挟毒内攻，祸复起于萧墙，岂可救乎？急以保元汤加苓、术、肉豆蔻，渴以参苓白术散主之。又有峻用发泄毒剂致伤元气，而气血随毒气反陷伏者有之。用予保元汤者，岂有是患，诚谓一丝九鼎，治者不可轻视也。

阳毒图

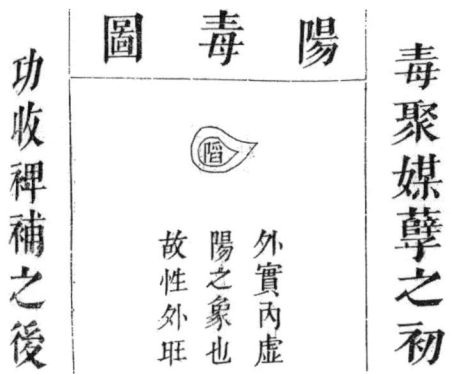

七日前阳毒者尾疮也。或疮未痊及初结瘢处内分，必虚毒受气血相击周流百脉，必趋虚处而出也。盖，阳疮阴毒混杂一党反胜诸毒而名之也。其毒湿润者为气血俱盛，而诸毒易成浆也。其毒枯燥干红气血俱弱毒与诸疮相抗而俱不成浆也。治法同彼顶陷，如枯转润红变白其浆自溢，于此可见治者之功效也。

痈毒图

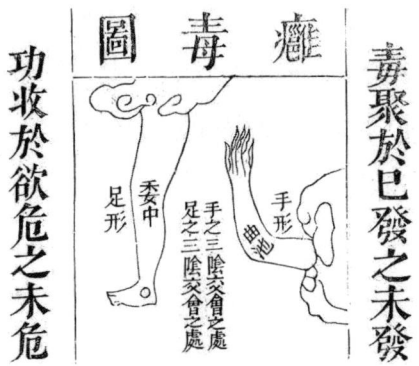

七日后发痈者，阳毒也。痘之毒并聚之处而假其名也。盖，气血不能拘收乘载，其毒使气弱血盛阳分宅虚，血则载毒传注四肢合处。合者海也，曲池、委中是也。毒不成浆七日前后发者，宜纵之，发其毒并从此而出也。若治其毒必从毒而散，内攻脏腑必无可生之理。如痘毒已解，血气丰盛，宜解散其余毒，以保元汤加解毒汤主之为妙。

疔毒图

疔毒图

毒无立身之地　　中实外虚阴之象也故性犯内　　气有全道之功

九日后发疔。疔者钉也。毒参阳位聚而自成窠穴也。盖，气位弱而血分不密，其毒性不能自散，故聚结而成其形。如气固血盛，则毒受制归附，岂有是耶。结于四肢或小或大不近脏腑，虽抵穿筋骨者易治。结于头面腹背逼近于内者，其势必攻穿脏腑，难治，如不穿者急治。治不可加峻，以保元汤加牛蒡子、当归、荆芥，助元气逐毒，待毒溢满自释也。

内溃图

```
绝天地有生之路    內潰圖    起风寒不测之端
              ●腹形凶象也
```

十日前内溃者胃烂也。盖因风寒所中腠理固密，阴阳二分壅塞不通，其毒内攻。气即不能拘血，血又不能载毒，脏腑之间毒入泡炽，则溃而成脓。口舌皆白是其验也。如此克害生灵何其惨毒。识者知痘毒未出之时，或有风寒阻隔、气相热盛、身体战动、腹肚急痛，谨防此患。以和解汤、升麻汤逐敷寒邪，开泄腠理纵毒而出，岂有是证者哉？

痘疹四字经

凡观痘疮，要看稀密，察色听声，辨其虚实。红活稀匀，皮白疮荣，顶满盘肥，圆珠痘名。肥满光泽，稀匀为吉，调和脾胃，不须药吃。稀少不齐，痘名麸皮，逐一浆来，略见就回。稀稀粒粒，数不过百，此是石痘，最为第一。稀稀密密，要看虚实，密处分珠，肥厚圆吉。脓痘稀匀，水痘稠密。脓痘蜡黄，水痘雪白。痘出二日，眼肿如弹。毒气攻升，量情药散。黍粒稠密，蒲瓣片席。忽生羊眼，难过二七。虽细稀匀，粒粒相等。内无斑点，且放宽心。斑斑赤色，带热就出。稠碎则凶，肥大则吉。红斑尖瘦，此是水痘。更若稠碎，难能荣秀。清浆之痘，只怕咳嗽。身热泄泻，难保其生。余壳之皮，薄如竹膜。浆水不通，俗名蛇壳。燎浆泡痘，切莫损漏。若要得生，直待浆臭。搔擦损漏，真元泄透。寒战咬牙，此是死候。冷粥结面，方盍辨片，胖蚕形体，死形即现。冷粥结面，身无辨片。朗朗分珠，肥圆无变。夹痘夹疹，玳瑁背皮，腹胀气急，死在须臾。油光黍粥，胎元恶毒，内有红紫，早辨棺木。酒朱点墨，青黛颜色，速即三朝，迟则五七。鬓边红点，不发其盘。五七之间，定赴黄泉。人中平满，嘴肿唇翻。腹账气急，死在目前。硬石铁钉，疮肉一色，圆净且匀，谁知有失。深红紫垢，此兆不吉。浅薄淡红，却乃真实。干饶肥厚，表里俱实。水红微塌，荣卫少力。红紫夹火，俗呼胭脂。有点无盘，决死无疑。糙羔片片，通连贯串，眼合无浆，七九死现。痘出心窝，隐隐稠多。渴泻不止，有药难扶。下颏先出，名曰脱须。浆虽充实，未免忧虞。两胁出痘，腹无难救。腿立不起，此是死候。乍汗如油，发直坚恶，狂言见鬼，准死不错。此二症防，二十八日，或（泻泄或寒战而死）手足多生，四柱之症。身面皆无，有药难救。（此症三日必死）。痘出犹热，碎密头光，若无赠痘，早办行装。痘带热出，稀少浆实。粒粒光明，决定无失。先泻痘出，腿立不直。声哑热蒸，虽秀不实。百洒出一，万无一失。此是惊痘，浆成自吉。一洒百出，声哑热极。隐隐无浆，五七朝没，儿出惊痘，洒不起茂，闷闷昏昏，扁鹊难救。惊痘一宗，越洒越茂。浆水来时，此乃天佑。肌肉疙瘩，浆不能发，服药无效，双亲痛杀。墨痘是墨，光泽上吉，非是常人，必为贵客。未出腰痛，毒归肾经。痘见五日，即丧残生。吐则去毒，泻则去热。医莫药正，吉凶各别。深红紫色，带热便出。

多之则凶，少之则吉。蚊虫咬式，带热就出。更若稠碎，光明则吉。

气血顺逆篇

夫血向阴生气从阳，出此人身自然之定理。欲向精生毒从火出。此人身气血之外物。痘向血生，形从气见，此人身外物之虚位。火客于人身之中，寂然不动感而必通。故痘之形一出于气血，其恶形亦出于气血，谓其为症不善，以毒名之。实阴阳相抗，气血传变而成者。盖阴盛于上阳微于下，力不能上济而施其化，则毒从虚入，使外物不能终于虚位。由是五陷从亏顺变险矣；倒陷从虚顺变险矣；阳毒从伤险变逆矣；阴毒从悖险变顺矣；疔毒从凶逆变顺矣；内溃从损逆变顺矣。是故，险从顺变，逆从险变，理之自然。其险变为顺气之功也，逆变为顺血之功也。信乎，气血失政致毒生伤明矣。

保元汤加减总要

夫痘泄玄中消息医崇心上工夫，非刺猴雕刻之难。岂向罔寻获之易？弥缝造化，起万命于迷途。窥窃刀圭，收全功于反掌。是以人参益内，甘草和中。实表宜用黄芪，助阳须凭官桂，前三味得三才之道体，后一味扶一命之颠危。川芎助清阳而调血，糯米温中内以壮神，豆蔻非泄痢而莫投，木香必积滞而可下，当归能活动其血。对证方加芍药，能收敛其阴合宜则用。胃不实始议白术茯苓，泻止即止。心烦热，急与天冬、五味，渴除即除。陈皮解热，痰黄连退虚热。毒凝滞而不透紫草当行，气郁闷而不通山楂莫缺。加之得当君子登堂，用之不应小人入室。宁可缓治于尺寸，不可纵步于毫厘。

毒虽系夭横之机世可弃，保元之剂屡试屡验能收百中之功。原吉原凶独摄一方之力。变前人之旨阐当世之幽，坐悟行思。少罄二十年小儿回生起死，敢当诸氏大成，匪我能之实天假也。

保元汤：

人参二钱 黄芪三钱 甘草一钱

上用水一盅半，生姜一片煎至五分，不拘时服。

论 曰

保元汤即东垣所制，黄芪汤见《兰室秘藏·小儿方》夫是汤之剂是越人参、黄芪、甘草而已。然，此药大抵性味甘温，专补中气而能泻火，故虚火非此不去也。三味之剂借以治痘。以人参为君，黄芪为臣，甘草为佐，上下相济，治虽异而道则同。呜呼，制方之义何其妙欤。予尝讨其药性之功用，黄芪能固表，人参能固内，甘草能解毒。究其痘之宜治，必须此三味之神品。偶用他方而更密察性味，善恶之可否减削而成暗合。前人之旨非为陋窃，东垣之制也。今用以治痘，令其内固外护，扶阳助气则气于焉，而生血于焉，而附气血无恙。斯一身之真元可以保合而无坏乱矣。区区痘毒籍此领载，则何难出之有哉？惟其是药有回生起死之功，有转危就安之力。予故僭改为保元汤也，知我者谅无罪焉。或元气血与毒本同一途，何专理气而不理血？是亦一偏之说也。故惟痘之一症与他症不同，痘出阴分先动其血。惟血本盛故能载毒，使血一弱则何能有为？而毒不能以自出，此理虽然。殊不知气者又所以领载其血也，若气少缓则血无凭籍，彼毒又将何从而载行气分哉？故治痘当先治气，此不易之常法也。

又曰：血弱不能载毒奈何？曰：毒辟则货也，血辟则船也，货若船败，何以能负载耶？又，不观孕妇出毒，热盛毒壅其胎必落。落则血去气陷，毒复归内，其人宁逭其生欤？或曰：白术、茯苓亦多益气，世多用之，今不加入何也？曰：茯术虽益气，而性皆利燥淡泄，通利水道之剂。苟或用之，则津液随水而下其湿。润生息之气不行于上，辟诸地气不蒸天气不降，尚何有天泽以救其物哉。由是三焦为之枯燥，气脉为之壅塞，浆毒为之不行。毒遗皮肉间，外剥之患其可复救乎？或曰：桂辛物也，痘已出热之极矣，今更用此诚恐重实之症生焉。曰：是知桂虽辛而不知辛能发散，且如毒壅于皮肉间与脉络之处，苟非此剂推动其毒，而毒能自散耶？况此药又能扶阳益气充达周体，翊助参芪之力而成伟功也。夫我所谓治痘当固元气者何也？辟之用兵唯求主将，无恙而已，然后以戈甲粮草济其武功。若主将不能胜任则其本先已摇矣。虽有戈甲粮草、蚁叠如山，将安施耶。昔，武侯未死，而敌国不敢言战，武侯已死而敌国即已据营，岂非尤可信耶？予故曰保元汤者，治痘之要剂，用兵之要道也。予愧浅识陋见，但以壮年究理之心颇得实验，故敢僭立是书。少济穷乡僻壤行道不及之处也。

水杨汤：

专治痘出陷顶浆滞不行，或为风寒久克者。如初出、收敛时俱不宜，痒塌破损亦如之。

水杨柳，五斤洗净，春冬用枝，秋夏用枝叶，剉断用。上用长流水一大釜，入杨柳枝在内煎六七沸，先将三分中一分置浴盆内，以手试不甚热亦不可太温。先服宜用汤药，然后浴洗患者，渐渐添汤不可太峻。浴洗久许，乃以油纸捻灯照之，果果然有起势陷处晕晕有丝此浆影也，浆必满足，如不足又浴如前法。若力弱者，只浴洗头面手足可也。若不赤体，不厌其多洗，少壮亦然。灯照如无起势，气血败则津液枯，亦可以辍洗。

论曰：

痘毒不行浆，乃阴阳二分气涩血滞，腠理固密，精气虽盛不易疏通，所以有是患也。须以水杨汤浴洗，待其闭塞之处暖气透逼，发泄和畅郁蒸气血，斯其浆可易成也。洗浴之间，灯影之下观其痘，不觉随手而发，功效岂浅浅哉？且服药不过助气血以成功耳，然药力差，缓治难、顿尔达于手足面目。若服药后而更以此汤沃之，其药气籍此升提，可不先豁万窍功效，如此乌得为风寒所阻而致构成大患耶。且洗之法，必添汤久沃使其暖透骨肉通里内外，斯毒气随暖气而发，行浆贯满岂不如反掌也耶，彼风寒尚可得而中乎？予曾行医村落民家，见一老妪抱患痘小儿，以此汤沃之，其痘顶陷，初未浆足，至次日又往观之，则浆待已满矣。予因扣之，彼已忘其所来，至家数里转行，转悟其理遂得殆。即黄钟一动而冻蛰启户，东风一吹而坚冰解腹，始虽二物竟则同一春也。及观群书皆无此法，其后以是行之百发百中。遂著为外治之法传告于世，少补急救之一助。云：治者慎勿易而废之，诚可谓有燮理阴阳之妙道也。

四味升麻汤：

升麻 白芍药 甘草各一钱 葛根一钱五分

上㕮咀，每服三钱，水一盏，煎六分热服。

十一味木香散：

木香 官桂 丁香 新萝参 陈皮去白 大腹皮 柯子肉 前胡 半夏汤泡姜汁制 炙甘草 赤茯苓去皮各等分

上件㕮咀每服三钱，生姜一小片，煎六分稍热服，量儿大小加减服之。

十二味异攻散：

木香　当归　人参　丁香　陈皮　肉豆蔻面裹煨　厚朴去皮姜汁制，以上各二钱五分　半夏汤泡姜汁制二钱　官桂二钱　附子炮一钱　白茯苓　白术各二钱

上件㕮咀每服三钱，水一大盏半，生姜三片，肥枣五枚，煎七分空心热服。三岁儿作三次服，五岁儿作二次服，一岁二岁儿作五次服。

六味柴胡散：

柴胡　炙甘草　玄参　人参各二钱五分　麦门冬去心二钱　龙胆草一钱二分五厘

上㕮咀，每服三钱，水一大盏，煎六分稍热服。不拘时候。

四味鼠黏子汤：鼠黏子二两炒　甘草炙　升麻各一钱五分　射干二钱五分

上㕮咀每服三钱，水一大盏，煎六分温服。

三味甘桔汤：

桔梗　甘草炙　防风

上㕮咀，用水一大盏，煎六分食后服。

三味消毒散：

牛子一两炒　荆芥穗　炙甘草各二钱五分

上㕮咀每服三钱，水一大盏煎六分，量儿大小与服，不宜多。

和解汤：

升麻　葛根　芍药　甘草　人参　川芎　羌活　防风

上用水一盅半，生姜三片，煎至五分。

四味清凉饮：

大黄　当归　芍药　甘草

上用水一盅煎至五分。

解毒汤：

荆芥 甘草 鼠黏子

上用姜一片，水一盏半，煎至五分。

大连翘饮：

连翘 当归 芍药 鼠黏子 防风 荆芥 木通 滑石 瞿麦 蝉蜕 栀子 车前子 黄芩 柴胡 甘草

上用水一盏半，姜一片煎至五分。

参苏饮：

人参 紫苏 半夏 陈皮 甘草 前胡 桔梗 枳壳 干葛

上用水一盏半，姜三片煎至五分。

四君子汤：

人参 白术 茯苓 甘草

上煎法同前。

生脉散：

人参 五味子 麦门冬

上煎汤当茶与服，止烦渴。

参苓白术散：

人参 白术 茯苓 甘草 藿香 木香 干葛

上煎法同前。

术苓汤：

白术 茯苓 猪苓 泽泻

上用水一盏煎至四分，不拘时服。

七味肉豆蔻丸：

木香 砂仁各三钱 白龙骨 诃子肉 肉豆蔻各五钱 赤石脂 枯白矾各七钱五分

上细末，糕糊为丸如黍米大。一岁儿三十丸，三岁儿一百丸，并温米汤送下，或用木香散送下。

三味谷精散：

谷精草一两 生蛤粉二两 生黑豆皮二钱

上为细末，獖猪肝用竹刀批切片子，掺药在内以草缠定，磁器内慢火煮熟食之。

败草散：屋烂草乃盖屋多年烂草　上草多年经霜雪雨露，感天地阴阳之气，善解疮毒，其功不能尽述。一味不以多少，晒干或焙干为细末，每用干贴无时。若浑身疮破脓水不绝，粘黏衣裳难以坐卧，可用二三升摊于席上令儿坐卧，其效如神。仍服木香散加丁香、官桂同煎。

白螺散：治痘疮不收。白螺狮壳不拘多少古墙上取　上用去土洗净，火煅红取出存性，为极细末。疮口湿处干掺为妙。

金华散：专治痘疮后肥疮、瘄疮、疥疮。能收水、凉肌、解毒。

黄丹　黄柏　黄芪　黄连　大黄　轻粉　麝香

上为极细末，疮湿干掺，燥用腊、猪油熬化调搽。

生肌散：专治瘄蚀不敛，并痘后脓血杂糁不收等疮。

地骨皮　黄连炒　五倍子　甘草　黄柏

上为细末，干掺疮上。

灭瘢散：治痘疮缠愈毒气尚未全散，疮痂虽落其瘢尤暗，或凹或凸。

韶粉一两 轻粉一两

上二味和研，冻猪脂油调成膏，涂之。

四圣丹：治小儿瘢疔，极有神效。

珍珠三五粒研 豌豆四十九粒煅 头发不拘多少煅灰

上为细末，用胭脂调成膏子。先将簪尖拨开疔口，将药点入疔内。不拘大小疮即时变为红白色，无不效者。大凡人家小儿出痘疮，若有灰黑顶者十死一生。盖因不识内有斑疔，又不晓治法故也。今但于疮灰黑色中认出有疔大者；为疔有黑疔线者；为疔又有疮臭气者；为疔亦有数等此药活人多矣。若依方治之立有神效，不可忽也。

小儿痘毒

此毒俱因疮疹初作欠发表，以致余毒不散，若发于面项胸胁者难生，发于四肢者易治。初作疼痛便觉肿不红，身不寒只有热，此毒未成，用人参败毒散：

人参 白术 茯苓 木通 白芷 白芍 防风 荆芥 黄芪 当归 川芎 连翘 甘草

水二盅，乳母同服。

寒热交作，患处红肿，用手按之其热如火。用内托散加人参、黄芪、金银花、天花粉。其前围等药具方在前。

痘疮结痂后将死者，以杨柳枝煎汤，或加紫苏、芫荽同煎汤洗之，用青绢软者挹干，又用乳香烧熏衣服包裹尤妙。

痘后眼不能开，用蟮血滴入眼内，或用芭蕉根汁温洗之妙。

又痘毒围药：蚵蚾干一双，火炙碾末，晚蚕沙研为末。冬月用温汤，夏月用水调围，四面空中出毒。

疮疡总论

人以五脏六腑为根本。五脏不和则九窍不通，六腑不和则留结为痈，故痈者六腑不和之所生，疽者五脏不和之所致。六腑主表其气浅，故痈皮薄而肿高。五脏主里，其气深，故疽皮厚而肿坚，皆由六气七情而成也。然疮疡皆火之属，须分内外而治其本。经曰："膏粱之变足生大疔"。其源在里发于表也。受持诸虚言内结而发诸处，未到从何道出？皆自从虚而出也。如太阳经虚从背出；少阳经虚从鬓出；阳明经虚从髭出；督脉经虚从脑出。经曰：地之湿气感则害人皮肤、筋脉，其源在表，盛则内行。若脉沉实，当先疏内预绝其源。

开刀手法　千金不传

凡疮疡之起，疼痛固属于心火，久而阳气升，上蒸肉化为脓。若不三思，原其脓之有无，遂而开刀，则鲜血突出，脓从何来，致患者煎寒发热，日夜疼痛，无法可止。或患症富家多请医者调治，内相妒忌，惟以开刀为首功，多获厚谢，全不顾患者噫。若用此心以仁术，为盗徒矣，子孙岂能世其业哉。先将指头按患上，随手而起，四畔悉软，观其头聚，择尻神不犯吉日。将刀头向上开之，方不致伤新肉，取出刀再捻绵纸条润油度之，便脓水齐会。半日扯出则浓水易干，外贴呼脓膏，四围再用搜脓散敷之。

以上二法誓不轻传者，予慕轩岐得天地之心而寿，医仲景得轩岐之心而广法，岂可擅利于一己而害众生乎。近视同道之友往往不善于围药，惟赖利口耸人。故意不待症熟辄肆开刀，或同业妒忌，以先开刀为首功，多致患者不起哀哉。此业也，能生人，能杀人，况医司人命，故君子不可不慎也。必须先去贪嗔之心，次敦真实之念，富不过求极贫不取，稍有余资再助以柴米之费。免其日给之忧，所谓作善降祥，冥冥之中神明鉴察，自己虽贫，此心豁裕，天道昭昭。孝子顺孙森出，斯业永得相承，不亦善乎。司马温公曰积金与子孙，子孙未必能守。不若积阴德于冥冥之中为长久之计大哉。斯言也，巍巍莫及。近观贪利之徒，惊吓病家，集利致富。身没之后，天道祸淫，所得随所失，子孙丧亡，世业即斩，不亦报乎。昔张彦明为医，视人之疾，举切吾身，推诚拯救，未尝以财为较。一日城中火灾，周围殆尽烟焰中，独存其居，以此见天道有阴扶显助之灵。又有陆汝修医病至夜深而回，路遇鬼卒百人。其中有长丈者，一神黄袍披身，汝修见之，五首投地，汗如雨下，惊惧不胜。神曰："毋恐，吾乃瘟神也。汝有恒心，不以富贵贫贱二其念，今加瘟气满人间，用药治之，以参苏饮为要，日后汝当寿显。归家焚香，告天曰贫富皆人，用药一心。神今显应，民得全生。"三日之内，满城皆疫，乃马头瘟也。众名医不能治，汝修日制药饵及干服裹之，先与贫者服之，顿愈。芳名遍传，求之如市。家业富饶，六子五婿悉果贵显。学者能以张陆二公之心为心，何患道之不行，子孙不显者哉。此麟日切于身心者也，焉敢少忽遂并梓行。

诸痈疽发背总方秘传试验

消毒溃坚汤

治八法痈肿、瘰疬、恶疖、乳痈、脑疽等症。

羌活 黄连酒炒 黄柏酒炒各一钱 生地酒洗 桔梗五分 黄芪二钱 人参五分 甘草五分 连翘五分 防己酒洗五分 陈皮 泽泻炒 山栀姜汁拌炒 五味碎 麦门冬 枳壳炒 猪苓各五分

参芪内托散

人参 黄芪炒 当归酒洗 白术炒 桔红 甘草 升麻 川芎 生地酒洗 羌活 厚朴姜汁拌炒

肿疡加连翘、羌活；溃疡加芍药、甘草；酒毒加酒炒连；气加香附；痰加瓜蒌仁；发热加小柴胡，酒炒黄芩；渴加天花粉；恶心加半夏，生姜；解毒加金银花，甘草节。在太阳经上加羌活，阳明经上加鼠黏子、白芷、升麻，少阳经上加柴胡。

参芪归术膏

衰老气虚宜服

人参　黄芪　白术土拌炒　当归各一两

如泻去此一味：胃不和加陈皮二钱，水四碗，煮稠膏。以牛膝二钱煎汤入竹沥匀之加姜汁。

内疏黄连汤

呕哕心逆，发热而烦，腿沉而实，肿硬麻木，而皮肉不变色，根系深大，病源在内。脏腑秘结，当急疏利。

黄连　芍药　当归　山栀　槟榔　木香　薄荷　连翘　茯苓　黄芩　桔梗甘草各一钱

上除木香、槟榔为末外，余挫。每一两水煎八分入，槟香二味和服之。吃三服后，加大黄一钱，再加二钱以利为度。

内托复煎散

肿掀于外，根盘不深，形症在表，其浮痛在皮肉，邪气盛而必侵于内，须急服内托，以救其里也。

黄芪　防风　地骨皮　芍药　黄芩酒炒　白术　人参　茯苓　甘草羌活各等分

先用茅山苍术一斤，剉片以水五升煎一升，入前药十二味，再煎至三四钟，滤汁作四五服，终日用之，能除湿散郁热，使胃气和平。若大便秘，烦热燥少，服内疏黄连汤，如微利烦热已退，却服复煎散半料，使荣卫俱行，邪气不能内侵也。

内疏黄连汤

痈疽服。解毒，补养气血，托里排脓。自然疼痛。

黄芪　人参　白术　当归　川芎　芍药　草节　黄连　连翘　白芷　羌活　陈皮　独活　金银花　防风各等分

竹沥临服加入，痰中带血加童便、藕节汁。

秘传十六味流气饮

未成速消，已成速退，疼痛渐减，前十二味名托里内补散。

人参　当归　官桂五分　川芎　防风　白芷　桔梗　黄芪　炙草　厚朴　木香　白芍药　大腹皮　乌药　枳壳　苏叶各一钱

不退热加茯苓、白术、地黄；不进饮食加香附、砂仁；疼痛加乳香、没药；水不干加知母、贝母；疮不穿加皂角刺；大便闭加大黄、枳壳；咳嗽加陈皮、枳壳、半夏、杏仁、姜；小便闭加麦门冬、车前子、木通、滑石、灯草；瘰疬加羌活、夏枯草、连翘、青皮、柴胡、黄芩。

上为末，每六钱酒调下，不饮酒者木香汤代之，米饮亦可。详其所用之药，皆发散风毒，调理气血，排脓止痛，长肉生肌等药。气不和加气药为主，血不和加血药为主，轻重量，人气禀用之，服药后饮酒以助药力。

千金托里散

一切肿毒

人参　官桂　甘草　川芎　白芷　芍药各一钱　木香　没药三分　乳香二分　当归五分　连翘三钱　防风　厚朴各二钱　生姜五片

临服加酒一盃。

护心散（又名乳粉托里散）

痈疽初发便服，毒气不攻，恶心烦闷，吃呕喘嗽，以至泻泄，急服之。

真干绿豆粉二两　乳香研五钱

和匀甘草汤，调下此药，不时呷之，使药味长流胸膈间，则毒气不能攻心。

清心内固金粉散

辰砂 人参各二钱 白茯苓二钱 绿豆粉四两 雄黄一分 甘草二分 朴硝五钱 白豆蔻五钱 冰片 麝香各一分 皂角一分

上各另研,每二钱蜜调下。

忍冬酒

凡初起时,便当服此,不问发于何处。

忍冬藤五两 甘草一两

水五碗,煎至一碗,再加无灰酒煎服。

腊矾丸

一切症服此,能卫护内膜。驱解诸毒,自然消解,及恶毒疮肿遍身等恶症。

通明矾一两为末,黄腊七钱。贵人加木香,富人加沉香,平人加紫苏叶具为末。

溶腊下蜜一匙,少温,入矾,众手拌匀,丸如桐子大。每服五十丸,温汤下,日三服。未破内消,已破易合。蜡性实大肠,矾性解诸毒,故用之也。

神功活命汤

一切恶疮痈疽发背便毒等症。

皂角刺二钱酒炒 甘草节六钱 穿山甲六钱蛤粉炒 金银花三钱 贝母七分 防风六分 赤芍药二分 归尾一钱 没药六分 白芷五分 乳香一钱 陈皮二分 天花粉一钱

老酒煎,如欲泻加大黄,热加黄芩、山栀。在背俞,皂角刺为君;在腹募,白芷为君;在胸次,加瓜蒌仁;在四肢,金银花为君。煎时须用大瓦罐以纸密封瓶口,勿令泄气。服时须随疮上下以分,饥饱能饮酒者,服药后饮酒几盏,此药并无酒气,不伤脏腑,气血忌酸薄酒并铁器，服药后身宜侧睡，自有回生之妙。如毒溃下宜服也。

发背初起

穿山甲四片　牛皮胶四两新瓦片上炮灰

上二味为末，用酒二碗，调和从容服尽，永无大患。不能饮酒者，酒丸清饮汤下。

又方

凡人中热毒，眼花头晕，口干舌苦，心惊背热，四肢麻木，觉有红晕在背后，即取槐子一大把，拣净，铁锅内炒，褐色好。大酒一碗煎滚，去槐子，热服，待汗出即愈，未退再服。

发背发不起。穿山甲蛤粉拌匀炒，碾末五钱酒下。

神效托里散

痈疽发背腰乳肠痈肿毒臀痛，增寒壮热，状若伤寒。

黄芪盐水炙　金银花　当归　粉草炙

酒煎服。

木香散（又名化坚汤）

疮难消又不能作脓，痛不止，及小儿痘后生痈，米汤下。

地骨皮五钱　木香五钱　穿山甲二钱五分炒　麝香三分

每二钱酒下。

猪蹄汤

一切发背等症，用此洗之，能消毒气去恶肉。凡疮有口急用之。

香白芷　黄芩　赤芍药　露蜂房内有小蜂者佳　当归　羌活　生草　地骨皮

先将雄猪前蹄一只，白水四碗，煮熟去蹄取汁，澄去面上油腻，取清汁加前药，煎三四滚取汁，败将笔或软绢蘸药汤，徐徐洗之，须要避风并入口中气。

透脓散

不用开刀服之，一日夜自透出一头。

蛾口蚕_{用出了蛾者}

上将一枚，烧作灰，用酒调服。切不可用两枚、三枚。若服一枚只一头，多服多头。

牛胶饮

恶症患险处服之，使毒气不攻于内，不传恶症。

牛皮胶_{净洗四两}

好酒一碗，入胶内重汤溶透搅匀，加酒随意饮尽，以醉为度。不能饮酒者，酒煎，沸汤下。盖牛胶补肺气，实大肠，壮胃止泻。

竹叶黄芪汤

诸症大渴

淡竹叶_{三两} 生地_{八两} 黄芪 当归 川芎 人参 甘草 黄芩 麦门冬 芍药 石膏_{各三两}

上作十服，水煎。

麦冬散

体热烦渴不止。

黄芪 黄芩 麦冬_{各两半} 升麻 赤茯苓 赤芍药 玄参 当归 甘草 知母 生地_{三两} 天花粉_{各一两}

上剉每约八九钱水煎，热甚加淡竹叶、灯心。另方去玄参、当归，加人参、枣肉。

当归黄芪汤

症已行脏腑，而痛不可忍。

当归 川芎 生地 芍药 黄芪 地骨皮

水煎。发热加黄芩；烦躁不能卧加山栀；呕逆乃湿气侵胃，倍加白术。

犀角散

发背不曾服粉乳托里散，以致热毒冲于心经。故咽喉口舌生疮，甚至黑燥。先服犀角散，以解其毒，免有此症。

犀角　玄参　黄芪　升麻　木通　赤芍药　麦门冬　生甘草　当归　大黄酒煨

每五钱水煎服。

桑枝散

舌上焦硬甚坚大，燥厚如鸡内金状，非渴症，乃肾水枯竭，心火炎上。平常人见之，不宜有此，必危难疗。

花桑枝嫩者一升，切碎炒香，水三升，煎二升，一日服尽为妙。若桑枝沥，治渴尤妙。

五味子汤

治前症

五味子　黄芪　人参　麦门冬各一两五分　粉草一两

水煎，日夜不时服之。

蜜花散

治渴

金银花洗净，以瓦罐内用无灰酒浸满，候火一伏时，取出晒干，末之五两。

蜜丸。渴时蜜汤下，渴止为度。此散肠厚者宜服，恐作泻故也，慎之慎之。

栀子汤

大发热不已。

甘草　柴胡一两　漏芦　连翘　山栀各二钱　黄芩　防风　人参各二钱　茯苓　黄芪二钱二分

每一两水煎。

加味四七汤

喘嗽多痰。

紫苏叶　白茯苓二味各五钱　半夏姜汁浸炒　桑皮三钱　木香二钱　枳实　厚朴各三钱　甘草二钱

分四服，姜七片煎。

柿蒂汤

发喊连声不绝，神思疲倦，七八声相连，叹气不回者，难治。

丁香　柿蒂　山栀　人参　茯苓　半夏　陈皮　良姜　甘草　竹茹　黄连

姜七片煎。

虚人加知母、黄柏，发喊者怒气满胸常欲叫，此肝经之症，正难疗者。

健脾散

溃后痞满不食。

莲肉　砂仁四钱　香附　藿香　茯苓三钱　陈皮　山药　苍术各三钱　木香一钱　炙草二钱　生姜　枣子去核

上剉分作六服服之。

加味四君子汤

呕吐心闷。

人参一钱二分　炙草五分　白术一钱五分　茯苓　白蔻　厚朴各八分　陈皮一钱　砂仁一钱

姜三枣二去核煎服。

加味治中汤

溃后泄泻不止。

青皮炒三钱　诃子五钱，干姜炒　白术土炒　茯苓各五钱　人参　砂仁各三钱　半夏二钱　甘草一钱

上作六服，姜五片煎。

三和汤

溃后手足浮肿。

羌活　紫苏　木瓜　沉香各一两　木香　白术　槟榔各七钱半　川芎三两　甘草　陈皮各七钱半　大腹皮二两

每用水煎服。

大麦门冬汤

溃后小便淋沥不通

麦门冬一两　人参四钱　甘草一钱　泽泻五钱　天门冬二钱　木通三钱　滑石二钱

上作四次，水煎服。

黄芪六一汤

溃后虚汗如雨不止。

黄芪六两　粉草一两

水煎服。

六神散

诸疮血出过多，而心烦不安，不得睡卧，此忘心也。

生地　熟地各三分　当归　黄芪　人参各五分　川芎三分

水煎服。

托里温中汤

一人年六十七岁，五月，左臂臑上至肩下至手指，色不变，皮

肤凉，六脉沉细而微，脉症俱寒。医曰：此附骨疽也。开已不迟，燔针破之，脓清稀。次日肘下再开，加吃逆，与丁香柿蒂汤二服稍缓。此日吃逆尤甚，自痢，脐腹冷痛，腹满，饮食减少，时发昏聩。于左乳下黑处炙十四壮，用托里温中汤，内有姜附丁沉。或曰疮疡属火，当盛暑姜附可乎？予曰："经云：脉细皮寒，泻痢前后，饮食不进，此为五虚。况吃逆，胃中虚冷之极。诸疮痛痒属火，是言其常此症内外相反，当舍时从症，非大方辛热剂急治不能救。"遂按之，诸症悉去，饮食进，疮势温，脓色正。又与五香汤数服，月余而安。

丁香　沉香　益智　茴香　陈皮各一两　干姜　羌活三钱　香附四钱　木香一钱五分　炙草三钱　附子一钱

上十味作一服，姜五片，煎至一盏，无时温服。内经曰寒淫于内，治以辛热，佐以苦温。故用干姜、附子大辛热温中，外发阳气，自里至表为君。羌活苦辛温，透关节；炙甘草甘温，补脾胃，行经络，通血脉为臣。益智、丁香、沉香大辛热，以散胃寒，呕逆不下食为佐。内攻聚而为满，木香、茴香、陈皮苦辛，去痞散满为使。以上方夏月脉症俱寒，用之甚宜。

黄连清凉饮子

一人年六十岁，冬至后发背疽五七日，肿势约七寸，开迟，故尔变症果生，觉疮重如负石，热如火痛倍常，六脉沉数，按之有力。此膏粱积热之变，邪气酷热，寒药治之。时冬月严寒，复有用寒远寒之戒，乃思内经有假者反之，违其时从其症，可也。

黄连　当归　炙草　大黄酒煎　赤芍药

上五味各等分，每服一两五钱，水煎服之。利下，其痛减七八。明日再进，前症悉除。以上邪气酷热，脉实用力者，宜用。

痈疽疔肿发渴恶心胸满

茯苓 甘草 陈皮 半夏 连翘 黄连炒 鼠黏子 天花粉 羌活 香附 砂仁 枳壳

姜汁，竹沥和服。

替针透脓散

服此头即透出，此万有在前。

复元通气散

诸气涩闭，耳聋耳痛，腹痛便毒，无头肿毒，妇人乳痈

青皮 陈皮各四两 甘草三两半生半熟，穿山甲 瓜蒌各二两，金银花 连翘各 两

末之，每二钱酒下。无头津液调涂，此方活血止痛消肿。

酒制大黄散

妇人七十形实，性好酒，生脑疽，五日脉紧急而涩。急用大黄酒浸，纸裹煨，切细拌炒为末，再以酒拌炒熟，用人参加姜煎调服一钱，两时刻再进一服，睡少顷有汗觉来，病已去矣。

消毒散

年七十生项疽，脉实而稍大，因忧闷生热所致。作太阳经疗之。

归头 熟地酒洗 黄芩酒炒 黄连酒洗各一钱 黄柏酒洗 黄芪 羌活 桔梗 人参 生地 陈皮 防己 防风 泽泻 甘草 连翘

水二钟煎服。

丁附五香汤

一人年七十，冬至后生脑疽，肿痛而大，医士候疮熟，针出脓。因怒笞侍妾，疮辄内陷，凹一韭叶许，面色青黄不泽，四肢逆冷，出汗身凉，呕吐，脉极沉细而迟。盖衰老，严寒时病苦楚，饮食淡薄，瘦瘁加怒，精神损耗，故有此寒变也。病与时同，乃制五香汤

一剂加丁香、附子五钱。疮后大发，随症调治而安。内经言凡治病，察其下，谓察时下之宜也。

托里温经汤

寒覆皮毛，郁遏经络，热伏荣中，聚为赤肿，痛不可忍，恶寒发热，四肢疼痛。

麻黄四两 防风 升麻 葛根各二钱 白芷 当归 苍术各三钱 人参 白芍各二钱 甘草二钱 柴胡一钱 陈皮八分

上十二味，每一两水二碗。先煎麻黄，汤去沫，方下余药煎至八分。温服，卧暖处，棉衣覆之，得汗而散。内经云冬月闭藏，用药多而少针石。宜以苦温之剂，温经散寒为要。而凑理当以苦散之，但辛发散之。用麻黄苦温发之为君；防风辛温散之，升麻苦平，葛根甘平解肌出汗，专治阳明经邪为臣；血留不行则痛，以白芷辛温，当归身和血散滞；温热肿则苍术苦甘温行经壮力，能泄肤腠间湿热；人参、甘草甘温，白芍酸寒调中，益气使托里为佐。以来覆首，厚被盖身，卧暖处，使经络血温，腠理开，寒邪散，阳气升，汗出肿减八九。第二服去麻黄、防风，加连翘、粘子，肿毒悉去。内经云汗之则疮已，信然。

内托荣卫汤

黄芪五钱 防风 连翘 柴胡 羌活 甘草 黄芩 人参 苍术各一钱 当归一钱五分 桂枝八分 红花二钱

上十二味剉，分二服。水酒各二盏，煎八分，温服。内经曰天空西北，左寒而右凉；地不满，东南右温而左湿。东南方阳也，阳精降于下，故右热而左湿；西北方阴也，阴精奉于二，故左寒而右凉。适寒凉者胀之。而湿热者，疮下之则胀已。汗之则疮已。夫东南二方，在人则丙小肠，热甲胆风皆俱下，性炎上，其疮外有六经形症，内无便溺阻隔，饮食如故，小便自调，知不在里，非疽也。痈疖小为疖，大为痈。其邪受风湿地气自外而来侵。内经云荣气不足，逆于肉里，乃生痈肿。诸疮痛痒皆属心火，此疮自外而入，是丙小肠左迁入胆，作痛而非痒。此二方皆主血为病必痛，此元气不足，荣气逆行。其初出未有传变，在于肌肉之上，皮肤之间，只于风热六经所行经络地分出也，宜泻风湿热。医者只知阴覆其阳则宜汗。此宜汗者，乃湿热郁手足少阳之血脉凝逆，荣卫不能周身，元气消弱也。其风湿热滞于下，故面赤肿微黯，风水唯上冲，颜色多怒，其疮色肿微黯。疮热高起，结硬作痛，其脉止在左手，右属表。左寸外洪缓而阴，是客邪在血脉之上，皮肤之间，宜急发汗通荣卫则邪去矣，以内托荣卫汤发之。

痈疽夜卧不睡，名安神散。

辰砂 乳香各一钱 人参 酸枣仁各一钱五分

末之，枣肉丸，人参汤下。

柞木饮

发背、痈疽未成者，已成者，并收奇功。

干柞木叶四两 萱草根五分 甘草节 金银花 地榆 干荷叶蒂各一两

上为末，每五钱水二钟，煎八分作二次早晚各进一服。渣在煎。

青金膏

走马，牙疳蚀损腐烂。

乳香 信 轻粉各一钱 青黛二钱

上为末，油调。新笔付纸上阴干。每用少许放患上，以白纸封之。

乳香荜拨散

牙疼槽风。

天麻 防风 草乌 荜拨 细辛 乳香 川芎 硼砂 麝香 薄荷

上为末,每次口擒温水嗽之,鼻内吹之。

梅疮久发风癣成疮经症不痊

防风五钱 大黄一两 黄连五钱 黄芩五钱 连翘五钱 栀子五钱 蛇床子一两 枸杞子五钱 白蒺藜五钱炒 僵蚕二钱炒 牛蒡子三钱炒 胡麻仁五钱 蔓荆子五钱 蛇蜕一钱 蜂巢五钱炙 龙骨五钱 天花粉五钱 甘草一钱 威灵仙五钱

上为末,米糊为丸。每日三服,忌酒肉盐味二十七日。

十全大补汤

一切症溃后,多服生肌长肉,益气滋血。

人参 当归 川芎 白芍药 白术 黄芪 茯苓 甘草 生地 熟地 防风 陈皮 干山药 知母 黄柏 泽泻 升麻 金银花

秋冬天加厚朴、苍术、肉桂,春夏天加麦门冬、青皮、黄芩、山栀仁,黄连。

金箍散

黄柏去粗皮一斤 川白芷四两 芙蓉叶一斤 紫花地丁一斤 天花粉半斤 白蔹半斤

上为极细末,随疮疖痈疽发背,每用葱一把捣碎,加蜂蜜少许,再捣取汁,调匀搽患处。四向空中出毒,干再用余汁润之以助药力。盖葱性能开腠理,善走诸经,发散风邪。蜜乃百花之精,润肌窍,解百毒,与葱相反,助诸药力。如葱汁不便,夏月用蜜水,冬月用蜜汤。

又方

白芷四两 雄黄一两 榆皮二两 黄柏一两 麝香一钱

上为末,猪脑研调匀,搽四向空中出毒,干再易之。

瘰疬疔痰核围药

昆布一两去砂石晒碎研末　麝香五分　冰片三分　南星五钱

末之，用好醋、姜汁、蜜少许调匀，搽四向空一孔，干再用汁润之。

一方加田螺壳煅存性三钱，白芨末二钱，五倍末二钱。

紫芷散

治肾痈。

紫苏叶　白芷　官桂　草乌　白芨　黄柏各三钱

为末。暗醋、姜汁、葱汁、蜜少许和匀，火上熬滚调药，待温调匀搽四向空中出毒，干再润之。冬天加烧酒，夏天宜用好苦茶洗之。

消肿散

白芨　白蔹　牙皂　僵蚕　赤豆　五倍　雄黄各三钱　南星　半夏　大黄　黄柏　草乌　白芷　贝母　山慈菇　芙蓉叶各五钱　天花粉　牡蛎各一两

末之，姜汁靛青调敷。

夺命散

乌梅　老茄子经霜者　芙蓉叶　青地松　威灵仙　过山龙　马鞭草　苍耳草　益母草具等分煅　生甘草　草乌　赤小豆

除甘草等三味，余剉细入瓶内，盐泥固，济火煅存性为末。疔疮飞，盐醋调；脑疽背疮加田螺壳灰，皂角灰加黑背蜓蚰，捣烂调。锁口疔疮搽药在疮口内，阳症红肿，猪胆汁蜜调。小儿丹毒加青靛花，胆汁调。便毒猪脑调。

刻效散

发背

黄瓜蒌一枚　白矾一钱

连皮子煅过为末，醋调敷，乳汁尤妙。

拔丁围药

苍耳子捣烂，加霜梅肉，和匀贴疮上，叶梗煅灰亦可。

割毒丹

黄柏　天花粉　南星　芍药　姜黄　蝉蜕　大黄

上为末，水与酸醋俱不拘。

千金乌龙膏

治一切下部湿毒，附骨腿痈　筋络无名异症。

多年陈小粉半斤炒黑　白芷不见火　肉桂不见火　五倍炒　干姜炒　桔梗　龟版煅　白芍药　白蔹　威灵仙　苍术炒乌药各二两不见火　飞盐　蛤粉各五钱　白芨六两

上为末，姜汁、葱汁、醋、蜜少许，火上熬热，调匀，搽四向空中出毒，干再润余汁，以助药力。

妙贴止疼散

上部一切肿毒

白芨一两　乳香五钱　桔梗五钱　紫花地丁三钱　白蔹五钱

末之。鸡子清如前调敷并润之。

隔皮取脓散

驴蹄细末一两　荞麦面二两炒　白盐五钱　草乌四钱去皮　五倍一两

末之，水调作饼，慢火炙黄，去火毒。研细醋调成膏摊贴，其肿渐退。

水龙收毒法

单治背疮初起红色者。

背上用稠泥成圈，中间放水下蚂蟥数条，待蟥吸毒血，一日一易，其疮即愈谓之蟥针。

海浮散

疮有恶肉不去。

乳香 没药各半。研细末，掺上恶肉自消。

又方

地榆研细末，加雄黄末，如前掺之。

乌获追脓散

黄芪 芍药 白芷 天花粉 蛤粉 白芨

上为末，蜜水调匀，搽四向。

追毒锭子

治蚀胬肉坚不痛者

续随子 甘遂 大戟 五倍各二两 麝香 山慈菇

末之，糯米粥杵成锭子，纴胬肉根下，胬肉即脱。

真君妙贴散

明净硫磺三两 荞麦粉二两

上为极细末，井水和捏小饼，晒干或焙干收之。如遇恶疮，再研细，井水调敷痛处。痛者不痛，不痛者即痛而愈。

骊龙散

发背痈疽破与不破二者之间功能捷奏。

珍珠八分 牛粪一两（十二月生用，余用煅灰存性） 铁绣一两

上研细末，以猪脑加醋敷疮口，三五次，干再易之。

一艾二黄散

夺旗斩将之剂。

发背黑不痛即为阴也。用艾叶一斤，硫黄、雄黄末各五钱，以水同煮艾半日，捣极烂候温敷上，再煮再易十余遍，能知痛者可生全。无痛者，出紫血而死。

发背初起烂开不住，合围攻胜之剂。

白盐梅、皂角末二味烧存性，研末。不发热者，米醋调涂四围，连换即不走开。

平肌追脓散

疮头冷者用妙。

干姜研末，鸡子清调搽四向。如溃烂用猪蹄汤洗净疮口，拭干掺之。觉热如烘，平肌易愈。猪蹄汤法在前。

洪宝丹

发背黑色，四围烂开，用此把住好肉。

天花粉三两　姜黄　白芷各一两　赤芍药二两

末之，若病势大热，可用热茶清调敷。如病少温则用酒调，欲箍其脓加姜汁四分，茶清不分。

痘毒四箍散

黄柏　川乌　赤豆各一两　石精黄一钱五分

俱各细末，和匀水调，冬天用蜜汤。

痘毒掺药

防风五钱　当归五钱　乳香一钱　珍珠一钱　没药一钱　血竭一钱　辰砂一钱　胎牛蹄二钱或角炙　人参一钱

上为末干掺。

又　痘毒围药

白芨四两　雄黄五钱　黄柏二两　天花粉一两　文蛤二两　紫花地丁一两

上为末。生豆浆调匀，搽四向，空中出毒气时，用余浆润之，以助药力。

生肌长肉红玉散

寒水石火煅过去灰碾如尘四两　血竭二两　乳香七钱　没药五钱　孩儿茶二

钱 升药二钱

上为末如尘。每用一七掺疮口左边，明日掺右边，轮流掺之。其肉渐平。

太师公亲制金丝万应膏

此疮治痈疽发背，诸肿毒。定痛追脓，生肌长肉，收敛疮口。并治闪腰扑损，坠高落马，筋疼骨痛，皮肉青肿并治之。此膏天下魁首，奇妙无穷，宝之宝之。

粗料煎油。

大黄一斤 贝母半斤 草乌二两 地骨皮四两 黄芩 黄柏 黄连 天花粉各一两 小蓟 大蓟 赤芨 白敛 马鞭草 威灵仙 白芷 赤芍药 肉桂各五钱 玄参 细辛三钱 当归 川芎 白芍药 刘寄奴 牡丹皮 苏木 红花 蜂房 血余 马勃 良姜 续断 桑寄生 木鳖 无名异 桃仁 连翘 金银花 乌梢蛇 金毛狗脊 象皮 羌活 独活 仙灵脾 青皮 五加皮各一两 地龙三十条 白芷 防风 黄芪 姜黄 蛇蜕十条 穿山甲 虾蟆 血见愁 僵蚕 半夏 龟板 乌药 皂角刺 天麻子 地榆 艾 苦参 南星 牙皂 甘松 三奈 藁本 骨碎补 全蝎 麻黄 蜈蚣廿条 蝉蜕 五倍子 清风藤 何首乌 白鲜皮 木通 百合各一两

以上用真麻油二十斤，春浸十日，夏浸五日，秋浸十五日，冬浸一月。文武火煎熬旋加桑柳槐枝各二斤，凤仙梗、稀莶草、益母草、芊芊活、见肿消等草各少许，新鲜者有水气，缓缓下之。若骤下则油泛上发浮，慎之慎之。待药煎黑滤净渣，入油瓷瓶中，此药必用丝绵衬麻布滤方精制。再入锅内慢火煎，油滴水不散为度。春夏明净松香一斤，下油二两，柳枝搅匀，俟略温，旋下乳香、血竭、没药各一两，麝香一钱。春初天气尚寒，每斤再加油半两。秋初亦如之。冬月严寒松香一斤，下油四两，细药同前，搅至不沾手为度。

倾入水中，多令人蘸水炼如黄金色，再入水中浸三日，出火毒任用。

炼松香法

松香不拘入净锅中煎熬，柳棍搅之，俟其烊化，将稻柴滤净渣，俟冷结成块，取出任用。其砂石水屑俱在柴中矣。麟之制法果确也。已前煎过油内加天鹅油，每药油一斤加鹅油一两，使诸药味透入骨髓，凡煎膏药须随四时以意消息。

制黄丹法

黄丹先炒黑色，倾入缸内，用滚汤泡之再浸凉水。满缸时时搅之，浸一宿，水飞再番一器内，澄其细者，断其杂砂之类，将细好者晒干，研极细如尘，水气尽方可用。

长肉紫金膏

前油一斤，飞丹净七两，柳枝搅之，不拈手者，四时软硬为度。油多加丹，丹多加油，以意消息。其法全在时宜，徐徐下细药。

没药　乳香　血竭　赤石脂各一两　珍珠二钱　麝香一钱　黄占五钱　沉香末五钱　白占二钱　孩儿茶五钱　鸡内金三钱焙　天灵盖煅存性五钱　凤凰巢煅灰二钱（凤凰巢即利出鸡壳内嫩白软皮也）

俟温，方下麝香一钱，冰片七分，埋土中七日，出火毒任用。

不问痈疽恶疮等症，杖疮磕损并治之，并服。

风痰者痛处贴之。

赤眼头疼贴太阳穴。

痄腮等症点肿处。

头目昏疼，两耳虚鸣贴项窝。

腰胁痛贴患上，时熨之。

小肠气贴肾俞穴并脐中。

妇人血闭并小肠痛，贴小腹下。

乳痈，瓜蒌汤下之，五十丸。

妇人血崩，莲蓬灰艾醋汤下三十丸，仍贴脐下。

年外脚气不愈，加蟾酥贴膝三里痛处。

年久臁疮用葱盐汤洗净，贴患上。

急心疼红豆汤下，良姜汤亦可。

疯犬咬伤，冷水下，四十丸。

喘息痰盛贴肺俞穴。

便毒瓜蒌汤下。

如腹内积聚癥瘕用槟榔汤下五十丸，外加蟾酥麝香贴之。

肠痈内痈，石膏汤下四十丸。

偶食自死物，香油下五十丸。

自要水吃用土珠黄泥水饮数十丸即可。

或余毒未尽，发为毒疮，甘草汤下五十丸，仍外贴之。

千锤膏

贴瘰疬

天麻子肉一两　杏仁去皮七钱　雄黄五钱　乳香七钱　没药七钱　轻粉三钱　白芨二两

俱为细末。松香一斤，另末。

麻油打成膏，急鸡犬、妇人、孝服百厌，必须择上吉日，在净室锤之，方可应验，勉之勉之。

咬头膏

麻油半斤　益母草一两　乱发五钱　天麻子仁二十粒　白芷　全蝎七枚　江子肉廿一粒　斑蝥廿一　桃柳槐枝各二钱　官桂一钱

文武火熬药黑，滤净后入黄丹四两，没药一钱，麝香　粉霜信、铜青、雄黄各五分，柳枝搅成膏为度。

乳香长肉膏

用前金丝膏药油内每斤加象皮一两,凤仙梗五钱,再煎去渣,天鹅油五钱,另加黄白占二钱,血竭、乳香、没药各三钱,麝香一钱,煎法同前不载。

太乙膏

玄参　白芷　当归　赤芍药　肉桂去粗皮　大黄　生地各一两

上到碎用,麻油二斤浸,春五夏三秋七冬十日。火熬黑色,滤去渣,入黄丹一斤,青柳枝不住手搅,候滴水中成珠,不粘手为度,倾入磁器中,以砖盖口,掘窖子,埋阴树下,以土覆三日,出火毒摊贴。

麒麟竭膏

当归　木鳖子仁　知母　五倍子　细辛　白芷各半两　槐条　柳条各二十七根长一寸许

上件除槐柳条外,并切碎同作一处。

好血竭三钱,真轻粉二钱,滴乳香五钱,没药五钱,好雄黄四钱,当门子二钱。

上件各研细,和作一处。

松香拣净者为末十两,沥青为末二两。

上件二味作一处。

真香油三两,煎八味入锅,于文武火上三上三落不住手用槐条二茎搅,令燋色,即用棉滤去滓,再将油入锅,先入松香沥青末,不住手搅,如欲滚沸溢出即取下火。搅约一茶顷,滴少许入水,以手圆之不软不硬即取下火。将次六味徐徐而下,急搅令极匀,凝则再上火,勿令再沸,遂倾入大盆水中。半刻后,手扯之渐渐软和,揉翻复如金丝之状,再入水浸之。有暇再揉扯。春夏频换水,如急用亦浸一两宿，如浸多日愈妙。每用大竹管随意大小，高一二寸，填药令满而平两面按油纸在上，于紧火上，急手揭下，一面再上纸复烘，次一面仍揭下，厚则再用纸过为二个，如欲展火，即用四五个与大纸上，凑成一片贴用。治一切痈疽并发毒疮，各依常法，烘开候冷贴之。生者即用之就散，熟者即穿逐败生肌。首尾皆可。一切疔肿结核并贴患处；一切臁疮先用姜汁、白矾入汤，用鹅翎洗净，以牛蒡子叶或金刚藤叶贴疮，半日取尽恶水，然后贴上膏药，克日安痊，除小儿妳疳外，一切干湿白秃头疮，剃去发用香油摊薄煎饼一个裹着头上，一饭顷即用大膏药去饼满头贴之。一两次换药即效。一切臀股黄湿痒痛等症，并洗净揭干贴患处。一切打扑伤损胜肭气刺等症并贴患处。头疼贴两太阳，赤眼贴眼泡鱼尾际，伤风冷嗽贴脊心，牙疼刮药塞牙缝，面肿者更贴面，小儿痞痢等症用湿手圆如绿豆大，米饮送下三二十圆。一切风寒湿痹臂病贴臂，腿痛贴腿，且如腿痛贴痛处，半日许未效即以热汤露脚，指，在外从痛处淋洗至下，仍以旧布帛蘸汤连布放于膏药蒸之令热，又用瓷瓦刮脚甲指令其透快，不可太甚则其痛渐移下骨节间，然后如法帖之，逐节可去上面一个。俟其痛赶至脚腕，又贴脚心，仍剪去脚指甲自然痊。可常有妇人因湿气腿肿至腰胯大着连，将油纸满胯贴之，用前法赶下贴脚心，数日间脚心膏药下发一疱，出黄胶水。数日至老不发，贴臂痛亦如此法。大抵膏药大如患处方能敌病，小而不着肉安可望效也。贴痛处好肉上即用带热贴，贴疮即不可热贴也。随意举用，无不作效。

卷 五

炮制法

人参去芦上蒸

半夏滚汤泡浸去皮再用生姜汁浸或菜油拌炒大能豁痰

黄芪去根或盐炒拌或蜜炙

白术米泔浸炒泻用陈壁土炒

茯苓去粗皮赤白二种随症用

甘草或生或炒细小者能治小便痛

川芎大者抚芎小者又有种西芎伤寒科可用余不可用

当归酒洗

白芍药或生用或白炒或酒炒

赤芍药

台术去梗微炒

准生地酒洗不把铁器

准熟地酒洗同上

升麻去须

干葛剉片取末白者佳

藿香 水浸去泥土味香者真

白山药 微炒

防风 去芦

荆芥 去梗取穗

羌活 去泥土并

独活 去芦

薄荷 去梗

黄芩 去芦水煮二沸，上部用酒拌炒

条芩 酒煮坚实者是胎前用

桔梗 去芦头炒

天花粉 白色者佳去油色

玄参 去老根

白芷 水洗不宜见火

苍术 米泔浸后用盐拌炒茅山者佳

厚朴 紫实者佳姜汁拌炒

紫苏 叶梗红色者佳

前胡 去芦

硬柴胡 去芦

软柴胡 去芦水洗

麦门冬 水洗去心

天门冬 水洗去心

杏仁 宜泡去皮尖并双仁不用

桃仁 去皮尖并双仁

黄连 去苗或用酒或用姜汁拌炒

黄柏 去粗皮盐酒拌炒黑色

知母去毛盐酒拌炒

山栀去壳姜汁拌炒，大者名伏尸不用

猪苓去砂石醋拌炒

泽泻炒

五味子去梗搥碎

吴茱萸盐水煮三四滚取出晒干再炒去梗

山茱萸去核

枳实同麸皮炒

栀壳去穰同麸皮炒

乌药不见火

青皮同麸皮炒

秦艽洗去泥土酒拌晒

官桂味浓肉厚者名肉桂，形薄味淡者名薄桂能行经络

陈皮去白即橘红

续断去芦

桑寄生忌火

鼠黏子即牛蒡子，炒研用

龙胆草酒拌炒须，洗去泥土

紫苏子去泥土微炒研末

蔓荆子炒

麻黄滚烫内去末

南星白矾皂荚同煮

贝母去心

连翘去梗碾

金银花

瞿麦

白蒺藜去刺炒

红花

牡丹皮水洗去梗骨

地骨皮去梗水洗

阿胶蛤粉炒或生用

百合水洗

茵陈去梗不宜见火

紫苑去根

牛膝去老梗酒洗

杜仲去粗皮盐酒拌炒断丝

槟榔微炒

大腹皮黑豆汁煮晒干再炒

玄胡索微炒

香附炒黄或用童便醋盐水浸任用

辛夷去蒂

蒲黄炒或生用

卜子炒碾碎

兜苓去筋膜

江子去壳，去油，即巴豆

干姜或煨或煅灰用

木鳖子去壳

皂角刺酒拌炒

皂荚去丝筋

猪牙皂角炙

砂仁微炒研末

木香不见火

肉果糯米粉梗团包，火内煨熟，面亦可，到片纸包，打去油用

天麻子去壳

苦参酒拌炒

冷饭团米泔洗，木槌碎之忌铁，白者佳，红色者能杀人

萆薢

山楂研碎炒磨末去子

神曲炒黄色

麦芽炒

白扁豆

香薷

滑石碾木水飞

大黄或生或酒煨或蜜水浸煎

寒水石或生用或煅

车前子炒

远志甘草水浸去骨

细辛不见火

蒿本去芦不见火

石斛去头土酒浸一宿晒干

赤根即麻黄根止汗

天麻明亮者佳

三棱醋拌炒

蓬术醋拌晒炒

附子炮

白及 川广者佳

白蔹

何首乌

威灵仙 酒洗忌茶

牵牛子 去皮取末

僵蚕 炒

姜黄

槐花 炒

牛胶 或生用或麸皮炒

五加皮 酒拌炒

丁香 大者为母丁香去蒂

淡竹茹 淡竹先刮去青用第二层

海桐皮 不见火

益智

甘菊 眼科用酒拌晒

射干

薏苡仁 炒

木瓜 红色者佳

瓜蒌仁 去壳

地榆 水市揸一

牡蛎 火煅、童便浸、再煅

川乌 炮

菖蒲 九节者佳

蝉蜕 水洗去土

款冬花 去梗

茴香忌火

麻子研

酸枣仁去壳取仁微炒

茯神去皮木

白鲜皮去梗

川槿皮去粗皮

桑白皮去黄皮炒或蜜炙

甜瓜子微炒腹中痈不可缺

枇杷叶布揩去毛姜汁拌炒

艾叶去梗

玄明粉即皮硝，冬天用白葡煮三四沸取出，倾入缸内夜露，早晨取明亮者另入一器风化，用其汁再如前取之

芥菜子晒干碾

凤仙子微火炒

黄蜀葵子微炒

马鞭草去老根

豨莶草去梗

鹿角火煅

麝香不宜见火，药店上多将泥及荔枝核炙焦研末和之

犀角镑或用水磨

冰片客商多有番硝和之火上烧火起是硝香者片也

羚羊角镑

雄黄夹石者不宜用

硫磺青色者不宜用

牛黄口中苦后香甜者真

珍珠大豆腐者一伏时

五倍去内中窠

绒灰有羊绒、大红绒煅灰掺药内用

人中白煅

鸡内金即鸡肫内黄皮焙干研末或煅灰存性用

白矾或生或火煅

韶粉即面粉

樟冰

风子去壳取肉

乳香箬叶上慢火炙黄同滑石研方细今有假者似之

没药

血竭香红色者真，腥气者假

孩儿茶

蟾酥

绿豆粉微火焙干水飞掺药内用

辰砂水飞

青靛散者佳成团者有石灰和之

胆矾

穿山甲灰火内泡

昆布水洗去沙土围药中用醋煮加生姜汁

海藻水洗去泥土用乌豆蒸一时可用

续随子去壳去油

琥珀拾得芥者真

铜青火土微煅

金箔多有假者

赤石脂粘唇者佳

蛤粉紫口蛤蜊煅灰研末

硇砂去石即挠砂

龙骨火煅

海螵蛸去尘土

鳖甲或煅或醋炙

龟甲童便浸七日长流水洗净醋煅酥润之

花蕊石火煅醋淬

象皮剉片火炙

丁皮不见火

橘叶洗净剪碎

橘核

皂荚子

泽兰

旋覆花去蒂

谷精草

细茶去梗

天竺黄今有假者以化过人骨代之

芦荟水中两块一移近者真

草决明

石决明

冬青子饭上蒸

白沙参

紫花地丁

附子不可轻用

附子味辛甘，气温，大热，有大毒，制法以童便煮而浸之，再用文武火以烈其毒，且可助下行之力。入盐尤捷此佐使之药，通行诸经，其性善走而不守，浮中沉无所不至，阳中之阳，故行而不止，用之得宜有夺旗斩将之功，用之不宜有杀身殒命之祸。每人参一钱为君，止可下附子一二分为使，再加甘草以解其毒。内外之症遇严寒时候，疮口沉塌，四肢厥冷，寒温疼痛，萎躄拘挛，膝痛不能行步，腰脊风寒，伏阴伤寒方可下。附子不审阴阳虚实，一概用之使人服后，火郁中焦，气郁下焦，咆哮喘急，顷刻而毙。凡用附子者其可不细审乎？解附子毒令多汲新水，连饮数碗，遂大呕泄，方解其毒，此又不可不知也。

但医术渊奥，皆臻要妙之门；方法宏深，尽藏幽微之理。噫！余非敢夸言立论，但志在养生，心存济物。况子幼家贫，若此书秘于一家则公人之念泯矣。遂校正之增衍以待来学。

总论病家大略

夫人之身配天地阴阳，善摄生者，须饮食有节，起居有常，不妄作劳，形与神俱，则荣卫周流，六淫无自而入，何病之有？不善摄生者，以酒为浆，以妄为常，起居不谨，饮食失节，形气损伤，六淫之邪相使，治医药之道作矣。故庄子有养生主篇，盖心为吾身君主之官，神明出焉。养生者所以养此心也。修心养性之术既不能习于未病之先，调摄保养之功又不能察于已病之际。夫既病矣要须安常处顺。视富贵如浮云，恬淡心志怡养精神，不妄想，不迁怒，不作劳，即有勿药之喜。若心猿意马戚戚于功名，孜孜于货利，琐琐烦恼，汲汲荣辱，病已在身心，不在病，或劳心，或劳力，而君主之官昧焉。五神失位，六贼内戕。欲疾之愈也得乎清真。子曰大凡人卧病即于胸前写一死字，则百般思虑俱息。此心便得安静胜如服药，此真无上妙方也。是故医书云惟富贵之人从生至长无敢逆其意及其病也，将平时所畜医书看得一二，便要夸言立论，考订医人，以是为非，以非为是，倔强争论不知病之浅深，脉之虚实，药之寒温。若遇谄谀贪利之辈，心先自谦拱手听命，惟言是从不敢折论。妄投药剂轻用针刀，日久传变遂致病者势益危焉。虽扁鹊复生不能治矣。乃若直道医人精思病源，酌古准今，冀一药而愈以奏回生之功。苟不见听则飘然而去肯徇情哉。又有病者不肯服药煎成倾于地，徒为虚语应答。反言医之无功，及至毙也，真情发露，与医何干？故东坡先生有曰：吾平生求医已，于平时默验其工拙，至于有疾，必先尽告以所患，而后使之诊视，使医者了然，知厥病之所从来，庶病证先定于心，而脉之疑似不能惑也。故虽遇中医疗疾亦能常愈。吾求疾愈而已，岂以困医为事哉？斯言真警述济世之箴规也，近世以来多隐所患而试验医之能否。医亦不屑下问，挟己之长而治其病。从前至后其误益多矣。与医何尤实病家自娱之也。故《龙虎经》云：炼得阴阳元气足，始知成立自虚无。《黄庭经》云：修真之士穷造化之源，知升降之路，安神定息，一念不生，湛然无欲，其气周流自然造化。老子曰：绵绵若存用之不勤。《太素》曰：出入废则神机化灭，升降息则气立孤危。因世人不知返本穷原之道，故圣人指性命之根令人藏神聚气还返往来，归根复命也。故人之生也赋性于天养性于地，百年之身从此可保，内外之证何由而生。歧伯曰：恬淡虚无，病安从来？一有怫郁诸病生焉，正谓此也。养生之士宜祥察之，并附六不治于后。骄恣不论乎理一不治；轻命重财二不治；衣食不周三不治；阴阳并藏气不足四不治；形瘦不能服药五不治；信巫不信医六不治。

医家切戒

圣人继天立极悯黎元之疾，辨察百药以治百病，由是有方书之学，而医道兴焉。上医治国，中医治人，下医治病。经曰：不治已病治未病，不治已乱治未乱，此治国治人之道尽之矣。其下医治病，殆犹良将之用兵也，量敌而后进，虑胜而后会，察色观形便知脏腑之疾，临机应变务度缓急之宜，今古不同世俗亦异，若执古方以治今病，犹拆旧屋以接新屋，不经匠手不可适於用矣，况医司人命任大责重，不可轻易，临病之际，兢兢业业，心到眼到手到，因病立方，因方用药，视人之疾，犹己之疾，不别其贵贱亲疏，推广天地好生之德，贫则施惠，富无苟取，推诚拯救务俾，此业为仁术，勿为盗蹠，劫人於道路，夫盗亦人也，为贪心所使，遂致污名丧命，医乃九流中之高术，人称曰，医师岂可使下同于盗哉，近世有初学之辈，不读内经，百家群书，辄就行医，开肆不读本草，焉知药性，专泥药性决不识病，假饶识病未必得法。识病用药工中之甲，能穷素问，病受何气，便知用药当服何剂。苟图富贵，一遇病家即出大言，警吓生死，噫！渠既病矣，死生未可卜也。所仰望者，在医人耳，若果可治，务要尽心，日夜思所以愈之，苟不可治亦更精思思之，不可遂以，不可治告之，使彼早备送终之具，免其仓卒失礼以致终天之恨，若怀利心，进退惑乱，谓之行医可乎？近观博奕好饮者，流连胜负不知病家之急，婪财肥家者，较计丰啬，遂忘济世之心。庄子曰：盗贼亦有仁义礼智信，今人乘急取财，尤甚於盗贼矣。是可忍也，熟不可忍也！《国语》云：无德而福隆，犹无基而厚墉也，坏无日矣。魏子云：薄冰当白日，聚毛遇烈火，所以喻今之祖父聚敛，而子孙轻废之谓也。理窟言：采金於千仞之山，而人不顾其覆压之祸者，利於金也，求珠於不测之渊，而人不顾其沉溺之患者，利于珠也，此乃贪夫所徇。医以活人为业，岂可徇利乎？人而无恒，不可以作巫医，巫所以祷鬼神，干系虽轻，然不诚，则鬼神难格，巫固非可伦於医。巫尚不可不尽诚，况医司人命，其可视之如戏，而不恒其德乎？有阴德者，天必报之，苟望报而为算，亦非仁人君子之用心矣。余赖祖父之业，勉承斯业，然济人利物之心，窃有志焉，每以不学为耻，恐蹈夫孤陋寡闻之域，斯则余之日，兢兢焉者也，子性甚粗予言甚倨，素多取戾于人，苟高明君子同道之士，俯念蠢直不我咎也。

医家七诊

一、静其心，存其神也；

二、忘外意，无思虑也；

三、匀呼吸，定其气也；

四、轻指于皮肤之间探其腑脉浮也；

五、微重指于肌肉之间取其胃气中也；

六、沉指于骨上以取其脏脉沉也；

七、察病人脉息数来也。

玄门脉诀

十二经络直诀：呼为阳而应天、呼出心与肺；吸为阴而应地、吸入肾与肝。

立相六千七百五十息是阴，六千七百五十息是阳，呼为阳，吸为阴也，荣卫相随，各行二十五度，六千七百五十周于身，漏水下百刻，凡人一昼一夜，一万三千五百息。扁鹊云：人受天地之中以生，所谓冲气也，其天五之气，始自中原，播于诸脉。

三焦经手少阳，起于小指次指之端，循手表腕至目兑眦，子时注胆。

胆经足少阳，起于目兑眦，入大指岐骨肉出于端，丑时注肝。

肝经足厥阴，起于大指聚毛之际，上循足附上廉，上入肺中，寅时注肺。

肺经手太阴，起于中焦，下络大肠，其支者从腕后直出次指内廉，出其端，卯时注大肠。

大肠经手阳明，起于大指次指之端内侧，循指上连，其支者，从缺盆上项贯颊，入下齿中，上挟鼻孔，辰时注胃。

胃经足阳明起于鼻交頞中，下循鼻外入上齿中，其支者入大指间出其端，巳时入脾。

脾经足太阴，起于大指之端，循行内侧白肉际，其支者，入胃别上膈，午时注心。

心经手太阴，起于心中入掌内，循小指出其端，未时注小肠。

小肠经手太阳，起于小指之端，循手外侧上腕，其支者，入耳中别颊，上抵鼻，入目内眦，斜络于颊，申时注膀胱经。

膀胱经足太阳，起于目内眦，上额交颠上，其支者，从膊内左右别下，循京骨至小指外侧，酉时注肾。

肾经足少阴，起于小指之下，斜趋足心，其支者，从肾上贯肝膈，入肺注胸中，戌时注心包。

心包络经手厥阴，起于胸中，出属心包下膈，循小指次指出其端，亥时注三焦，复注于手太阴肺经，上合鸡鸣，下应潮水，其气与天地同流，加一至则热，减一至则寒，古人处百病决死生，候此而已。

以上十二经络配合十二时以决死生，学者究心，细玩之。

右 手

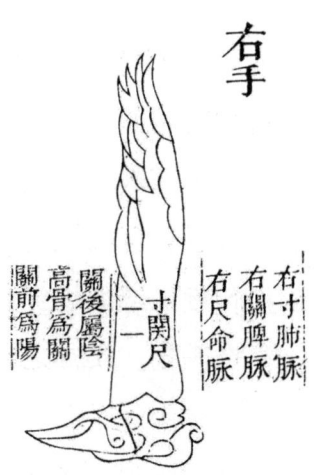

但三焦及大肠、小肠、五脏之源气。

治行于阳凡焦者，有名无形。尺主下焦，小肠至足阳明。

关主中焦及腰背脊一寸，上寸主上焦、头皮及毛，尽手阳明。

脏喻山，腑喻道，收阴阳之道，合于五脏之气候。是以黄帝论气之行著，必分勇怯，故扁鹊治病，忌神明之失守。叔和论脉，辨性气之急缓，欲疗病人，先察其源。五脏未虚、六腑未竭、血脉未乱、精神未散，服药必活。然用芳草石药，必察缓和。看外证，得神者昌，失神者亡。外证面尘色脱也，脉诊得沉细而微，难治也。

黄帝曰：医家之用功者，以专持毒药，不察病之浅深，而不问其情，则精神不进，志意不治，故病不可愈。《内经》所以闭户塞牖，数问其情，夫用大毒之药，若善药不能取效，不得已而用之可也。

脉息节要

七表八里，浮、芤、滑、实、弦、紧、洪，乃七表也，微、沉、缓、涩、迟、伏、濡、弱八里也。

七表为阳，象易少阳之数也。

浮脉者，轻手乃得，重手不见。脉见诸阳为表热，诸阴为表寒浮动在肌肉之上，浮属阳，病在表也。

芤脉者，浮大软，而按之中央空，两边实也脉中央空虚，芤主热甚。

滑脉者，不涩也，多与实数相兼，为病热或滑兼迟者病寒也。

实脉者，大而长，沉浮皆得而数，阳热甚也。

弦脉者，软虚而滑，端直以长也弦如张弓、如琴弦也，弦主风。

紧脉者，不缓也，或如转索，或如切绳者紧脉主痛。

洪脉者，极大而数，举按满指，实热之极甚也。

八里为阴象易少阴之数也。

微脉者，若有若无，极细而软也，多兼於迟，主於阴寒。微、沉、缓、涩、迟、伏、濡、弱见诸阴脉也不可便言为寒，当以标本明之。

沉脉者，轻手不见，重手乃得，动在肌肉之下也沉属阴病在里。

缓脉者，纵缓而不紧，似迟而小疾也缓而迟为寒，缓大而长热。

涩脉者，涩而不滑也，或如刀刮竹，或涩而止住者涩主心痛。

迟脉者，一息四至已下也气液虚损故脉迟，病寒迟而不能数也。

伏脉者，脉伏于骨附，亲近也。沉之甚也伏主水蓄於内，积饮不散也。

濡脉者，按之似无，而举指无力也有似微弱主极冷多兼於迟。

弱脉者，软虚而无力也弱主虚冷，必兼微而迟也。

四时平脉

春弦一云长　夏洪一曰数一曰钩　秋毛一云涩一云浮　冬石一云沉一云伏

明当脏之病

从心起

其液汗，心风嗜忘，心风寸浮数，心风成癫痫

其声言，心气痛甚，心气寸紧，心气成伏梁。

其味苦，心热狂走，心热寸焦数，心热风狂走。

其臭焦，心冷死矣，心冷寸沉涩，心冷成痰。

真心痛手足冷。

具色赤，心虚嗜惊，心虚寸濡弱，心虚成恐惧。

上五般之病，除虚不灸，余四种并灸心俞，第七椎相去二寸二分，量病轻重，上至一百，下至三壮一七，若从起处灸之亦差，余并效此也，不须更叙睢与椎同，音槌七睢第七脊之骨也。

从肝起

其液泣，肝风筋脉痠痛，肝风关浮数，肝风瘰疬，劲筋急。

其声叫，肝气左胁痛，肝气关紧强，肝气风癖气，左胁妨。

其味酸，肝热骨节疼，肝热关洪盛，肝热成精目赤，骨节烦。

其臭死，肝冷不食菜吐水，肝冷关沉细，肝冷有痰饮清风

其色青；肝虚多恐惧，肝虚关芤涩，肝虚恐惧无力。

上五般病，当灸肝俞，从大椎下行至第九椎，夹椎相去二寸三分，候本脏脉，或从余脏来，当灸余脏，还量老少，病若重或轻，量事而制之，除虚不灸也。

从肺起

其液涕，肺风皮肤生疮，肺风寸浮数，肺风鼻塞疮疥。

其声哭，肺气成上气噎，肺气寸紧数，肺气上喘气膈。

其味辛，肺气成瘕嗽病，肺热寸洪涩，肺热头面生疱疮。

其臭腥，肺冷成面墨悲，肺冷寸沉细。肺冷右肋生癖气。

其色白，肺虚饶涕皮痒，肺虚寸芤濡，肺虚鼻中肉结生。

上五般病，除虚不灸，余并灸之，从大椎下行至第五椎，夹椎相去二寸三分，若从余脏未候当脏脉，量老少轻重制之。

从脾起

其液涎，脾风旋重，脾风关浮数，脾风瘫缓，右边多重。

其声歌，脾气皆妨，脾气关缓实，脾气皆痛，久成瘦病。

其味甜，脾热饶睡，脾热关洪数，脾热成黄，亦为三消。

其臭香，脾冷吐水，脾冷关细涩，脾冷风入尺，胃痰饮胀满。

其色黄，脾虚来欠，脾虚关浮芤，脾虚，心热嗜饥呕。

上件诸病，除虚不灸，余并须灸第十一椎，两边相去四寸半，季肋尽处即是，随病轻重而灸之，若从余脏来，当候脉而灸之，量老少不妨药治。

从肾起

其液唾，肾风旋吐酸，肾风尺浮数，

肾风，酸挛急。

其声呻，肾气胁脊疼，肾气尺浮紧，肾气脊胁疼烦。

其味咸，肾热骨烦疼，肾热尺洪数，肾热险毒时行。

其臭腐，肾冷腰脚疼，肾冷尺沉细，肾冷腰冷痹。

其色墨，肾虚头足酸，肾虚尺浮弱，肾虚多风耳聋。

上诸病，除虚不灸，余病并灸肾俞、大椎，下行至第十四椎，两边相去四寸是内肾俞，又夹此椎相去七寸八分，斜下是外肾俞，亦主膀胱俞也。不妨药治之，恐不审细，仍为图记之后人背面。

五脏相入

肝病入心

肝风入心　　为痫亦成瘰疬，项筋急、头痛、舌缩、壮热。

肝气入心　　为痃癖气，痛甚难忍，左肋不痛。

肝热入心　　项筋急、目赤、舌干、少睡、嗜惊恐。

肝冷入心　　为吐酸水、饮食不下、手足冷冷如铁，名心痛。

肝虚入心　　嗜惊、恶骂躁暴、不欲闻人语声，则叫呼。

上此五般之病，除虚不灸，余并灸之，当候之脉从何生，灸之即不错也，兼须服药，大段灸之，当候之脉穴同上。心病人亦准上，子不合传母之逆也，病即难差。

肺病入心

肺风入心　　咳嗽、唾血、身体战掉拉拉不安、皮肤搔痒疮疥。

肺气入心　　胸中病痛、取气短、卧不安、胸背痛闷不已。

肺热入心　　嗽逆、吐血、皮肤生疮、喘息粗短、面赤。

肺冷入心　　目中多泪、悲思不已、面目青黑色不常。

肺虚入心　　悲啼思慕、嗜惊怕怖、皮肤白色。

上此五般病状，除虚不灸，量病轻重，观其老少，斟酌之，不妨服饵。

心病入肺

心风入肺　皮肤生疮、白屑、白癜、翻疥癣肉中生结子。

心气入肺　胸背热闷、胸前及背上热结子。

心热入肺　皮肤热蒸手足烦闷、胸中及口生疥。

心冷入肺　鸡皮白肤、面无血色、尪弱怯惧无色。

心虚入肺　啼泣悲哀、目中冷泪、鼻塞、口干、悲思。

上五般，除虚不灸，其余并灸，当候其脉，轻重老少，药性临时制之。

肾病入心

肾病入心　为癎，拂然而死，轻则眼旋，目前生花。

肾气入心　为疣癣，气动而改变，为气病面黄。

肾热入心　为狂颠之病，轻则骨烦，名阴毒时行。

肾冷入心　手足冷如铁，是名真心痛，甚则死。

肾虚入心　四体昏昏、喜汗出、足无力、困闷昏昏。

上此五般病，亦候其脉，除虚不灸，视老少患状斟酌，不得不依。

心病入肾

心风入肾　脚心热吸吸无力，手足骨节酸疼，头痛。

心气入肾　连脐酸痛，兼膀胱及腰脚，痛不可忍。

心热入肾　困不知痛处，心意躁烦怨，不耐痛。

心冷入肾　手足冷如铁，痛甚即死，名真心痛。

心虚入肾　背吸吸、耳聋、目昏、健忘、嗜旋无力。

以上诸病，余并灸之，除虚不灸，服药量病老少衰弱斟酌候本俞，即庶穴也。

脾病入心

脾风入心　嗜呕吐、头重、眼前昏昏往往、见黄黄墨花

脾气入心　背膊妨、心中闷闷、妨满不饮食，两肋妨。

脾热入心　饶唾涕，目黄疸、身热、恶心、变吐、昏闷。

脾冷入心　脾中痰饮、时时吐水、胃脉胀不欲饮食。

脾虚入心　食了旋肌，心中徃徃多热，来嗜欠卧。

上诸病，除虚不灸，余并任灸，量老少衰弱斟酌之，不妨药治。

心病入脾

心风入脾　生热结子在肉中，极则成疱疮、癫病。

心气入脾　胃脾中痛，自脐上至心，难忍则死。

心热入脾　反热皮肤黄、极风、消渴、消中、消肾。

心冷入脾　饮食不消，背膊妨闷，胃中细气。

心虚入脾　好嗜卧，四体昏昏，不知痛处，无力。

上诸病，除虚不灸，余并灸，量老少衰弱临时制之，不妨药治。

肾病入脾

肾风入脾　手足战掉、四体不安、习习昏困无力。

肾气入脾　腰脚背疼，及胸两肋妨痛，甚膈气。

肾热入脾　饶睡困重，不知痛处所在，面肿浮也。

肾冷入脾　腰痛疼及痹，脚气疼、白虫、蛸虫。

肾虚入脾　腰脚无力，虚吸吸，四体困闷，顽痹。

上伴诸虚不灸，余并任灸但且灸，肾俞脾俞自若。

肝病入脾

肝风入脾　肉中生结子，瘰疬疱疔疮反花等疮。

肝气入脾　左右胁下妨痛甚，则为颗块痛矣。

肝热入脾　背脊上热肿成热痈，极则成脓。

肝冷入脾　好吐酸水，不欲吃菜，及水亦不欲也。

肝虚入脾　喜太息，来欠咨嗟，叹烦闷扰也。

上诸病，除虚不灸，肝合脾量老少衰弱，以意消息，脾病入肝无异。

肾病入肺

肾风入肺　头旋、鼻塞、鼻梁疼、头重脚酸。

肾气入肺　肺胸脊欲得槌，嗽逆无气力。

肾热入肺　皮肤热痛，嗽逆战掉，久差，风上气。

肾冷入肺　悲泣涕哭，面无血色，力微小。

肾虚入肺　耳聋塞、口干酸疼、腰膝无力。

上此五般病，除虚不灸，余并灸，量其老少衰弱，轻重制之。

肺病入肝

肺风入肝　嗜卧，疔疮翻花，结筋一聚生恶疮。

肺气入肝　百脉胀、口鼻青色，行卧不得。

肺热入肝　骨节粗，肉生结子，后为疮也。

肺冷入肝　鼻目多水出，泪涓涓不绝，肉带青色。

肺虚入肝　常惊怕，状似怯人，筋中疼痛也。

上此五般病，除虚不灸，余并灸。仍服药，勿使不慎口，当使其脉勿使粗心，量病轻重而制之，肾病入肺无异前也。

脾病入肺

脾病入肺　瘕嗽，生疮，在胸及头面，疥癣等疮。

脾气入肺　或噎病，膈气上喘，瘦病背膊中妨。

脾热入肺　恶肿，多患脓血，疥癣是也。

脾冷入肺　反胃呕吐，胸中疼，心饶吐稀唾等。

脾虚入肺　皮肤白色，搔痒，欠呕等是也。

上诸病，除虚不灸，当候其脉，量病轻重从名治之。

明脏府相入

脾病入胃

脾风入胃　胃中热恶心、吃饭无味、鼻中觉香气，变吐恬水。

脾气入胃　胃中妨闷，吃食即胀满妨，勿食白面发之。

脾热入胃　吃水多，心热，面目黄，久不差，成三消之病。

脾冷入胃　胃好吐酸水，不饮食，心中痛，久而成反胃吐也。

脾虚入胃　胃好可忆，时时心闷，欲食不喜，食来欠多。

上诸病，除虚不灸，余灸。灸四肢，须灸脾俞差。但依病当量之，胃俞第十二椎，两边二寸一分是也。

肾风入膀胱

肾风入膀胱　小便无度，头旋恶心，眼昏，脚酸疼。

肾气入膀胱　膀胱夹脐及背脊两胁妨痛，极成结气。

肾热入膀胱　小便难、赤目、精痛、皮肤寒热、头痛。

肾冷入膀胱　遗溺气、腰痛、白虫蛸、带下。

肾虚入膀胱　令人无力、房事不兴、脑转、耳鸣。

上诸病当灸肾俞及膀胱俞，在第十九椎两边二寸三分是，量老少衰弱兼治之，临时而制。

心病入小肠

心风入小肠　肠鸣作声、或时激痛、小便秘涩、头项痛。
心气入小肠　令人脐下疼痛、赤白痢下、秘涩难痛。
心热入小肠　令人渴、血热闷烦痛、肠中如汤不安。
心冷入小肠　令人渴、水谷不化、脐中疼痛、不知无计。
心虚入小肠　令人神魂狂乱、忘见恍惚、多语、陶扰。

上诸病当灸小肠俞，第十七椎两面二寸二分，并灸心俞，第五椎兼治之无妨。量老少衰弱，临时治之，胃中之病亦相透得，病因种种，不同治，难执法。

肺病入大肠

肺风入大肠　肠中宛转，闻不欲食，食即似吐，吐清冷水。
肺气入大肠　肠中痛不已，成妨闷作声，胀满不食。
肺热入大肠　令人粪色赤稀无度，而不堪近。
肺冷入大肠　令人肠中水谷不化，名为水痢泻之。
肺虚入大肠　令人面色白、胞内枯瘦鸡皮有鳞。

上诸病当灸大肠俞，夹第十六椎两边二寸三分，亦须服药。

肝病入胆

肝风入胆　常吐黄水、瓜甲及面并带青色、项痛。
肝气入胆　胆胀满，左胁下痛，并转胁中痛者也。

肝热入胆　目赤痛，嗜惊叫呼，面色恶，骂无度。

肝冷入胆　不欲食菜，如吐酸水，左胁中，第五肋中妨闷。

肝虚入胆　嗜怕惧不安，饶泪哭泣，面色青。

上诸病当灸胆俞，夹第十椎两面二寸三分，老少衰弱斟酌之。病有风气相和、冷热相和、风冷相和、热气相虚而得也。因虚而风热气展，转通入脏腑，相薰成。久而不医，遂重难差，轻而易差，便为良医，有重者而难痊谓之小手，此盖谓自不识病源养之成重，非医之过也。针有一月之功，灸有终身之效，药通于六腑，丹石通骨，大而言之，药治六腑之病，灸治五脏之病，五脏主皮筋骨血，其方内有药重处用药一件为治，应药脉流行，无非灸道而贯之，达者思矣。

大小肠九盘

喉达气出入管也，咽吞物为扼要嗌也。

肺金也，听阳降之而入，故其治在右，肺体左而用右。

金胎于卯木，汞离生之。

心君也，居肺之下，有隔膜，用脊胁护君相。

木胎于西金，铅肾生之。

肝木也，听阳升之而出，故其治在左，肝体右而用左。

胆甲也，气始生十一岁，取决于胆，膻中气之海，三焦心胞络，所居如天地之尊，不系五行，阑门，大小肠会处，泌别渗入水肠。水肠，膀胱也。膀胱为胞之室，津液之府。

体左用右为虎，上接离下接坎，中宫为媒。

体右用左为龙。肺魂肝升，脾者为血气之主持，肝魄肺降。

魄者，精气之臣佐。

魂者，精气之辅弼。

心者，神精气之成化。

肾者，为专意之不移。

五漏　忧、喜、思、恐、怒，五者，其实皆一，心也。

津脱者大汗、液脱者骨不利、血脱者色夭、气脱者目眯、精脱者耳聋。

凡此五者，其脉俱虚，此其候也。

精、气、津、液、血、脉六者，其实皆一，气也。

腑脏背面图

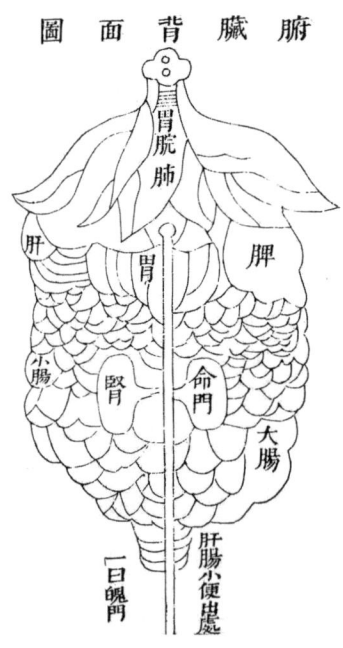

肺已下左侧可见脾胃之所居，以明水谷之传受，脾居胃上而与胃膜相连，结叠小肠之上，故胃之上口曰贲门。迪引水谷之气，于

肺播于诸脉，胃之下口曰幽门，传导水谷之秽于小肠，小肠之下至于阑门，然后滓秽之物入于大肠，水液之流入于膀胱，清浊从斯而分矣。

黄帝曰：七节之旁有小心，小心是何状，谱以经正文言之。《内经》云：肺下右侧心之系，系于脊，水下通于肾。心系有二，一侧上与肺连，一自心入肺两大叶之间，曲折向后并脊膂小络，连通脊髓于肾系，通下见于第四图，其系从肺大叶两间穿后，两脊正当七节间，手厥阴心包主。《灵枢》云：脉出于胸中墟云大陵为心之原，类云：手厥阴一阴也，一名心主与三焦为表里，藏象云：心下横隔膜之上竖斜肠膜之下，与横膜相粘。黄脂膜者，小心也，漫脂外筋膜，如系与心肺相连者，心包络乃小心，在漫处中，非有形也。

黄帝书云：七节之旁乃正视脊骨之前，便为旁非两边之旁也，中有小心谓神灵之官也，禁不可针刺，刺则刺七节之间，正与前相照，亦为旁前后左右，乃四旁也，黄帝曰：心形如未敷莲花，上有三毛，中有七孔，以通天真之气，乃神明之宇也，脏真通于心，心藏血脉之气，为身之君，肺为华盖，心居此之下，《太素》以小心作志心。杨上善云：脊有三七二十一节，肾在七节之旁，肾神曰志五藏之灵，皆曰神。神之所以任得名为志者，心之神，心为手，肾为足，皆少阴上下一经也。

黄帝曰：膻中者臣使之官，喜乐出焉。膻在两乳间为气之餐也，脐下一寸五分，为气海者，生气之海也，父母之念合而成形，天一生水为肾，肾出脐下生为三岐，任脉所发，上冲过天枢至膻中，三焦胞生气之所会居焉。所以为父母至尊不系五行，男女身中之父母也，以气言之，惟见其父不见其母。灵枢云：心主之脉，起于胸中，出属心胞下膈，历络三焦为表里，此命门相火与心主同脉，与右尺午也。气血胸中同会，所以有父母之称，包主一名相火，此坎之元气与天五所出之。荣气混而为一，充盈乎百骸、幂络乎一体，睟于面，盎于背，血气为人之神，可以不谨养乎，《刺经》云：肝左、肺右、心表、肾里，脾使胃市膈肓之上，气海居焉。气者，心之源；生者，命之主，故气海为人之父母。扬云：心膈上下为育，心为阳，父肾为阴，母肺生气，心主血，共荣卫于身，故为父母。

黄帝以胃为仓廪，布养五脏。故五藏禀气于胃，胃为五脏之本，食入于胃，脉气流行通于四脏，气归权衡以平气口，成寸以决死生。又云：饮食入胃，游益精气，上输于脾，脾气散精，上归于肺，通调水道，下输膀胱，水精四布，五经并行，合于四时，五脏阴阳揆度，以为常也，此水谷气味，为养生之理也。海云：小肠下口泌别水，入膀胱胞内上口胞，却渗入膀胱下口出也。仲景言：胃口燥屎五六枚，胃谷消，水去形亡，岂有之哉？实在广肠也。故蜜导煎能及之，指胃而言，从阳明可下而言也，观者以意逆志，斯得之矣。

扁鹊曰：大肠小肠会处为阑门阑隔也，言阑约水谷从其泌别也，其水谷自小肠承受于阑门，以分别也，其水渗灌于膀胱上口为溺便，若谷之滓秽，则自阑门而传道于大肠，故曰下焦者，在膀胱上口，主分别清浊也。海云：此个膀胱上口，内已有胞之系，上口相附着而为一脂膜，同接小肠下口矣，便是膀胱，有上口，其实在胞之外，却真是膀胱无上口也。图云：大小肠会于阑门，约水谷分前后，小肠下口渗入膀胱上口，丙与壬通此其内也。又手足太阳为上下经，此其外也。一有形一无形，内外相接，而应脊骨。空云：督脉起小腹以下，骨中与女子入系，提此其孔溺之端也，其终循阴阳物，合纂间统纂后。云此一端，在《古今伤寒辨感》后修《明堂式》云：大小肠会为阑门，在脐上一寸，水分穴也。

平叔曰：铉音沿者，北方之正气，一点初生之真阳，为药母也，北方之虫坎，二阴为龟，地轴也，一阳为蛇，天根也，阳生于子为大。宝藏之命门者，元气之所系，出而在脐下，通厥阴，分三岐为"三车"，升而上之高结元始，降而为漏、结而为铅，腾而至离，补而成干。

虽云左尺为肾，右尺为命门，经又为神门，其实左右皆肾也。两肾之中为神门，之典命，阳也。其脉在右手尺中者用也，坎为肾之体，如肺之体左而用脉在右，肝之体右而用脉在左。

《内经》云：膀胱一名胞，胞者包也，以受水为津液之府，故云膀胱者，胞之室也。胞，包也，包空也，以虚承水液焉。《类纂》云：膀胱者，胞之室也。又云：小肠下口，泌别而水入膀胱上口。又云：下焦者，当脐下，当膀胱上口，主分别清浊，出而不内，以传道也。又云：阑门以分别其水，则渗灌注入膀胱上口而为溲。又云：女系胞，其原始自心下，系实七节之旁，其系曲屈下行，接两肾之，系下尾闾，附直肠之右，通二阴之间，前与膀胱下口。于溲府之处并行而出，仍是精气所泄之道，若女子则子户，胞门亦自直肠之右，膀胱下口相并，而受胎也。

海云：古人有言，膀胱有上口、有下口，渗泻只在阑门，不言受盛之处，即不甚详。且膀胱者，即脂膜附着有形之物，中间别无受盛，若有上口、下口、水通阑门，则当直出矣。是殆不然，阑门分别入于胞之上口，胞别外脂膜便是膀胱上口，胞内盛之，别渗入膀胱，当膀胱下口而出也，胞即系而垂之，与小肠下口相连，于阑门处，是上有口而下无口也，膀胱即为指膜，而包裹其胞，是上无口而下有口也，不可言膀胱有上口也。何以然，经云：胞痹者膀胱内痛，按之若沃，以汤涩于小便。王冰注云：膀胱胞内居之，此言足以知胞盛之而渗出外，下入于膀胱，膀胱下口中水溺得以出也。又云：胞遗热于膀胱，则为遗溺、癃闭，以是知胞与膀胱二也，但胞在膀胱之内耳。前人云：膀胱有上口，非不知无也，所以言之者，但恐说六腑处，更言胞字，则辞理差混，故只言胞，上口，为膀胱上口也，读者当识之，胞受水而盛之，胞自阑门而受纳，膀胱包裹其胞，而外为脂膜，岂复有上口耶，胞既盛水而无下口，则膀胱受胞之浸渗，则有下口也，脂膜垂坠粘连，阴阳之道路，气收禁而闭之，至于盈则气化，而溲得以出也。故经云，膀胱者津液之府，气化则能出也，是以知房室过度，气要泄下而精气津液溲便妄出，不禁而遗失，肾由是而绝也。存真者，不可妄于施，不可不思。本图既言膀胱为胞室，足以知膀胱盛圈胞也，判然为二物也，昭昭然矣，虽云二物，其体上下附着中间受渗两为一也。

经云：脏有五，心、肝、脾、肺、肾也，府有五，胆、胃、大肠、小肠、膀胱也，三焦胞络天地也，计之十二矣。又胞为一脏，居膀胱中，是十三也。又灵兰云：十二脏相使，贵贱何如？又云膻中者，臣使之宫，喜乐出焉，是十四也，此之外更有何脏乎？

答曰：脏有十五也，惟胞有二焉，膀胱者胞内居之，渗泄溲溺，男子皆然，女子受胎，又为一胞。经云：命门者，男子藏精，女子系胞，此胞也。其元始自心下系贯七节之旁，其系则曲屈下行，接两肾之系下尾闾，附直肠之右，通二阴之间，前与膀胱下口溲溺之处，并行而出，乃精气所泄之道路，若女子则子户，胞门亦自直肠之右，胞外膀胱下口相并而受胎也。故经曰：女子胞系，又曰胞衣不下，是为疾也，胞有二，可知此胞也，包藏胚胎形质故云胞也。又经云：右肾为命门，其府则胞门子户，女子胞者，地气之所生也，藏于阴而象地，故日奇恒之府，若此不云一脏，则胞络一无形矣，一奇恒通入府矣。

难经谓十二大经络，阳跻、阴跻脾之大络，是为十五。灵枢云：任督二余十五是十七也。予又为胃之大络，名曰肤里，贵膈络肺出于在乳下也，其动应辰宗脉气也，是为一十八焉，又难经之奇经，阴阳二维二跻，冲任督带，除二跻与任督，余二维与冲带，合上十八是总二十七也，俱在十六丈一尺中，一日一夜周身之度也，此为外景。

经云：手少阳三焦，相火为外一府，右肾命门为相火，心胞主同脉，亦名相火。肾为生命之门，常先身生一出，而治在脐下，分三岐上冲夹脐过天枢，上至膻中两乳间，元气所系焉，内一脏会三焦为胸中寄也，又足三焦太阳之别，并太阳正路入络，膀胱约下，三焦通，从头至心，心至脐，脐至足上、中、下三焦为言也，生于内，起于外，生于中，卫于表，其实真元一气也，男子得阴以生，先生右肾，故以右为命门，女子得阳以长，先生左肾，故以左为命门，乃正也非反也。

圣济经云：至阴内景自然清净，至阳外景自然昭融，葆其光，袭其明，精之又精，神之又神，可以相火，可以命物变化云，为可胜即哉，阳本根于阴，阴本根于阳，复与垢也，是又为命门也，一身之命门者，肾为体火为用，此二命门者，离之用无形也，所以命门者三也。活人即言伤寒，诸家方论不一，独伊尹仲景之书，犹六经也。其余诸子百家，时有一得要之，不可以为法，此语便是得正学活法也。金域百年惟洁古老人，暨东垣先生可以到此。扁鹊云：口广三寸半，唇至齿长九分，齿后至外厌深三寸半大，容五合舌重一十两，长七寸广寸半，咽门重一十两，广二寸半至胃长一尺六寸，喉咙重一十二两，广二寸长，一尺二寸九节，生姜入肺能开胃者，以其咽门之上便为胃口，与肺相并而系胃也。手三阳各五尺，计三丈，手三阴各三尺五寸，计二丈一尺，足三阳各八尺，计四丈八尺，足三阴各六尺五寸，计三丈九尺，两跻脉，从足至目，各七天五寸，计一丈五尺，任督二脉，各四尺五寸，计九尺，凡此总八十六丈二尺，两刻一周，昼夜行五十度，一万三千五百息，行八百八十丈，活人漏刻图，明注四刻一周，即是昼夜行二十五度。六注难经亦云，错注如何，前人未之改也。

遂日人神不宜针灸

凡一十五款。

十于日入神

甲不治头，乙不治喉，丙不治肩，丁不治心，戊不治腹，巳不治脾，庚不治腰，辛不治膝，壬不治颈，癸不治足。

针灸吉曰

丁亥、丁卯、丁丑、甲辰、甲申、甲戌、丙子、丙午、丙申、丙辰、壬子、壬戌、壬午、庚午、辛巳、戊戌、戊申、巳亥、巳未。

针灸凶日

每月初六、十五、十八、二十三、二十四、二十八。

小尽，即小月廿九月也。疗病令人长肉不安。

男忌日

壬辰、甲辰、乙巳、酉午、丁末、辛末，不宜除日。

女忌日

甲寅、巳卯、乙酉、乙巳、辛未，不宜破日。

除破满闭日。

男女忌日

白虎、黑道、血支、血忌、月厌、月杀、月害、月刑、独火、火之日。

天医药日

正月丑、二月寅、三月卯、四月申、五月卯、六月午、七月未、八月申、九月酉、十月戌、十一月亥、十二月子。

逐月血忌日

正月丑、二月未、三月寅、四月申、五月卯、六月酉、七月辰、八月戌、九月巳、十月亥、十一月午、十二月子。

四季人神

春左胁、夏在脐、秋右胁、冬在腰。

九部人神

一岁为始起于脐，一年行一位周而复始

脐一、心二、肘三、咽四、口五、头六、脊七、腰八、足九。

十二部人神

一岁为始起于脐，一年行一位周而复始。

心一、喉二、头三、肩四、背五、腰六、腹七、项八、足九、膝十、阴十一、股十二。

十二支日人神所在忌针灸

子日目、丑日腰耳、寅日胸、卯日脾鼻、辰日腰膝、巳日手、午日心、未日头手、申日头背、酉日背、戌日面头、亥日头项。

尻神诀

一岁坤又踝、二岁震牙腨、三巽头口乳、四中尾尻骨、五乾背面耳、六兑手膊连、七艮腰项内、八离膝肋边、九坎脚足上、肘肚亦依然，一云十岁又复原。

逐日人神诀

一足大指鼻柱手少指，二外踝发际外踝记，三股牙齿肝亦同，四腰胃手阳明是，五口遍身足阳明，六手却兼两胸倚，七内踝并气冲膝，八腕股内与阴里，九尻足上并足胫，腰背内踝足跌止。

五行相生

木生火，火生土，土生金，金生水，水生木。

五行相克

木克土，土克水，水克火，火克金，金克木。

五善

动息自然，饮食知味，脓溃肿消，大小便利，
语声清朗，神采精明。色鲜不臭，体气和平。
五善见三，可保安宁。

七恶

烦躁时嗽腹中痛，面目四肢悉浮肿，声嘶色恶唇鼻青，肩背不便四肢重，泄泻作渴皆无度。气喘短粗常嗜卧，黑睛紧小白睛青。

目视不正饮食吐，毒加肿痛疮口黑，小便如淋溺常涩，此为七恶见四危，性命其间难保得。

相死生

人虽久病，不怕瘦削，但十指红润，准头明朗，虽危不死。若天庭黑，山根青，灼衣生两耳，髭须似铁条，眼光流射出，身死在三朝，十日中指甲黑，棺材纹见，朝病暮死。卧中气哮吼者易死，睡中开眼者难生。

决病生死

古亦谓之四诊

病人眼有神气者生，气脱者死。天柱正、目活者生，目低项下死。

瘦而不枯悴者生，肥而无血者死。有喜容而色正者生，悲啼者死。

舌濡唇者生，舌短缩者死，风而口禁者生，开口者死。神光上黄明者生。暗者死，黑气如散发者生，聚者死。黄红如云者生，黑青气斜入眥死。气光而长者生，短者死。语声响滑者生，短涩者死。人中润泽者生，干枯者死。

寒热内外辩

身热欲衣被者，热在皮毛，寒在骨髓。身寒欲去被者，寒在皮毛，热在骨髓。

怪脉

雀啄连来三五啄，屋漏半日一点落。弹石来硬寻即散，搭指散乱真解索。鱼翔似有亦似无，虾游静中跳一跃。寄语医家仔细看，六脉见一休下药。

内诊其脉。外视其症，内外参之，生死立应，学者究心焉。

明脏腑成败

五脏死

心绝一日死，何以知之？台眉喘，回视迟，口如鱼口，死矣。

肝绝八日死，何以知之？面青，但伏视而不见，泣出如水不止。

肺绝三日死，何以知之？但口张，气出而短，鼻色黑。

脾绝十二日死，何以知之？脐满，泄痢不觉出，足肿。

肾绝四日死，何以知之？齿而黑，目中黄，腰欲折，白汗流水。

五体败

骨绝五日死，何以知之？脊痛，腰中重，不觉翻覆耳。

肉绝六日死，何以知之？舌肿，溺血，大便赤然也。

筋绝九日死，何以知之？手足爪甲青，叫呼骂而不休。

脉绝三日死，何以知之？口鼻张，气但出而短者死。

肠绝六日死，何以知之？发直如麻干，曲身不得者死。

五证死

肉及足卒肿一证，面肿苍黑，肝败不堪治，一日死。

眼枯陷二证，手掌并缺盆骨满败，一日死；声散鼻张三证，唇反无理，肺败不治五日死；唇搴齿露四证，脐肿满者，脾败不治十二日死；气喘语迟五证，阴阳肿不起，肾败三日死。

五色死

面赤目青死，面青目黄死，面黄目黑死，面白目黑死，面黑目青死。

五声死

气声绝，腹胀如铁，脾绝死；妄语错乱，神去死；语声散，魂去身无肺死；语声高，魂去声无肝死；长呻吟，志去身无肾死。

五体死

头重呕吐一体死；足重心肿二体死；手爪甲青三体死；脚爪甲黑四体死；膝大如升五体死。

五竭

发直如麻是血竭，足爪甲青筋竭，齿燥如熟小豆骨竭，鼻张气促出气竭，耳鼻唇焦黑肉竭。

五伤死

房事无度伤肾，伤肾左尺脉如屋漏，解索雀啄弹石；食饱醉卧伤脾，伤脾右关如虾游，鸡足践地鱼翔；言无多忧伤心，伤心左寸尺如断索，雀啄屋漏；嗜食咸热伤肺；伤肺右寸梦雨之状，亦如弹弦之状；用力无度伤肝，伤肝左关如击弦之状。

五不称脉

脉大而息细死，大人脉如小儿脉死，小人如大人脉死，息大而脉小死，热病而脉沉死。

五视死

病人目上看者死，病人目看斜者死，病人目直视者死，病人下看人者死，病人无睛光者死。

凡辨生死之法，但人改常者即死矣。

色声心序　但一解常者即死矣。

夫人者禀之法者，吐纳之气是也，以阴阳气造化之内而运者，即手足是也，兴动吹变须会逆顺，若逆则五气相反，若顺则五气相生。然以五气之中，则主五脏之内禀。五非但人身，草木、瓦砾，悉同于此，药性方术亦复如然。然知之鲜矣，以图之于象，合物会之，若不克心思，惟察深理于彼骨之内，露五脏焉。

急治余症法

病人虽患疮疡症，或泄泻，或出汗、或不进饮食、或夜不寐，宜先治之内症，得愈则外症易痊矣，此乃急则治其标也，膏围二药仍前用之，不可缺。

坐卧宴息法

病人睡卧之际，切不可高声震动，若惊之，则病者血不归心，魂魄飞扬，神不守舍，病益增矣。况寝室须要幽静明亮，打扫洁净，切不可容孝服，狐臭及生人眼看症，亦不许妇人月经来者入房。

安慰去后法

病人卧床多不能自慰，凡父兄、子弟、妻妾、亲友，须善慰之，不可以家事频频相干，以伤其心。又病人大肠干燥，或用蜜导法、或用胆导法，随便出之，切不可扶起。若扶起身去后，偶大肠干燥，一胀则疮口鲜血突出，必难生矣，此肝不能藏血故也。

煎药法

凡煎药必须亲信恭诚，令老实人致意，洗净药罐，务用新汲甜水为上，量药及水大小斟酌，以慢火煎熬，分数用纱绢滤去渣，取清汁服之，无不效也。不可近于灯油之下，又不可以他病药罐同放一处，恐误服之，况煎药之人不可坐务立之，酸物按药则药味甘，甜物按药则味苦，又不宜服冷药，脾喜热，冷则不能运行。

服药治法

在上不厌频而少，少服则滋荣于上，在下不厌频而多，多服则峻补于下。

服药有法

病在头面、颈项、臂膊者，先食而后药，病在胸膈、心下、肚腹、膀膝者，先药而后食；病在四肢者，阳中之阳，须服药于旦，病在骨髓者，阴中之阴，须服药于夜。

藏揩脓水纸法

揩脓水垢纸，必须入一竹蓝中，挂透风处，但蒸肉化脓，此乃人之气血所干者，日中晒之，则疮口痛，放在湿处，则脓水不干，待平愈后，用干柴一束烧之。

自保护法

一疮疡之症，秽气甚臭，闻之则恶心难忍，毒深者，深能染人，须自寡欲节劳，以养元气，但正气盛则邪气不能侵，临看之际，先用绵纸塞鼻孔，须食姜蒜烧酒，并充饱之物，以敌秽气，切不可空心视之。

用药加减法

古人处方立法，本自不同，药不执方，合宜而用，旋为加减，量老少虚实斟酌下药，切不可胶柱鼓瑟，凡引经之剂，再不可缺少随机应变之法，当以意消息之。

割取腐肉法

凡取腐肉先用猪蹄汤洗净，以去其垢，方见新旧之肉，看其果腐烂者，用钩摘定，轻手徐徐忍臭气割之，切不可误伤新肉以致鲜血淋漓，切勿急骤多加工夫。割取毕，掺海浮散，外用膏药贴之，明日如前。凡患背疮切不容他仰卧，若仰卧则头疮陷矣，其欲生也得乎。

蜜导法

用白蜜四两，火上煎熬四五沸，其色黄取出，干瓷盆内待其将凝，急分四分，每分手搓作枣子形状，长一寸。其蜜导，头须要光滑，恐伤肛门，用油润之，徐徐塞入，少顷再加一条旋增，以去后为度。

胆导法

用猪胆一枚，胆口中放芦管一枚，其一半芦管入肛门，逞势一捻，其胆汁冲入肛门，大便即行矣。

禁忌食物

骡、驴、牛、羊、鸡、鹅、猪头、蹄爪、猪小肠及诸物，首足翅掌；獐、兔、猫、犬诸兽，鸳鸯、野鸭诸雀、异鸟、虾蟹、鲤鲇鱼、鲈鳜鱼、无鳞鱼、异名鱼；葫芦、茄子、大蒜、甜菜、菠菜、芹菜、萱草、荞麦、莴笋、豆腐麸粉、胡桃、大栗、银杏、桃、李、杨梅、杏子、樱珠、葡萄、胡椒、花椒、醋、姜、糟物；煎炒、炙煿、烧酒等味，及生冷，发风动气之物，推类详之。

世传秘方

蛊症

用雄猪肚一个，入虾蟆在内，线缝之煮烂，去虾蟆食之，服过十五度即愈。一方猪肚内，入莲肉十枚，天麻子肉二百粒线缝煮烂，去麻子连肉，热食之效甚。

又方

十肿水气，肚腹四肢重者，卧不能食，并一切气血蛊水肿，如服或大便先行，次下水。一服未愈，隔三日再服，不退再服，五七日除根，忌盐酱一百二十日，如不忌后发，壮可治，老难治。

大戟 取膀胱水　甘遂 取肝水　麻黄 取皮肤水　葶苈 取心水　芫花 取遍身水　乌柏树根 取腹水　苦葫芦 取肾水　牵牛 取遍身水　细辛 取汽水　防风 取胃中水　蛤粉 取肺水　桑皮 取肠水　橘皮 取齿中水

上各等分为细末，每服一钱五，更姜汤送下后补药。

砂仁 五钱　木香 一钱　诃子 一两去核　丁香 一钱　苍术 一两　槟榔 一钱　蓬术 五钱　白术 一两　人参 一钱　川乌炮 五钱　香附 一两炒　常山 一钱

上㕮咀，每服三钱，葱白三寸，水一盏，煎八分，空心午后日二服。

十肿加用

一曰青水先从面起，其源在肺，加大戟；二曰黄水先从腹起，其源在脾，加甘遂；三曰赤水先从胸膈，其源在心，加水银葶苈；四曰白水先从气急腹满，其源在肺，加藁本；五曰黑水先从脚起虚肿，其源在肾，加连翘、泽泻；六曰弦水先从头目起，其源在胆，加羌活；七曰风水从四脚肿起，其源在胃，加泽泻；八曰石水先从腹攻膈，其源在膀胱，加桑皮；九曰囊水先从肠鸣胀瘿，水连脐痛者，源在大腹，加生姜汁。十曰气水瘿水乍上乍下攻胁，加大腹皮；膀胱有热小便不通，用朴硝不拘多少，空心茴香汤下立通。

又方

大田螺 四个　大蒜 五个去皮　车前子 三钱为末

十三味研为一处为饼,以饼贴入脐中,以手帕缚之,贴药后少顷,水从小便出,一二饼而愈,甚妙。

久痢槐花散

槐花 荆芥穗 青皮炒

右水煎服,神效。

肚痛丸

黄蜡 飞丹各一两 巴豆仁七枚 杏仁四十九粒去皮尖,二味研烂

上将蜡溶化加丹,并三味为丸,每服七九,姜汤下。

噤口痢

用芥菜子淘净为末,将纸包贴小腹,并脐上,如热当不得,将药放下,如口中不觉辣,再敷,得效方止。

乌金散

治妇人二三十年积块。

大枣十枚、巴豆十粒,将豆入枣中,安放旧锅中,烧炒黑色为度,为末,每服一钱,酒调临卧三药一齐服之,先服乌金散,中服紫金丹,后服胜金散,直到天明,取下其积,用紫金散补之。

紫金丹

禹余粮石烧红,酒淬三五遍为末,面糊丸,每服三四十丸,白酒送下。

胜金散

甘草 大黄 石膏各等分

为末,酒调下三钱。

黄病好食茶

大鲫鱼三两个,大肠带鳞入茶末,在腹内将湿纸裹煨熟,去茶末去鱼鳞,食之三五度,则自然脱黄矣。

肺毒头面生疮及大风等症

苦参　荆芥穗各等分

为末，用皂角浓煎汁为丸，如桐子大，每服五十七丸空心米汤下。

哮喘咳嗽立效

蜒蚰七条入鸡子内，纸封火炙，乘热吃下。

小灵丹

治湿气风瘫等症，能补十二经络，起阴发阳，开三焦，破积气，益子息，安五脏、除心热、壮筋骨、活气血、白发变黑。

石中竹根半斤　防风四两　荆芥四两　细辛一升

四味和为一处，绢袋盛贮坛内，文武火煮，放阴处七日后服之，每服空心，半盅一盅为止，大有神效。

脑漏

藕节　砂仁壳

二味煎汤空心服。

又方

川芎　防风　羌活　甘草　白芷　藁本　细辛　辛夷　独活　木通　薄荷　桔梗

噎食

枇杷叶　甘草　厚朴　红枣

忌茶。

哮吼立愈

僵蚕七条，焙黄为末，米汤下，茶清亦可。

小肠疝气三服除根

地椒一名蒺藜五钱　大戟一钱五分

水煎食前服，服后比口三折，上于脐中，两脐旁各灸三壮艾，炷如小麦大。

面上小疖
半夏末、盐、面三味各等分，捣为粉，醋调匀敷上即退。

食肉而泻
肉豆蔻十枚和精猪肉四两，打碎箬裹煨熟，食之立效。

漏孔不合
用石楠叶煎汤，放在桶内熏洗，待汤通手就将疮洗净后，用黄牛面前牙四枚，装在小瓶内，用木屑燃之，待白烟出为度，取出研末，用津液蘸牙敷进之，出黄水为效。

妇人白带
芍药灼黄色，白芨炒各等分为末，每服三钱，一日两服，酒下。

实脾丸
干山药一斤，炒黄色为末，炒粳米二升，一半为糊丸，米汤送下。

白淋
广皮一斤，枳壳五两，麸皮炒黄，木香不见火三两，黄连三两，姜汁挫炒。

上四味为末，空心白酒调下，三四匙，日进三服，白淋止，再服煎剂二十贴，方可成胎。

治心痛
荔枝核煅灰，用好生漆和为丸，酒下五六丸即止。

湿气遍身作疼
野墙梅红子一升，好酒十斤煎，随量饮之。

妇人经脉不调

渐成症瘕，气块并皆治之。香附一斤炒黄色，艾半斤用好醋煮炒黄色

上二味磨末，用醋打糊丸，如桐子大，每服五六十丸，淡醋汤下，日进二服，忌生冷、油腻等分。

足麻贴药

芥子、苍术各等分为末，每两入麝香三分，姜葱汁调捣成，膏加白及少许，临睡时贴上，早晨去之，将睡再贴。

又方服药

苍术木泔浸三钱七分瓦上炒紫色，黄柏二钱三分葱汁拌炒干

白水煎服之，或为末，作丸亦可。

目疾

羊胆一枚，割开入峰蜜一钱，线扎紧，两手揉匀。水煮一滚即取出，冷水浸半日后，用点眼疾。羊胆百草之精，蜂蜜百花之蕊，此为二百样草头方。

耳聋

甘草一块削豆大，红绵包，甘遂一块，豆大白绵包，日夜轮换，塞耳。

又方

吸铁石一钱五分，麝香二分研末，化黄蜡为丸，豆如指头大，绵包塞耳，口内嚼生铁一块，牙咬紧，此方通神。

心疼

胡椒七粒、绿豆九粒，研破烧酒下不止，再服即止。

冷肚痛

陈皮、青皮、官桂各一钱，水一盅半，煎温服。

牙疼

巴豆、花椒为末，同饭为丸，如米大，入痛处。

又方

土硃、樟冰各等分为末，绵包扎紧，咬痛处吐涎。

风牙

蜂房一个川椒二十粒，小麦一撮，暗醋半碗，煎滚乘热嗽之。

妇人白带

鱼胶慢火炒，为末，好酒送下。

口臭

白芷七钱、甘草一钱等为末，盐水调饮，再擦嗽妙。

鱼口疮

羝羊角烧灰末之，每服一钱，酒下，左用左，右用右。

绝产

红花、肉桂各一两，麝香五分炼蜜丸，豆大，每服二十丸，牛膝煎汤送下，永无产矣。

乏乳

穿山甲瓦上焙干，为末酒下。

妇人血崩

乌鸡一只，紫草一钱入肚内缝合，白酒煮热，去草将鸡肉并酒三五次热服，如神，贯仲炒末，酒下亦妙。

老幼久嗽

杏仁二两去皮，尖胡桃肉四两去皮，研烂蜜丸，弹子大，姜汤嚼下一丸。

男子患白淋者

滑石三两，粉草五钱，共烧为末，先吃好酒一盅，后每服二钱，冷茶送下，白午前服、红午后服。

头疼
川芎、石膏各一钱，水煎临睡服。

腰疼
杜仲盐炒去丝，为末，腰子割破，将末装内扎定，饭上蒸熟食之。

老人遗尿
蔷薇根煎汤常服，又夜起多小便，以糯粉作糕，炙黄食之。

又方
晚间少饮茶汤。

火丹
煤渣与青菜同捣如泥涂上，葱捣如泥涂上。

脚根裂破
白及、赤石脂末塞之，五日不犯水。

小心遗尿
用红纸剪马四匹，令小儿自安身下，每夜如之。

诸骨哽
解开衣带，低头视下部数次，其骨不下，行则上出矣。

一切虫入耳
如在左耳以手紧闭，右耳努气至左耳，其虫自出。

两眼肿如桃大
用猪鬃四根，各插攒竹、晴明四六捻之，待睡一觉，醒去之，妙。

一人头风
六月畏寒，重裹绵絮三十年不愈，予以荞麦粉二升，水调打饼二片，更换合头上，微汗出即愈。

一人风病数年

余以七叶黄荆取根皮，加接骨草、五加皮酒煎服。

去牙法

用草乌末略搽即去，用好盐汤洗之。

一人食肉生中毒

掘地深三尺，取下土三升，以水五升，煮数沸，取青汁服一升而愈。

食牛肉中毒

煮甘草浓汁饮即解。

食鸟兽肉毒者

大豆汁或盐汁服之。

诸果中毒

猪骨烧灰，冷水下一匙。食蟹毒，紫苏煎汤服之。

食花椒气闭

新汲井水解之。

水银入人耳

皆死，以金银着耳边，水银即吐出。

一妇人患心痛数年

用茶末一分信半分，白汤调下，吐瘀血一块而愈。

冷气吐白沫

良姜末三分，烧酒调下。

嘈杂吐清水

好广皮去白为末，五更起坐床上，按末五分于手心男左女右，干舐下而卧，服三朝必效，服此不好，病难疗矣。

翻胃

水澄螺蛳泥晒干为末，大酒下一钱。

一人大病后，身面俱黄，四肢无力，吐血成盆，诸药不效

螺蛳十二枚，水漂去泥，连壳捣烂，夜露五更，取澄清水，服四次，黄去血止而愈。

九种心痛恶心、吐水、积聚气滞是有虫也

干漆四两，慢火烧烟尽、醋糊为丸，绿豆大，食后酒醋热下三十五，凡不愈再加。

腰痛曲而难伸

山楂末三钱，茶酒盐汤随下。

赤鼻

枯凡三钱，硫黄二钱，卧时取三分于手中，唾调以指涂鼻孔内，睡醒再涂，三日则变色，七日全愈。

干呕哕并手足厥者

陈皮四两，生姜半斤，水煎服。

胃反呕吐者

半夏二升不切，人参三两，白蜜一升，水一斗二升和蜜捣之，二百四十遍，煎至四升，温服一升，余再服。

哕逆

橘皮竹茹汤，又至噫气五七日，不止者，橘皮二升，竹茹二升，大枣三十，生姜半斤，甘草五两，人参一两，水煎三四服。

腰曲不伸重如带石

赤茯、白术各四两，炙草三两，干姜炮二两，每五钱水煎。

一人心痛彻背背痛彻心

赤石脂、胡椒、干姜各一两，附子五钱炮，乌头二钱炮，炼蜜

丸，每服一丸，洒下三服自愈。

一女人误吞针入腹

用蚕豆煮熟，同韭菜食之，针从大便出。

一人误吞铜钱

胡桃肉食之自化，荸荠亦可。

一人开药铺忽头肿如斗大

如锥刺，诸药不効，用煎甘草汤熏之，另煎甘草膏饮之即愈，乃药毒也。

一人中恶卒死

灸脐中百壮，以皂角末吹鼻，或韭汁灌耳。

一妇人膝冷至足

汤火不能温，以附子治之，不効用四物汤加黄柏、知母，四剂而愈。

一妇人初足下强硬数月余

膝亦硬一年，则手足骨节俱不能动，卧床如瘫，又非风症，知为虚也，以人参、当归、附子煎膏，尽二月而愈。

小儿尿不禁

蜜一杯，车前草汁和熬，夜露清晨服之。

妇人新久腹痛

玄胡、苍术、槟榔、良姜各一钱，茯苓、肉桂丁皮、干姜各五分，三棱、蓬术、甘草、青皮、砂仁各八分，莲须葱白三根，水煎服效如神。

催生

鱼胶八寸，瓦上焙干烧灰，酒送下。

产后儿枕痛

山楂一两捣碎，水二盅煎八分入，砂糖二匙，痛立止。

小便血

用病人头发浇灰酒下。

水泻腹中音如雷者

软石膏火煅，老米饭为丸，如桐子大，飞过黄丹为衣，每服二十丸，米汤下即效。

噤口痢

蜂蜜、砂糖并姜汁汤下，泻用老米饮下，肚痛炒米汤下。

九窍出血

清晨头一吊水，噀面即止。

牙冷痛

蒜半瓣、巴豆肉一粒，绵裹塞耳内。

肚痛丸

雄黄、巴豆仁二钱不去油，丸如芥子大，每三粒白汤下，行利三四次痛即止。

小便出大便

五苓散加分利水谷之剂。

过忍小便致转胞

滑石末葱酒调下二钱。

寸白虫

以黑龟一枚，陈藏糟包裹，火煅存性为末，糊为丸，空心洒下三十丸。

治五绝死

自缢死，溺水死，打扑跌磕，木石压死，产后血迷晕死，中恶鬼击死，夜魇死。凡心头温者，皆可救治，用半夏汤泡七次为末，丸如豆大，吹入鼻中，喷嚏即活，或用皂荚为末，吹入鼻中亦妙。

又方

急于人中穴、及两脚尖母指甲，离甲一韭菜叶许，各灸三五壮即活，脐中灸百壮亦效。

救自缢

凡自缢高悬者，徐徐抱住解绳，不得截断上下，安被卧之，以一人用脚踏其两肩，手挽其发，常令弦急，勿使缓纵，一人以手按据胸上数摩动之，一人摩将臂胫屈伸之，若已强直，但渐屈之并按其腹，如此一项虽得气从口出，呼吸眼开仍引按不住，须臾以少桂汤及粥清灌，令喉润渐渐能咽乃止，更令两人以芦管吹其两耳，无不活者，自旦至暮，虽冷亦可救，自暮至旦阴气盛，为难救耳。

又法

以一人两手掩其口鼻，勿令透气，一人用手摩其颈痕两时，气急则活。

救溺水死

一宿者尚活，用皂荚为末，绵裹塞粪门，须臾出水即活。

又方

救起放大櫈卧着，脚后櫈垫起砖一块，却用盐擦脐中，待水自流出，切不可倒提出水，但心下温者皆可救。

又方

急解衣带艾灸脐中，仍令两人以芦管吹其耳中即活。

救木石厌死，并跌磕伤

从高坠下跌死，气绝不能言者，急拍开口，以热小便灌之，童便尤良。

又方

扑打坠损恶血攻心，闷乱疼痛，用干荷叶五片，烧令烟尽，空腹以童便温一钟调下，三钱日三服。

又方

被打恶血攻心，用小便一碗温服。

救中恶鬼击客忤一切卒死

用菖蒲根生捣绞汁，灌鼻中或口中即活。

又方

治鬼击，病卒着人，如刀刺胸腹内，痛不可按，熟艾水煎服，若卒心痛，为客气所中者，当吐出虫物。

救夏月途中热死者

不可用冷水灌沃，及以冷物逼外，得冷即死，宜移置阴处，急取路上热土，于死人脐作窝，多令人尿溺于脐中，又取路上热土，并大蒜同研烂，水调去渣灌下。

中河脉毒

急以桐油多灌之，吐出即愈，再服浓甘草汤。

食六畜肉中毒

以壁上黄土，水调服二钱即差。

中巴豆毒

以黄连、大豆、菖浦汁并解之。

误食桐油令呕泄

饮热酒乃解。

救虎伤

用生姜汁服，兼洗伤处，白矾末敷疮上。

救毒蛇伤

并诸色恶虫毒气入腹者，用苍耳草嫩叶捣汁灌之，将渣厚敷伤处，犬咬者汁服之。

又方

用艾于伤处，灸三五壮，拔去毒即愈。

治蛇咬毒入腹者

取两刀于水中，相磨饮其汁。

治绞肠沙

用好明矾末滚水调服。

又方

治绞肠沙，痛不可忍

炒盐一两，热汤调服，危迫者灌入口中，或吐或利肠痛即止。

治痰喘

用胡桃肉三个，生姜三片临睡细嚼饮汤下，就枕又再嚼，如前饮汤下，即安。

治咳嗽久患

连嗽四五十声者，用生姜汁半合，蜜一匙，煎热温服，三服立効。

呕噎

用芦根五两切碎，水三盅煎一盅服。

治吐血并鼻中出血

用藕节捣汁饮之。

又方

用好绵烧灰回糊为丸酒下。

治鼻中出血

用乱发烧灰，井水调下，更吹鼻中。

治消渴

用田螺五升，水一斗，浸经宿，渴即饮水，每日换水浸。

治黄疸、黑疸、酒疸、食疸

用猪脂八两，乱头发如鸡子大，二块同时煎，临服绞去发分二服，病从小便出。

治小便不通

用蚯蚓捣碎，以冷水滤浓汁，服半碗立通。

又方

用盐填满脐中，艾灸盐上。

又方

用炒盐半斤，布裹乘热熨小腹。

又方

用猪胆投热酒中，服立通。

治大便不通

用猪脂二两，水一碗，煮三沸，饮汁立通。

治痢泻初起

即以细茶生姜各三钱，水二盅煎至八分服之，重者各五钱煎服，即止，不愈再服。

治赤白痢

用荠菜根叶烧灰汤，调下极妙

治诸痢

以艾叶陈皮煎汤服。

治眼目赤肿翳痛

用鲤鱼胆点之，亦治雀育。

治赤眼

用甘草水磨明矾，敷眼胞上，痛即止。

又方

以自己小便洗眼效。

治蚁蝇入耳

用皂角子研烂，用生鳝血灌耳中。

治蛾子入耳

用猪精肉一指，火炙令香置耳孔边即出。

治蜈蚣入耳

用生姜汁或韭汁灌耳，自出，或以熟鸡肉一块，置耳孔边自出。

治牙疼

用樟冰、土硃，和匀绵包嚼定痛即止。

治哮

用鸡子二枚，略敲损膜不可全损，浸尿缸内三四日，煮吃即效。

治水蛊

用商陆根赤者，杵汁贴脐心，绢帛缚定，日易效。

治无故尿血

用乱髪和爪甲等分，烧灰酒服方寸匕，汗血止用发灰，一字吹鼻中，食中误吞发绕喉不出，取已头乱发烧灰，水调服一钱七，前后不通，烧末三指，撮投半升水中三服，前后利血，灰研饮方寸匕，男女通用。

治蜘蛛咬遍身成疮

用青葱叶一茎，去小尖头，孔内将一蚯蚓推入，紧缚两头，勿通气，但摇动即化，水点咬处即效，或用干蔓菁根为末，油搽复取煮汤饮。

治腹满不能服药

用独颗蒜煨令熟，去皮绵裹内，下部中冷，即易蛇虺咬人和，酸草抟绞敷咬处，鼻血不止，用一枚去皮，细捣摊一饼，如钱大，厚一豆许，左鼻贴右脚心，右鼻贴左脚心，两鼻两脚心立瘥，止则急以温水洗之，或取便用盐嚼沃上，煎汤洗妙。

治喘化痰

用猪蹄甲四十丸个，净洗控干，每个纳半夏、白矾各一字入罐子内，封闭勿令烟出，煅通红去火，细研入麝香一钱，患上喘咳嗽，用糯米饮下，小儿半钱至妙。

治反胃

用驴便日服二合，妙驴驹衣烧灰，酒服能断酒，心痛绞结，连腰脐，取驴乳三升，热服，驴耳垢治蝎螫，敷上，或用黄丹醋调涂，或半夏末水调涂，或用楮树白汁涂之，皆取便立效。

治劳病

用玄参一斤和甘松六两，同为末炼蜜一斤，和匀入瓷瓶内，封闭地中埋十日，取更用炭末六两，炼蜜六两，和匀入瓶内，封更埋五日，取出烧，令病人鼻常闻香，疾自愈矣。

麦斗金接骨其效如神

用古老钱二十个，背上有字者佳好，硃砂一钱，自然铜五分，乳香三分、没药三分，先将古老钱烧红、擂碎，为极细末，以后药碾罗细末，和匀用甜瓜子炒，去壳擂细酒送下一麦斗，又用酒送下一麦斗，良久不见响声，再服甜瓜子一麦斗，酒下催之，不可多服，一麦斗即今之一茶匙也。

接骨

用大虾蟆生研鸦似泥，缚定其骨自然瘥。

折伤骨损

用阡阡活老鸦眼睛藤，浓煎汤洗之，骨自上。

人被枪刀斫伤

用扁柏捣烂，加白蜜和匀敷患处，缚紧，干自愈矣。

又方

用何首乌捣烂，加糟少许，缚定骨折处。

蛇咬

用人耳中粪搽咬伤处，流尽血即无事。

又咬极痛

用乌龟板灰，掺之即止。

疯犬咬

用马兰头草捣汁，酒调一碗服之，脚跟上出血立愈。

犬咬

去毒血以米泔洗净，纸上炒黄丹赤色，贴上立妙。

又

干砂糖搽上尤妙

酒渣鼻

四年内外藏糟茄露，调硫黄末搽，四日后尽白。

又方

用连翘穰细茶各半，不拘时和嚼食半月即白。

治疝气

用鬼馒头黄泥固济，煅过为末，空心酒下。

治疝气上冲，如有物截之心，腕手足冷欲死者，用陈皮、荔枝核炒黄，硫黄各等分，溶化投水去毒，各为末，饭丸桐子大，每服十五丸，不拘时温酒下，其疼立止。

治疝气偏坠

不拘远年近日，用木香三钱，破故纸一两、大茴香、小茴香各五钱、青盐一钱五分、川楝子二两为末，每服一钱，温酒调下。

小肠气攻上者

用乌药、良姜、白牵牛、青皮末之，酒下二钱。

神方

硫黄火中溶化，即投水中去毒，荔枝核炒焦黄，陈皮等分为末，饭丸每服十五丸，其病立止。疼甚略用六丸，不可多也。

回春丸

用茯苓一两，白术一两，炒山楂、炒枳实、炒八角茴香一两，吴茱萸一两，炒荔枝核一两，橘核一两，蜜丸，姜汤下。

解诸般毒

食信用雄鸡血，逞热饮之立愈。

诸骨哽

用烧红锯齿放酒内，饮之即愈。

鸡骨哽

用旧靴皮化灰，食之即愈。

又方

用玉簪花根捣汁入喉，不可着牙齿甚妙。

鸡鱼骨哽

用苎麻根擂汁，灌下即化。

又方

用粟子肉嫩皮烧灰酒下。

火烫

用乳香定痛散，乳香半钱、轻粉一钱、米粉、绿豆粉、官桂各半两，黄丹粉霜各一钱为末，以牛皮胶化开，稀稠入药搅匀，唇上试不热可用，取鹅毛搽患处，安药不定，端午日取虾蟆烧灰，存性为末，疮湿干掺。

刀伤

用末出毛老鼠，同陈石灰、楝树根上白皮，车前子同捣烂，作饼阴干为末，掺之即效。

耳胀痛

不可忍，用江鱼齿火煅为末，水调滴入耳中。

又方

用虎耳草捣碎，取汁滴入耳内。

耳孔出浓

用枯矾、石子、麝香、轻粉各等分为末，即愈。

男子妇女身上出虫

用槿树根煎汤洗之即効。

洒醉气绝

用小遗桶倾去尿，将水徐徐荡去浮垢毕，急将滚汤浇在尿垢上，少顷取其清汁，缓缓灌入口中咽下，鼻中有气息即得生矣。

卷 六

世传秘方

一人遍身忽然肉出如锥，痒痛不能饮食，名血痈，用赤皮葱烧灰水淋汁洗，内服淡豆豉汤数盏而愈。

一人眼前常见禽虫飞去，捉之即无，此肝胆经为疾，用酸枣仁、羌活、玄明粉、青葙子各一两，为末，每用水煎二钱，和滓，日三服。

一人眼珠垂下至鼻，大便出血，名肝胀，用羌活水煎数服即愈。

一人腹中有物作声随人语者，名应声虫，服雷丸而愈。

一人饮油五升方快意，此乃发入胃血里化为虫，也用雄黄五钱水调服。

一人卧于床，四肢不能动，只进得食，好大言，说吃物，谓之失说物，望病如说某肉，即以其与看，不与食之，失他物望也，睡中流出馋唾即愈。

一人遍身皮底浑如波浪声，痒不可忍，抓之血出，不能止，名气奔用人参、苦杖、青盐、细辛各一两，水二碗，煎十数沸，饮尽便愈。

一人眼内白，眦惧黑见物依旧毛发直如铁条，不话如醉，名血溃，用五灵脂末二钱酒调下愈。

一人忽然气上喘不能语，口中涎流吐逆，牙齿摇动，气出转大即闷绝，名曰伤寒并热霍乱，用大黄、人参各五钱，水三锺煎八分服。

一人手足甲忽然长倒生肉刺如锥，食葵菜而愈。

一人胁破肠出，臭秽，急以香油抹肠送入，即不出，又以人参、枸杞子煎汤淋之，皮自合，吃猪肾粥十日愈。

一人口鼻中气出盘旋不散，凝似黑盖，过十日渐渐至肩，与肉相连坚胜铁石，无由，饮食多由因症后得之，用泽兰水煎日饮三盏，五日愈。

一人头面发热有光色，他人手近如火炙，用蒜汁半两酒调下，吐物如蛇，悉安。

一人浑身生泡如甘棠梨。破则出水，内有石一块，如指甲大，其泡复生，抽尽肌肉不可治矣。急用三棱、莪术各五两为末，分三服，酒调下。

一人夜有醉者，误吞水蛭，腹痛黄瘦，不进饮食，用小死鱼三四个、猪脂煎溶，搅匀，入巴豆十粒研烂，和田中干泥，丸如绿豆大，以田中冷水吞下一丸，泄下为度。

一人小便出屎，大便出尿，名交肠，用旧幞头烧灰，酒下五分愈。

一人玉茎硬不萎，精流无歇时，如针刺，捏之则脆，乃为肾满漏疾，用韭子、破故纸一两为末，每三钱水煎，日三服即止。

一人身及头面肉肿如蛇状，用雨湿砖上青苔一钱，水调涂立效。

一人大肠内虫出不断，断之复生，行坐不得，鹤虱末水调服五钱，自愈。

一小儿初生如鱼胞，又如水晶，碎则水流，用蜜陀僧罗极细末掺之。

一小儿初生遍身无皮，俱是赤肉，掘土坑，卧一宿，即生皮，又方用白早米粉干扑上，候生皮乃止。

一人寒热不止，四肢如石击之，如钟磬声，日渐消瘦，用茱萸、木香等分，水煎服即愈。

一人大肠头出寸余，候干，自退落，又出，名截肠病，用苧麻油器盛坐之，饮大麻子汁数升愈。

一人鼻腥臭流水，以碗盛而视之有铁色虾鱼，如米大走跃，捉之即化为水，此肉坏矣。一日食鸡肉二次，一月而愈。

一人四肢节脱，但有皮连，不能举动，名曰筋解，用黄芦酒浸一宿，焙为末，酒下二钱，多服方安。

一人腹中如铁石，脐中水出，旋变作虫行之状，绕身匝豕，痒痛难忍，扒扫不尽。浓煎苍术汤浴之，以苍术加麝香水调服之。

一人眉毛摇动，目不能视，唤之不应，但能饮食，用蒜三两取汁酒调下，即愈。

一人毛窍节次血出，少间不出，即皮胀如鼓，口鼻眼目俱胀合，名曰脉溢，用生姜汁并水各一二盏，服安。

一人患蛇瘕，乃蛇精及液沾菜上，人悮食之，腹内成蛇，或食蛇亦有此症，其人常饥，食之即吐，用赤头蜈蚣一条炙末，分二服酒下。

一人患蛟龙瘕，用寒水石饭三升，每食五合，日三服，吐出蛟龙而愈。

鳖瘕痛，有来止，或食鳖即痛，用鸡屎一升，炒黄，投酒中浸一宿，焙为末，仍用原浸酒调下。

鸡瘕有病冷痰者，医曰因食白沦鸡过多，故也，用蒜一枚煮服，乃吐一物，如升大痰，里开视之，乃鸡雏也。再服，吐十三雏而愈。

一人尸奄然死去，腹中气走如雷，用硫磺一两、焰硝五钱，细研，分三服，好酒煎，觉烟起则止，温灌之，片时再服而安。

一诸疮如蛇出数寸，用硫磺末涂，即消。

一人眼中视物倒植，用藜芦、瓜蒂为粗末，水煎服，得吐而愈。

一妇产后有胞伤破，不能小便，常漏湿不干，用生丝绢一尺，剪碎，白牡丹根皮、白及各一钱，水二碗，煎至绢烂如饧，空心顿服，不得作声，作声即不效。

一妇产后水道中出肉线一条，长三四尺，动之则痛欲绝，先服失笑散，次以带皮姜三斤，研烂，入清油二斤，煎油干为度，用软绢兜起肉线，屈曲于水道边，以前姜熏之，冷则熨之，一日夜，缩其大半，二日即尽，再服失笑散、芎归汤调理之，如肉线断不可治矣。

一妇产后两乳忽然细小下垂过小腹，痛甚，名乳悬，用芎归各一斤，内用半斤水，煎服，余用烧烟熏鼻口，二料乃效。

一妇见满壁皆莲花，此痰疾也，服礞石滚痰丸。

一人患心疾，见物如狮子，伊川教以手直前捕之，见其无物，久久自愈，继服牛黄清心丸。

一人患肿毒溃后，不时出一细骨，用生桐油调蜜陀僧如膏，绢摊贴妙，此亦内热，骨乃所化之物也，谓之名腐骨。

一人灸火至五壮，血出一缕，急如溺，手冷欲绝，以酒炒黄芩二钱为末，酒下则止。

一人头皮内时有咀出，以刀破皮，用丝瓜叶捣汁搽之，咀出尽绝根。

一人渊疽之发于肋下，久则一窍，有声如婴儿啼，灸阳陵泉二七，声即止而愈。

一人患头风症，耳内常鸣，头上耳内有鸟雀啾啾之声，此头脑挟风所为也，用芎归而愈。

一妇产子，舌出不能收，以硃砂敷其舌，乃令作产儿状，以二女扶之，壁外渐堆盘盆盎，令堕地声响，使妇闻而惊，舌则收，安矣。

一妇，忽生虫一对于地，能行，长寸余。自后月生一对，医以苦参加打虫药为丸服之，又生一对，埋于土中，过数日，发而视之，暴大如拳，名子母虫，从此绝根。

一妇眼中忽有血如射而出，或缘鼻流下，但出血多时，即经不行，乃阴虚相火之病，遂用归身尾、生地、酒芍加柴胡、黄柏、知母、条芩、侧柏叶、木通、桃仁、红花，水煎，食前服，数剂而愈。

一妇，产后食茶粥，每日二十余碗，一月后，遍身水冷数块，人以手指按其冷处，即冷从指下上应至心，如是者二年，诸治不效。以八物汤去地黄加橘红，入姜汁竹沥一酒盅，十服乃可。

一妇，三阴交无故血出如射，将绝，以指按其窍，缚以布条，昏倒不知人事，以参一两，煎汤灌，愈。

一妇，产户下一物如帕有尖，约重一斤，却喜血不尽虚，急与黄芪、白术、升麻各五分，参归各一钱，水煎服，三剂而愈。

一人每至秋冬遍身发红点作痒，此寒气收敛腠理，阳气不得发越，拂郁内作也，宜以人参败毒散解表，再以补中益气汤实表而愈。

一人因剥死牛瞀闷，令看遍身俱紫泡，急刺泡处，良久遂苏，更以败毒药而愈。多服紫金锭。

蛇入人窍中，急以手捻定，以刀刮破尾，用椒或辛辣物置尾，以线系之，即自出，不可拔。

一小儿，七岁，闻雷则昏倒不知人事，以人参、归身、麦冬，少入，五味尽一斤后，闻雷自若。

一人，但饮食，若别有一咽，喉斜过膈下绝达左胁，而作痞闷，以手按之，则沥沥有声，以控涎丹十粒，服之，少时痞处热作一声转泻下痰饮二升，垂饮食正下而达胃矣。

一人胸背皆驼，颈渐短，问其故，因食旱鳖所致患上，用紫苏煎汤洗净，次用龟尿搽之（取尿法：以龟置器中，用镜照之则尿出矣。）

一人心口痛，葱白三根捣烂，面粉三钱和匀，热酒调下，立效。

一人颈项肿，与头相统，按之坚硬，漏芦汤一剂，服下顷刻消散。

一人田间收稻，忽然遍身痒，入骨髓，用食盐九钱泡汤三碗，每进一碗探而吐之，三进三探，则不痒矣。

一少年，玉茎挺长肿而萎，皮塌常润，磨股难行，两胁气冲上，手足倦弱，先以小柴胡汤加黄连大剂，行其湿热，少加黄柏，降其逆上之气，肿渐散，茎中硬块未消，以青皮为君，佐以散风之药，服之，外以丝瓜汁调五倍子末，敷愈。

一病人似喘不喘，似呕不呕，似哕不哕，彻心中愦愦然，无奈用生姜、半夏汤主之，半夏片半斤、生姜汁一升、水三升，先煎半夏至二升后，入姜汁共煎一升半，待温，分四服，日三夜一，病止停服。

一人暑月行百里，渴而饮山水，至晚以单席阴地上少睡，顷间寒热吐泻，身如刀刮而痛，医皆曰中暑，进黄连香薷饮，不应。予诊其脉细紧而伏，此中寒也，众皆笑曰六月中寒有是事乎。予以附子理中汤服而效。

冬天伤暑，一妇冬月洒洒恶寒，翕翕发热，恶食干呕，大便欲去不去，诸医以虚弱，用涤痰二陈汤不效。予治，脉虚无力类乎伤暑，众不然。深究之，妇曰：昨因天寒取绵套盖之，得此一症。诚哉！伤暑也。但绵套盛暑晒之，热取箱中，必有暑气。今体虚得之易入，故如是。妇曰：然。遂用黄连香薷进二服，即安。噫，冬天伤暑、夏月中寒病亦少见，问切之功不可不知也。

一盘肠产者，临产先肠出而后产子，既产之后，其肠不收，以醋半盏冷水七分调匀，喷妇面，三喷则肠收尽，此良法也。

一产后腹痛，烦满不得卧，用枳实略烧黑、芍药等分为末，麦冬下一钱许。

一妇人，腹中诸病，用当归一两半、芍药八两、泽泻、川芎各四两，白术、茯苓各四两，为末，酒下一钱。

一产妇因子死，经断不行者半年，一日小腹忽痛，阴户内有物如石硬塞之而痛不禁，众医不识。青林曰：此石瘕病也，用四物加桃仁、大黄、三棱、槟榔、胡索、附子、泽泻、血竭，二剂而愈。

一小儿遍身痒甚，以生姜捣烂，布包擦之而止。

一人在山亭裸体而卧，其阳被飞丝缠绕，肿痛欲断，以威灵仙煎汤浸洗而愈。

胃寒肠热，水谷不化，腹胀痞满，泄痢不止，用川乌头去尖半两，山栀仁、干生姜各二钱半，姜汁糊丸，酒送下，月进三服。

胃热肠寒，善食而饥，便溺小腹胀痛，大便涩。青皮，三棱，蓬术，黄连各一两，巴豆霜二钱半，面糊丸如绿豆大，或茶或酒，随下三五丸。

疝气牵引小腹痛，蒺藜炒、附子炮、栀子一两。每三钱水煎服。

口疮不已名赴筵散，黄柏、青黛、密陀僧等各等分为末，干掺。

失音不言，诃子四枚生熟、桔梗一两生炙、甘草一寸生炙各半，每二钱童便水各一盏，煎五七沸，甚者不过三服。

神应散，春夏脚指叉湿烂，枯矾六钱、飞丹五分，为末掺之。

一少年新婚欲交媾，女子阻之，乃逆其意，遂阴萎不举五七日，以秃笔烧灰酒下二钱即起。

小便频数一日夜，百余次，此脬气不足，服缩泉丸。益智仁 乌药大如臂者，等分为末，酒煮山药打糊为丸如桐子大，卧时用盐酒送下七十丸。

女子十六岁，四腕软皮处生恶物，如黄豆大，半在肉内，红紫色，痛甚。诸药不效。一方士将水银四两，白纸二张，揉熟蘸水银，三日自落而愈。

牙疼

新掘李树根，取白皮，捣细浓浸，时时含之，绝根。

临外军身，虱出约至五升，随至血肉俱坏，每宿渐多痛痒不可言状，虽吃水卧床昼夜号哭，舌尖出血不止，身齿俱黑，唇动鼻开，但饮盐醋汤，数次安。

小儿刮肠痢，眼闭口合，名曰噤口痢。用精猪肉一两，薄切片，慢火炙。以腻粉末五分，旋铺肉上炙，令成脯，如不吃，放鼻头闻香自然要吃。

又方

腊肉脯煨熟食之大人，亦可服。

一妇开瓿为热气所冲，面目肿而经闭。

一用炊饭布经久者，烧灰随敷随消。

一人患痨二年，一日无肉味腹痛不可忍，恐传染置空室，待自终三日，无肉或惠鸡子，病人自煎食将熟，鼻中碍，忽打喷嚏，有红线二尺，自鼻出铫，遂以碗盖之煎熟，视乃痨虫也。

一人自幼好酒，片时无酒呼叫不绝，全不进食，日渐羸弱，或执其手缚柱上，将酒与看，而不与饮，即吐一物如猪肝入酒内，其人遂安。

鼓胀

旦食不能，暮食痞满，名鸡屎醴饮。

大黄 桃仁 鸡屎要干者等分，每一钱水一钟，姜三片，煎汤调下，愈后临卧服。

又方

用猪血，不着盐水，待自凝硬，沥去水，晒干为末，酒下泄之妙。

一小儿猝死而吐痢，不知是何病。狗屎一丸绞汁，灌之无湿者，水煎干屎取汁亦可。

狐惑症

下唇有疮曰狐，乃虫食其肛，黄芩煎汤洗之。上唇有疮曰惑，乃虫食其脏，因腹内热肠胃虚，虫出求食，用泻心汤，大黄二两，芩连一两，水煎服。

小儿胎受热毒，生下两目不开。灯芯、黄连、秦皮、木贼各五钱，水一盏，煎澄清，频洗之。

一室女近窗做女工，忽患头疼甚，诸药不效。一医徐察之，窗外畜鹅，知为鹅虱飞入耳内，咬而痛也。以稻杆煎浓汁灌之，虱死而出，遂不痛。

一居民逃难石室中，以烟攻之，偶得葡萄食之而苏，又法以口，呵地即不死。

积

鲫鱼一枚四两重，去肠以乱发填满，湿纸裹烧存性，入雄黄，生麻油调敷。先用药汤洗（即辣梨）。

小儿初生身破裂者，必死。阴不起者，必死。股间无肉，死无粪门者，必死。一云必假物以开之。（近有女之阴亦不开者，夫以小刀开之）

收蝎法

每年除夜，左手拽起前裾，右手执三尺长棍向门榻上敲三下，念咒云蝎云蝎，蚕蚕蚕不向梁上走，却来这里蚕，一敲敲八节，咒毕吸气一口，吹入于杖头，复吸其气吹于执杖手心，如此三次，即已遇有蝎蚕，以手摩之，即不痛。可用一年。次年除夜必如法为之，否不验也。

一老妇喉心中咬痛，得食则止。心思香燥之物，偶夏天猫绕脚而叫，此妇素性爱猫，取鹿脯嚼之，喉中忽有一物出，急取之，坠地头足皆有五寸长许，乃饥虫也。

一人背发一块，心神兀兀，四肢倦怠，饮食不进，一医曰此虱瘤也。剖开果虱合许。甘草汤洗净拭干。将多年油木梳煅灰为末，菜油调搽立愈。

眼赤鼻张大喘，浑身出斑，毛发如铜钱，乃目中，热毒气结于下焦。用白矾，滑石各一两为末，作一服，水三碗。煎至半冷，不住饮尽乃安。

一人有虫如蟹，走于皮下，作声如小儿啼，为筋肉之化。雷丸，雄黄各一两为末，掺在猪肉片上，炙热吃尽乃安。

一人发上水珠如汗滴不止，用甘草一片煎汤三四碗，作三四服，其水即止。此证自幼，间服药过多故也。

一人鼻中毛出，昼夜可出一二尺，渐渐粗圆如绳，痛不可忍。虽痛一摘一茎，即后复生，此因食猪羊血过多。用乳香、硇砂各二两为末，饭丸，空心临卧下十丸即落。

一人自觉自形作两人并卧，不别真假，不语问亦无对，乃自离魂。用辰砂，人参，茯神浓煎汤饮之。真者气爽，假者化也。

一妇六十余岁，得饥疾。每作时如虫吃心，得食方解。如是三四年来，夏热纳凉，有一猫甚爱，适猫绕叫，取鹿脯自嚼哝猫，至于再嚼，觉一物上触喉间，引手探得之，如拇指大，坠地以火照之，其物头尖而扁，类塌沙鱼形，身如虾，破腹有八子，其病即愈。

一人穿断舌心，出血不止，以米醋用鸡翎刷所断处，其血即止，仍用真蒲黄，杏仁去皮尖，硼砂少许为末，炼蜜调搽或噙化而安。

一人身上及头面肉上浮肿如蛇状，用雨滴堦砖上苔痕水化开，涂蛇头立消。

一人被蜘蛛咬，腹大如孕妇，有游僧见之，教饮羊乳一日而平。

妖魅变化为猫，为兔，为鬼，病人为其所惑，不肯言鬼，巍然如痴。用鹿角屑捣末，用水调服，倾间即实言为鬼所凭也。

一人食芹菜忽患腹胀而痛，医曰：蛟龙子多生芹上，用饧糖、粳米、杏仁、乳饼煮粥食之三升，日三服，吐下蛟龙子有两头者。明太宗皇帝好食生芹，日久腹痛，召太医盛御医治之，盛询知好食芹菜，乃制田中泥土为丸，服之二次，明早利下虫无数，小沙搭子耳，其痛即愈。隆庆二年十一月，友人吴爱楼喉间忽生一块，形色如田螺，颇坚硬。一月余，烂开寸许，气甚腥臭，至十二月，邀麟诊视之，莫测其为何症，不敢轻答，坐良久细思之，问其家眷：平日曾患杨梅疮否？对曰：不曾患此疮。止一日，忽见孩儿头面皆生杨梅疮，问曰：此儿谁家子也？对曰：病人之长儿也。遂原其由。爱楼得子甚晚，颇钟爱。晚以头枕父臂，子口对父之口，其毒气熏蒸于肺，故喉之下肺之上烂一大孔，急以鲜蛙大者，以刀抉开取其水，以绢滤净，一日五六次灌之。吐出臭涎盈斗。将冰片、孩儿茶、鸡内金、硼砂、牡蛎、大红绒灰、青锭、人中白、杏仁灰等分，末之极细，吹入患处，一日七八次。外服人参、桔梗、甘草、玄参、黄芪、天花粉、鼠粘子、生地、芍药、当归、金银花、小柴胡、冷饭团、麦冬。

上剉，水煎服，三月而愈。

一少妇产儿后，忽玉户中垂尺许，如白肠之状。少不知事，私以手摘断。至晚腹痛，嚎泣而绝。此肠即生肠，又曰胞户子宫。切不可损，损即伤生。盖气血衰败，莫能收入，宜多进活血之剂，三二日间，自然收入不足忧恐也。予治四三人，皆以此药之力。

一友人春月将熟羊肉，熟猪肉露放月台之上，明日治以燕客，凡二十余人皆呕吐不安，唯二三人不吐呕，盖食肉少而酒多也。一老医云此盖夜露之毒也。如秋夜之气，清露亦不毒，今人以酒曲渍之良效，以甘草煎汤饮之即愈。

隆庆三年己巳正月二十七日，盐商胡小溪家人，媳妇年方二十三岁，怀娠九月矣。一日食鱼，鱼骨哽喉间，至半日呕吐，继之以血碗许，鱼骨尚在喉中，忽吐出一条，约有二尺余，形如小肠，阔五分，内有所食鱼菜、粉皮、饭末化，家人为推入口中。尚余五寸，其夫复纳入之，遂昏倦，自此呕吐不止，汤亦不能进，延予治之，遂将生炭火一盆，放病榻前，以好醋一碗沃之，使醋气盈满其室，清其神也。进以牛黄清心丸，腹觉有微疼，再用人参养胃汤，倍加人参一分，红花、牡丹皮、当归、川芎、白芍、生地、阿胶，煎服五六贴，病痊愈矣。

嗟夫，此妇所吐之肠，有类于肠而。若肠出而段，顷刻立毙。岂有得生之理？此吐出者，肺之系也。因呕吐太甚，被气冲逆而断，其连肺之一头，随吐而出，今既纳入，复吐不已，气不平耳。今用醋汤以清其神，牛黄丸以清其心，煎剂以补其气血，故旬日之间，安妥如常。此亦原其病而药之耳，岂肯效好利之人，乘其危而邀名，索物者同日而语哉。医者，意也。全在活法。书此以为世劝。

耳中出血不止，龙骨末敷之。

救冻死以热灰熨心，冷即易之。目开气出，以粥汤温补。

凡中恶中炸，忽然眼见鬼物恶气，蓦然倒地，四肢厥冷，两手握拳，口鼻出清血，此与尸厥同，勿移动，即令人围绕烧火及安息香、麝香、苏木、桃头之类，待省，方可移归。

舌上出血如簪孔，赤小豆杵碎一升，水三碗和搅，取汁每服一盏，不拘时服，槐花末掺上亦妙，名曰血衄。

妇人生产，伤动尿胞破，终日不能小便，但漏湿耳。

黄丝绢一尺生者剪碎，白牡丹根皮干叶者为末用无不效，白芨末一钱，水二盅，煮绢烂如泥，空心服。服时勿作声，作声不效，慎之。

中恶客忤睡死，麝香一钱研，和醋灌一合，入腹即苏。

一人患痈，口出微脓，如蟹吐沫，此肉溃透膜也。疮肠透膜十无一生，须大补亦不活也。

琥珀万安丸

治男妇酒食虫。

槟榔四两 白牵牛末 黑牵牛末各二两 雷丸 大黄 知母一两 贯众一两 沉香 木香各两，芜荑一两

上为末，每用四钱。五更先嚼生姜一块，次用隔宿，糖汤露一

夕，次早调药服。取下黄赤黑，白虫积。病根直至日晡，吃白粥补之，先服生姜免至恶心，此方亦可水丸服，四钱重。

雄麝散

治五种虫毒。

雄黄末　麝香末另研

用生羊肺一指大，以刀切开，内药在内肺里吞下。

国老饮治蛊症

白矾末、甘草各等分。上为细末，每服二钱。食远水调下。或吐黑涎，或泻皆效。若平生预服，防蛊者，宜以甘草熟炙煮服。即内消不令吐，神验。

保灵丹

治诸蛊毒，一切药毒神效。

朱砂另研一两　大山豆根五钱　雄黄　黄丹　黄药子　续随子生研　巴豆不去油　斑蝥去翅足二钱半　糯米半生半炒　赤蜈蚣二条一炙一生

上各修制入乳钵研和，于端午重阳腊日修合，勿令鸡犬妇人见。用糯米糊丸如龙眼核大，阴干，瓷盒取。每服一丸，茶清吞下，不得嚼破，须臾病人自觉心头如泄断度条声，将次毒物下，或自口出，或自大便出。嫩则是血，老则成鳖，或蜈螂等状。药丸凝血并下。如口噤，揭开下药。或蛇蝎诸毒以醋磨敷患处，忌酒肉。毒物一月惟软，饮饭可也。

荠苨汤

解诸药毒。（荠苨能乱人参即此荠苨也）

荠苨　黑豆　甘草各等分

上哎嚼，每服七钱，水二盏，煎八分，去渣。温服。

奇方

指一切毒。

白扁豆晒干为末，每服二三钱，新汲水调，顿服。得利则安。

一方

解砒霜毒。

白扁豆　青黛　甘草各等分，巴豆檑去壳用半斤

上为细末，每服一钱，以砂糖一大块，水一盏，化开调药饮之，毒随利，后宜进五苓散，益元散。

又方

解砒霜毒。以早禾杆烧灰，新汲水淋汁，绢袋滤过，冷服一碗，毒从下利即安。

一方

蓝饮子，解砒毒及巴豆毒，用蓝根砂糖三味相和研，水服之。或入薄荷汁尤妙。

解巴豆毒

寒水石磨水服，黄连煮汁服，菖蒲生者捣取汁服。

中巴豆毒

其症口渴脸赤，五心烦热，利不止，用芭蕉根叶捣。

解草乌毒

歌曰："草乌之毒最粗凶，甘草浓煎服有功，米醋砂糖皆可用，白矾水点亦能攻。"

解天雄附子乌头毒

防风，枣肉浓煎服。

解一切菌毒

掘一地窖，取黄土以新汲水于内搅之，澄清，少取水饮之，名

地浆。

解河豚毒
一时困怠，急以桐油多灌之，使毒物尽吐出为愈，或以白矾为末，调汤服。中河豚毒能杀人，服此药毒自消。

解鳝鳖虾蟆毒
生豆豉一大合，新汲水一碗，煮豆豉浓汁顿服效。

解食牛马肉中毒
大甘草四两，以无灰酒研服，尽病人量饮之，须臾吐大泻。如渴不可饮水，饮之必死。

肘后方
服雄黄中毒，防己汁解之。

金匮玉函
治误饮馔中毒者，未审中何毒，卒急无药可解，另煎甘草荠苨汤服之，入口便活。

圣惠方
治中鸩毒，气欲绝者。用葛根三合，水三盏，调饮之。如口噤者，以物揭开灌之。（鸩食半夏苗，故有毒）

肘后方
治食鱼中毒，浓煮桔皮饮汁。

梅师方
治食马肝有毒杀人者，以雄鼠屎三七枚和水，饮服之。（雄者两头尖）

梅师方
蜀椒闭口者有毒，误食之便气欲绝，或下白沫，身体冷，急用井水三二碗饮之，立解椒毒。

或煎浓豉汁服之。

圣惠方

治食蟹中毒，以生藕汁或煮干，或煮干蒜汁，或冬瓜汁，或紫苏汤并佳。

葛氏方

食自死六畜肉中毒，黄柏末服方寸匕。未解再服之。

外台秘要

服药过剂及中毒，烦闷欲死，烧犀角末，水服方寸七。

肘后方

服药过剂及中毒，烦闷欲死，刮东壁土，以水三升，调服之。

辍耕录

治食河豚者，一日内不可服汤药，恐内有荆芥，与此物大相反，亦恶乌头、附子之属。世传中此毒者，乃亟饮粪清乃解，否则必死。又闻不必用此物，以龙脑浸水服之能解，，或橄榄皆可解。后得一方，用槐花炒过，与干胭脂各等分，同捣为末，用绿豆粉水调灌入妙。如无新橄榄，以其核多磨汁，服之良愈。

一方

治中诸毒，卒恶热，黄闷欲死者，以人屎者最效。须与水和服。其干者，烧烟绝水溃饮汁，名破棺汤。

破棺散

治魇寐猝死，及为墙壁、竹木所压，水溺，金疮，卒至闷绝，产妇恶血冲心，诸暴绝症。

半夏汤泡七次，去滑，为末，吹入鼻中。或以皂角末吹入亦可。

凡魇者，不可用灯照，亦不得近前急唤。但痛咬其足跟，并大拇指甲边，或以皂角末吹鼻。

朱砂散

治中恶中忤鬼气。其证或暮夜登厕，或出郊野，或游空室冷屋，或人所不至之地，忽然眼见鬼物，口鼻吸着恶气蓦然倒地，四肢厥冷，两手握拳，鼻口出清血。此症与尸厥同。见此切勿移动，即令亲人围绕烧火，或烧麝香、安息香、苏木、桂木之类，直候记省，方可移归。

犀角研末　生麝香　朱砂各一钱

上为末，每服二钱，新汲水调灌之。

又方

雄黄为细末，每服一钱，桃叶煎汤，调灌下。

又方

治人恍惚见鬼，发狂，平胃散加辰砂末，枣汤下。

又方

治客忤中恶，多于道路在外处得之，令人心疠痛腹满，气冲心胸，不急治杀人。好京墨为末，每服二钱，沸汤调服。或瓦器盛汤，用衣衬贴于肚上熨之，汤冷则换。

灸法

救魇死及一切猝死，及诸暴绝证。用药或不效。急于人中穴，及两脚两大拇指离甲一韭叶许，名灸三壮五壮即活。

又法

灸脐中百壮亦效。

灸大胞匾肾，以艾壮放在大拇指甲并半在肉灸七壮，七日避风，勿洗足，戒房劳，即效。

小肠疝气

以阳物扯长对中毛际，再运左右两边，以物往处黑点记之，小艾壮灸七即愈。

又乌绒树荚肉子微炒为末，早晨空心好酒调下三钱。

小儿杂症

小儿初生休与乳，取甘草一指节长，火上炙脆，以水三合，煮一合，棉蘸儿口中，可蚬壳上，儿当快吐脑中恶汁，后待儿饥渴更与两服。不吐尽，一合止得吐恶汁后，儿智慧无病。

新生三日，开肠胃，研粳米浓作饮如乳，与儿服。

儿初生时，以猪胆汁倾汤内浴，儿永无疮疥之疾。（月内用之）

生下不饮乳，及小便不通，乳汁二合，葱白一寸分四，破银石器内煎一合灌立愈。

生下舌下有膜，如榴子连于舌根，令儿语言不发。可摘断，微有血。如血不止，烧发灰掺之。又用白矾灰，釜底墨酒调用（此疮名七星疮，或以细针打之）。

惊哭有泪，是肚腹痛，用苏合香丸酒服。

小儿睡中遗尿不自觉。以桂木，雄鸡肝等分为末，日进三服。

不小便，盐安脐中熨之。尿血，甘草煎服之。

冻疮取金毛狗脊上毛贴之。

头面痘痂剥去，脓血出，以真麻油润之，免成瘢痕酥亦良。

痘斑疮，心燥卧，眠不安，升麻煎汁，棉蘸拭干。

诸骨入肉不出者，煮白梅肉烂，研象牙末，厚敷骨刺自出。

稻芒入喉中，取鹅涎灌之立出。

钓鱼针勾入喉中难出，先用木针撑口，次以糯米珠如算盘珠样穿线中扯直即出。

尿床。以羊肚盛水，令满系两头，煮熟开，取水顿服。

小儿月内，粪门上忽有疮孔，此乃秤勾疮也。深难疗者，急用白褐烧灰掺之。

又方

红绒灰二钱 珍珠五分 轻粉五分 孩儿茶二钱 血竭一钱 乳香一钱

上各为末，干掺。

慢惊灸法

以酱一匕涂在百会穴，用艾圆如半粒黄豆大者，灸五壮为度。五壮之内，不拘次第。婴儿哭声如平时无异者生，其声嘶不响亮者死，累试累验。百会穴在头顶心，旋毛中是穴，乃婴儿月内虽无惊病，依法灸之，能免一世之惊。况泄泻灸之亦妙。

附录蛊毒桃生毒四端

福建诸州大抵皆有蛊毒，而福之古田长溪为最。其种有四：一曰地蛊，二曰金蚕蛊，三曰蜈蚣蛊，四曰虾蟆蛊，皆能变化。隐见不常，皆有雌雄，其交合皆有定日。近者数月，远者二年。至期主家备礼迎降，设盆水于前，雌雄遂入于水中，交则毒浮其上，乃以针眼刺取。必于是日毒一人。盖阴阳化生之气，纳诸人腹而托以乃育，越宿则不能生。故当日客至不暇，恤宗亲朋，旧必施之，凡饮食药饵皆可入，独不置热羹中，遇热则消烂。或无外人至，则推本家一人承之。毒初入腹，若无所觉，积久则蛊生。藉人血气以活，盆久则滋生长，乃食五脏。晓夕痛楚不可忍，惟啜百沸汤，可暂息须臾。甚则叫呼宛转，爬刮床席，临绝之日，眼耳鼻口涌出虫数百，形状如一，溃于水。暴干久，而得水复活。死者之尸，虽火化而心肺独存，殆若蜂巢淳熙中畜蛊之人，事泄呈之官检，其家得银珂领子五色线环玓小本棋子，两面书五逆五顺四字。盛以七孔合，又针两包各五十枚。而十一无眼及大蜈蚣一条，率非寻常人家所用。鞫讯其人，乃云所谓顺逆其子者。降蛊之时，所用以卜也。得顺者，客当之。逆者，家当之。针之无眼者，以眼盛药，既用则去之。盖所杀十一人矣。五色线，凡蛊喜食绵，绵不可得，乃以此代其银珂，领者欲嫁蛊移诸他处，置道旁冀见者，取之也。凡中蛊毒无论年代远近，但煮一为卵，插银钗于内，并含之约一食倾，取视钗卵俱黑，即中其毒也。其方五倍子二两，硫黄末一钱，甘草三寸。一半炮出火毒，一半生用。丁香、木香、麝香各等分，轻粉三分，糯米二十粒共八味入小沙瓶内，水十分煎取其七，候药面生皱皮，用熟绢滤去渣，通口服。病人平正仰卧，令头高。觉腹间有物冲心者，三即不时动；若吐出，以桶盛之，如鱼鳔之类，乃是恶物。吐罢，饮茶一盏，泻亦无效，旋煮白粥补。忌生冷油腻酢酱。十日后服解毒丸三两，经旬日可得平复。

有一显宦与泉州高僧西游，道由峡程其村舍，皆能畜蛊。若就食必遭其毒，无可奈何。僧曰吾有神咒，可无忧也。食至僧闭目持诵。俄见小蜘蛛延缘盏吻僧，曰速杀之。于是竟食，无所损其咒，曰姑苏啄磨耶，啄吾知蛊毒生四角，父是穹窿，穷母是舍耶，女眷属百千万。吾今悉知汝摩诃是时同行者，竞传之所至皆无恙。更传解毒方用豆豉七粒，巴豆去皮两粒，入百草霜一处，研细滴水，研如绿豆大，以茅香汤送下七丸。

又方

治金蚕毒

才觉中毒，先含白矾，味甘而不涩，须嚼黑豆而不腥者是也。急取石榴根皮煎汤饮之。即吐出活虫，无不立愈。又以白矾芽茶捣为末，冷水调服。凡一切毒皆可治。

昔一人肋下忽肿起如生痈疖状，顷间大如盘。识者云此桃生毒也。候三更以绿豆嚼试，若香甜即是已。果然速捣川升麻为细末，以冷热水调二钱，速服之，遂泻下。真生葱数茎根须皆具，其肿即消。续煎平胃散调补，且食白粥，经旬始复常。

有一书生中鸡肉桃生使商人，善医与药服之，顷吐积肉一块。剖开筋膜中有生肉存，已成鸡形，头尾嘴翅悉肖，似凡食鱼、瓜果皆能用桃毒。初中时，觉胞腹稍痛，明日渐加搅刺，满十日则内物能动。腾上则胸痛，沉下则腹痛。积以瘦悴，此其候也。在上隔则取之。其法用热茶一瓯，投胆矾半钱于中，俟矾化尽通口呷服，良久，以鸡翎探喉中，即吐出毒物。在下隔则泻之。以米饮下郁金末二钱毒即泻下。乃碾人参、白术末各半两同无灰酒半斤纳瓶内，慢火熬半日许，度酒熟取出温服之，每日一杯。五日乃止。然后饮食如常。此蛊毒桃生毒，世人乃极难治者，予偶阅古书中得之，专附录于后，以备参考焉。

霉疮秘录总说

霉疮一症，古未言及。究其根源，始于午会之末，起自岭南之地，致使蔓延通国，流祸甚广。今当未会之初，人禀浸薄天，厉时行交媾，斗精气相传染，一感其毒，酷烈匪常入，髓沦肌，流经走络。或中于阴，或中于阳；或伏于内，或见于外；或攻脏腑，或巡孔窍。有始终只在一经者，有越经而传者，有间经而传者，有毒伏本经者。形症多端而治法各异即如。

毒中肾经，始生下疳。继而骨痛，疮标耳内、阴囊、头顶、背脊，形如烂柿，名曰阳霉疮。甚则毒伤阴阳二窍，传于心，发大疮。上下左右相对，掣痛连心。移于肝，眉发脱落，眼昏多泪，或溃爪甲。毒伏本经，作偏正头痛，甚则目盲耳闭。或生嗣不寿，久则毒发囊穿。

毒中肝经，先发便毒，嗣作筋疼，疮标耳、项、胁肋，形如砂仁，俗以砂仁疮名之。甚则筋痿不起。传于脾，四肢发块痛楚，或蛀烂腿臁。移于心，生疮如痣，痛痒交作。毒伏本经，大筋微疼，久则毒发，颈项两膝。

毒中脾经，疮标发际口吻，或堆肛门。形如鼓钉，俗以广痘名之。甚则毒伏脏内，传于肾，骨痛髓烈发块。百会、委中、涌泉等穴。移于肺，肌肤生癣如花，色红紫褪过即成白癜。毒伏本经，发斑如丹，久则毒结肠胃。

毒中肺经，疮标腋下、胸膛、面颊，形如花朵，俗以棉花疮名之。甚则毒聚咽嗌。传于肝，作筋疼。遇月郭空，或天阴申酉时分作疼。移于肾，作肾脏风，痛痒交作。毒伏本经，生赤白癜，久则毒结膺臆臂膊。

毒中心经，疮标肩臂两手，紫黑酷似梅疮，俗以杨梅疮名之。甚则毒攻眸子。传于肺，发喉癣，渐蚀鼻梁，多作痰唾。移于脾，生鹅掌风癣，手足起指不随。毒伏本经，十指流痛，久则毒攻舌本，或结毒小肠。

是症也，不独交媾相传，禀薄之人，或入市登圊，或与患者接谈，偶中毒气，不拘老幼。或即病，或不即病。而惨痛周身，或不作痛而传于内室，或内室无恙而移患于子女甥孙者。故备述受病根源，施治本末方法，启前人未法之秘。病有经络，毒有浅深，药有缓急，察脉审症，应攻应补，毫不可紊。毒未传变，一脏见症者，半月愈。三脏见症者，一月愈。五脏俱受病者，五十日痊愈。此皆独得之法，已经印证，海内名公，妙在易生易褪，疤不紫黑，身无痛苦，交媾不染，生嗣无恙，不伐胃气元神。诚千古不易王道之圣药也。设或妄施汗下，点擦薰洗等药，徒速一时效验，殊不知毒伏于内伐贼脏腑，酿成已上诸症，以致投药罔效余能，刻日收功。又能拔去轻粉之毒，使终身无患，非若粗工之不经者，此症直可自任。故为是说以公之。

霉疮或问

或问曰：霉疮为患，何自而防乎？余曰：岭南之地，卑湿而暖，霜雪不加，蛇虫不蛰，诸凡汗秽蓄积于地，遇一阳来复，湿毒与瘴气相蒸，物感之则霉烂易毁，人感之则疮疡易侵。更逢客火交煎重虚之人，即冒此疾。故始谓之阳霉疮云，以致蔓延传染，所以娼家有点过之说，皆由气运所始，因渐而致也。

或问：霉疮为气运所使，有云广疮何也？余曰：广疮者，与痘相类。痘疮古所无有，始生于北，其气自北而南。汉时谓之胡痘，由先天之所中，无谓男女贵贱，遇岁火流行鼓腋而发。若梅疮者，古亦无有，始起于南，其气自南而北。今时谓之广疮，由后天之所感，不问老幼愚智，元禀虚怯者，触秽而染。胡痘以地命名，孰非气运之所使乎。

或问：此症有谓杨梅疮，有谓棉花疮，有谓砂仁疮。名状不一者，何也？余曰：毒之相感者，一气也，脏之。见症者，各异也。如痘疮，有红斑白，癗如痘，如麻，如蚕子，如土蛓，如茱萸，如葡萄，或移毒眼目、肘膝，形症多端。大约似痘者多半，故名曰痘疮。如梅疮有赤游紫，癗如疯、如疹、如砂仁，如棉花、如鼓钉、如烂柿、如杨梅，或结毒破烂孔窍，名状不一，大约似杨梅者多半，故名曰杨梅痘疮，梅疮。皆以形命名，所以不一也。

或问：其疮传染不已，何也？余曰：昔人染此症，亲戚不同居，饮食不同器，置身静室以俟愈，故传染亦少。迩来世薄人妄沉匿花柳者众，忽于避忌，一犯有毒之妓，淫火交炽。真元弱者，毒气乘虚而袭。初不知觉，或传于妻妾，或传于姣童。上世鲜有医书可正，故有传染不已之患。

或问：老幼之人，不近妓女，突染此疮。竟有结毒者，何也？余曰：不独交媾，斗精或中，患者毒气薰蒸而成，或祖父遗毒相传，此又非形接之比也。

或问：有人与患者同寝共食，不传染者，何也？余曰：此由先天之气充固，邪气无间而入，所以有终身为妓，半世作风流客者，竟无此恙。

或问：交媾偶中毒气，有轻重否？余曰：毒随神转，走络流经。壮者气行则已，怯者则着而为患。

或问：诸痛痒疮疡皆属心火，何心经独擬于后耶？余曰：此毒上起脾肺，下起肾肝，心乃阳，主阴邪不能先犯。诸经传变而心始受邪，故初生疮，子不为痛楚，或元阳虚怯，直中少阴者，发作遂痛。

或问：毒传脏腑，切脉可知否？余曰：脉者气血之道路，气清脉和，气浊脉滞。若有毒者，其脉必沉。如毒聚肝经者，左关脉必沉涩，寅卯时诊之，或迟或结不复流同者，其毒深重。余脏仿此。非若他毒，以洪大滑数为准。反是者，症必难治。

或问：有患者服药而愈，精神未复者，何也？余曰：毒未尽化，药不胜病耳。盖毒不尽则精神不复，非骨节酸痛则疤色紫黑，故交媾便有所染，生嗣未免有毒。倘或性气躁，率屡犯禁忌者，遂使一分之毒未除，竟能复十分之患，不知者反责前药无效。此非倦药者，自废欤。

或问：医治此患，或用汤药者，或用散药者，或用丸药者，皆能获效。有等患者深虑轻粉为害，畏服丸散，单用煎剂能收全功否？余曰：审察病机者，医之智也。攻邪伐病者，药之能也。夫毒有多少，形有盛衰，治有缓急，方有小大，脏有高下，腑有远近，症有表里，药有轻重，草木之性多为汤液，金石之品俱作丸散。故方有七大小缓急，奇偶复剂有十，宣通补泻，轻重滑涩，燥湿方不七不足以尽方之变，剂不十不足以尽剂之用。凡治病在阴者，毋犯其阳；病在阳者，毋犯其阴。犯之者是谓诛伐无过。病在于经则治其经，病在于络则治其络。病从气分则治其气，病从血分则治其血。病在其表，毋攻其里；病在于里，毋虚其表。邪之所在，攻必从之。受邪为本，见症为标；五虚为本，五邪为标。病属于实宜治以急，实者邪气胜也，邪不速逐则为害蔓延，故治实无迟法。病属于虚宜治以缓，虚者精气夺也。治宜次第，故治虚无速法，亦无巧法。虚则补之，实则泻之。有是症而用是药，此万世之常度也。如伤寒禁用丸药，恐庸俗误用巴豆丸，若用大黄丸则宜矣。且业有专门，工有高下，又非论也。

或问：此症有用一二方而愈，有用百药无效者，何也？余曰：一二方而效者，多因禀厚毒浅。或患者忍心耐性。访医择药，调摄得宜，所以正气足而邪自除也。若百药无效者，乃中毒之深也。又非毒之中深，由受毒之始速求病痊，不究标本，乱投汤剂，以致真元耗削，药毒蓄积于内，遂有变证杂出，往往至于伤生。患者医者竟不觉察，故未经药饵者，仅为终身不瘳之疾，误投药石者，定罹夭横之患。由是红紫眩乱，使病者暗受其弊也。

或问：治法有擦手足心者，有煎汤薰洗者，有药点者，有灯照者。或效或不效而受累者，何也？余曰：凡此四法取效一时，与庸工用轻粉无异。得其时者，效或有之。失其时者，其毒反炽而终身不瘳也。

或问：何为得时，何为失候？余曰：毒尽达于肌表而治之，则为得时。毒未透发而妄攻者，谓之失候。

或问：患者亲自制药，或用食物发之，仍有结毒者，何也？余曰：世人徒知庸俗，暗投轻粉遏药，致有结毒后患。殊不知妄施虫介草汁，过服败毒发毒寒凉等药，其累不减于轻粉也。

或问：初生疳疮便毒，大疮细子至筋骨疼痛，喉癣蚀鼻，发块上下，破烂孔窍，鹅掌白癣，其治同否？余曰：感此毒者，一气也。然毒之见症者不一也。如伤寒疹子从表而传里，疫病痘疮从内而达外。惟此症出入无常，伏见不一论其本，则一究其末，自殊可正为，禀有厚薄，病有新久，工有上下，药有良毒，岂可局一定之方，而欲愈不一之疾乎。

或问：已上见症，据经服药，能指日收功否？余曰：此皆独授秘密，得心应手，譬诸行熟道者，远近可许步而至也。如初生下疳，肿烂未作骨痛者，服药十三日愈。烂去阳物掺药不效，名蛀梗，或为卷心，服药二十五日愈。横痃双生者，服药十三日愈。单生便毒作筋疼者，服药十九日愈。便毒溃破不敛名为鱼口，兼之疳疮者，服药廿六日愈。阳物生疮如杨梅，堆满状如鼓椎。他处不生者名为独脚杨梅疮，服药四十五日愈。生疮形如砂仁，内作筋疼者，服药二十五日愈。形如烂柿，内作骨痛者，服药三十一日愈。疮标发际，口吻肛门，他处未见者，服药二十一日愈。形如大豆，多见四肢者，服药二十七日愈。胸膛面颊，先标形如花朵者，服药二十五日愈。上下左右对垒，形如杨梅者，服药三十三日愈。筋骨疼痛，遇天阴日，晚痛甚者，服药二十一日愈。结毒腿臁，肩膊块未破者，服药三十二日愈。块破年远者，服药三十七日愈。结毒委中、涌泉、玉茎、百会等处未破者，服药三十一日愈。已破者，服药三十六日愈。十指惨痛，瓜甲发损者，服药二十六日愈。喉癣日久，成天白蚁蚀鼻者，服药二十五日愈。毒壅肺道，不时吐痰而声哑者，服药二十七日愈。毒透肌肤，肢体生癣，硬靥如钱，色红紫者，服药三十七日愈。毒附手足生鹅掌风者，服药四十二日愈。毒流肉分，蛀烂蔓延者，服药四十五日愈。胎毒胎儿屡患疮疖、游风、丹肿者，服药二十四日愈。生儿无皮不寿者，必是父世蓄毒所使。当诊父母脉气，方见毒之有无轻重，然后服药疏涤余邪，补立正气，庶使后孕子女，永无胎毒，故微病必须服饵，汤剂不可乱投，尊生者保之。

或问：服药愈疾，限日刻期，能勿爽信乎？余曰：制剂疗疾不外阴阳五行生成之数，合而察之，切而验之。若水镜鉴形不失毫发，故病于内者，司内揣外。病于外者，司外揣内。治之之道，无逾此矣。非独是疾，诸症皆然。夫病为主，药为宾，宾主相得，邪气乃服。邪气一伏，则限期勿爽矣。

或问：有毒坏孔，窍肢体瘦怯者，医能复原否？余曰：能解前药之毒，按经销镕，其邪重施，培植元本耳。虽聋而复响，眼将瞎而复明，鼻将凹而复耸，体怯者复壮，阳费者复长，大都治此症者，不外化毒一法第。化毒之法，不外攻邪补元，非明经察脉，辨症之精，毋得妄治。故谚云：伤寒痘疹，黄疮瘰疬，怯病不服药为上至言也。原非有病而不药，尝恐医工之不善也，故有此戒。

或问：土茯苓单疗此疾，竟有饵之不效，何也？余曰：土茯苓味甘气平，主温胃健脾，暖筋骨，倘过服寒凉损胃，毒滞脾经，饮食少进者，非此不能奏效。若毒在他经，脾胃健旺者，纵多服亦不见功。如脾虚泄泻者，服此实有奇验。故曰奇良，非虚名也。

或问：丈夫染此症，内室预服败毒等药，可否？余曰：上工治未病者，毋容邪气侵也。今人未见毒气有无，遂服败毒等药。果有毒者，则可如无毒者，徒使元气内虚。内一虚则外邪易入，是无病而使之先病也。戒之慎之。

霉疮治验

一庠生年十八，肄业郭外，渐渐眉发脱落，遍身拘急，从风治不效。余候其脉，沉涩且缓。此金乘木位，乃霉疮毒气所感也。用发药三剂，吞牛黄蟾酥丸大汗之，次服化毒乙字丸，兼用龙胆泻肝汤，旬日外果发细疮如砂仁，随生随退。二十日外，疮毒尽化，眉发复生。

一词客染杨梅疮传于内室，多方调治仅愈。惟生儿多夭，就余商之。余曰：此乃先天遗毒使然，或初生无皮，或月内生疮，或作游风丹肿，或发块，或生癣，皆梅疮之遗毒也。遂倩余诊脉，细按之六脉无恙，气血和平，何生嗣多夭，乃知其内室蕴毒必重，有害胎元。即用逍遥汤加忍冬花、川石斛、贝母、威灵仙二十余剂，兼服化毒壬字丸一料，嗣服加味养荣丸，不一载即举一嗣，后二年又生一女。痘疮俱朗，诸疾不侵。

一内室患头痛，沿及手臂不能举动，易数医，服药二百余剂，不获效。后颈项发痰块三五枚，又以瘰疬攻治亦不效。余诊其脉，与症不合乃出。前医药按皆以治风、治火、治痰治血虚治瘰疬。余曰：是霉疮毒气所感，太阳厥阴受症，何治之谬也。主人始悟曰向余出京，患便毒，岂余毒相染耶。先生之言不诬矣。即以保安汤十剂，间服化毒癸字丸至半月，手臂舒畅，头痛全无。后更甲字丸至二十日，外颈块消散，又服加味地黄丸，方获全效。

一儿才半岁患赤游风，其父用毒药发之，起疮如癣，或干或湿，身无完肤。其友邀余视之。余曰：此虽胎毒，必为梅疮恶气所遗。众口曰：伊父性吝青楼，毒或有之。遂用化毒庚字丸，倍加牛黄，兼用辰砂、六一散，每日间服六次，人参汤送下。至七日始退，二十日痊愈。

一贵介年三十余，染疮日久，妄用克伐，大肉已削，止存皮骨。且咽喉腐烂，外疮水伏，形势危甚。余懒治。患者二兄曾犯此症，且无嗣，请治其弟。余用大补药熬膏，曰饮每早用化毒戊字丸，晚服辛字丸。至十五日，喉肉始长，饮食渐增。至三十日，身疮褪剥。又服大造丸，至五十日，肌肉方生。七十日，能步履而愈。

一贾年四十余，患疮贻毒有年。块发头顶如拳，右膝肿大如瓠，右腮破溃，喉咙损伤，粥食不能下胃。每日喉痰升许，肢体羸瘦，坐以待毙。余视其症危甚，芽脉息尚有胃气。遂以六君子汤加贝母、胆星、石斛、天麻兼服化毒壬字丸，至二十日，腮溃已靥，头块始消，饮食便利。又用戊字丸兼虎潜丸早晚间服。至三十余日，而腿膝如，故饮食倍增，更服辛字丸至五十日，而诸症皆愈，形体更肥。

一缙绅年四十外，九月间染下疳，至次年正月遍体生霉疮，急欲取效，施寒凉之剂，用薰洗之法，疮痂尽褪。疤色紫黑，骨节流痛，肩膝起块。余诊之，右脉沉微，左脉涩滞。知其寒凉太过，毒伏发块，遂用人参二钱，子羊肉十两，每日煮食，早晚服化毒己字丸，旬自外疮靥叠褪，至二十日，块消痛止，又服辛字丸，疮疤光莹，嗣服八味地黄丸而愈。

一室女年十四，忽小腹作痛，不旬日痛引腿膝。其父延医甚众，皆云屈脚肠痈，疗三月无效。后医作痞块，治亦不效。时在正月，邀余诊视，候脉不滑不数，傍见一婢，颈项疮疤紫黑，余知其婢所传也。其父询为何疾，予不明言适他。往至八月才回，其疾如故。饮食少进，时作惊悸。其父复恳救治，遂示以病因。即询诸婢，婢曰有之，曰验之矣。用归脾汤兼服化毒丙字丸，至半月痛始定。又服乙字至二十五日，诸症皆愈。

一太学年三十，染霉疮。饮食禁忌甚善，并不服药，至两载而痊。不及数月，两腿起小块，月余而破，但不深溃。自用膏丹敷贴，一伏一起蔓延胸腹、颈项、头面、耳目。一病二十余年。访治于予，予曰乃叫梅蛀也。毒留肌肉之间，失于汗下耳。遂用防风通圣散加人参连进五服，以祛其蓄毒，兼用化毒戊字丸，早晚服之，至盈月而愈。耳目无恙，才止前丸。更用八味丸服至三斤，精神如旧，后取妾复生嗣焉。

一节推年六十余，患阴囊破烂五年日，流臭水无度。诸医勿克。闭户静养，适伊孙患慢惊，延余治，问及此症。余曰：结毒也，壮年必犯疳疮便毒，服药虽愈，余毒蓄而不散，至血衰所作。非他药可疗，当加加味益气汤，早晚吞化毒壬字丸，不用敷药，至三十余日，肉长结痂而愈。

一士好采补误染梅毒，前阳发疮，临溺惨痛，诸药无效，且腐至根，始延余治。余曰：此名卷心蛀疳疮。当用牛膝、枸杞、忍冬花、黄芪、熟地、当归、首乌、泽泻、石斛等大料熬膏加人参、鹿胶日饵。早晚服化毒癸字丸，半月后疮肉始长，又服戊字丸，后用独参汤，吞八味丸，精神复长而愈。

一青楼患疳疮半载，沿烂疼痛不止，敷药不效。多用草药单方，甚至呕逆不食，危笃欲毙。余诊其脉，两尺沉涩，寸关俱微。盖因草药损胃，遂令脾惫不食，故毒气不能开散。以加减六君子汤十余剂兼进化毒癸字丸，至七日始纳谷，其痛稍减。更用乙字丸至半月，身发细疮，随生随褪，至三十日痊愈。

一司椽年近三十，患便毒月余，多方不能消散。其痛甚烈，立则下坠阴囊，卧则上攻两肾，转侧不能自持，日夜难以安息。始延余治，诊其脉左手结涩，知肾肝毒气炽甚。遂用化毒甲字丸同癸字丸，早晚服之，木通连翘汤送下，至七日痛止，十四日肿消，十八日痊愈。

一童子忽然身热，即发丹毒数块，众医为赤游风，治以药，治以砭，治以敷，悉不效。余思之曰，游风为患必是父母梅疮毒气所遗。当用化毒辛字丸倍加牛黄、钟乳粉、珍珠、犀角、羚羊，早晚服之，豁然而愈。

一贾年三十，忽生一毒于环跳穴下，状如绛桃，红且紫，或痛或痒。未及又发小块于两膝下，服药敷月不效。且溃烂至腿臁，延累三载。余视其疮口，候其脉气，是结毒也。患者曰不然。归询其母，始知为父遗毒所传。余用化毒戊字丸，早晚服之，至半月进十全大补汤加牛膝、米仁，至三十日两腿痊愈。后服虎潜丸，精神始旺。

一县尉年五十余，客京都染杨梅疮，欲速治愈。每遇春夏复发，缘受选延挨六载，精神消耗，两腿破烂，艰于步履。余始治以大补汤加枸杞、薏苡、牛膝、首乌，兼服化毒巳字丸，半月后更甲字丸服之，至三十五日而褪毒痊愈。后服补髓丸而复元。

一孝廉年近三十，眼角内溃痛引鼻梁脓水无度，脆骨将脱，究其因，原染梅疮。季春啖黄鱼之后，眼角隐隐作痛，医以降火祛风之剂，治之不效。余知毒伏在内，遇毒一击而发。遂服化毒戊字丸和乙字丸，早晚间服，兼以神功内托散，至二十日脓尽肉生。后用十全大补汤加川连、忍冬花、贝母服二十剂，眼鼻无恙而愈。

一富室季春染霉疮如痘，至仲冬而愈。嗣发鹅掌风，两手又年余，腰背生癣，痛痒交作，熏洗敷药近愈。未几复作筋骨疼痛，流注左右，惨楚无时，渐至着床不起。方延余治，诊其两手脉沉而结，知为毒遏于内，不得发越，故作筋骨疼痛，遂用人参八钱，升麻半两，川山甲四钱，忍冬花四两，土茯苓十两分作五剂，兼服化毒乙字丸，至七日痛减。半月后，发细疮百余点，其痛顿除，调理四十日痊愈。

一梨园染棉花疮，恐亲友知觉，求医速痊，误服隐药而愈。期月之后，遍身流注作痛，身体振掉不能自持，甚至着床不起。余曰误中轻粉毒也。早服化毒巳字丸，晚服癸字丸，三六九日单服神水，间日服活络丹四十日痊愈。

一商年四十外，五月间耳内生一疮，不知觉。至七月中，阴囊生疮三四枚，亦不识。至十月阴囊头顶生疮共三五十个，其形酷似杨梅，口渴非常，痛不堪忍，虽天寒秽气逼人，十一月始求余治。余曰真少阴症也。日用归脾汤加枸杞、山萸，早服化毒壬字丸，晚服丙字丸，至三十余日全愈。患者内室亦感此毒，作伤热骨痛，即服化毒乙字丸，随生细疮八十余点，半月后痊愈。

一乳母年三十，患乳痈肿痛百日而溃，诸药勿效。秽气异常，延余治之。诊其脉原非乳痈，乃梅疮毒气所遗。穷其因，乳子之父曾患此症，是遗毒外吹，遂用化毒乙字丸兼以四物汤加贝母、丹皮、瓜蒌子、木通、豆蔻、香附、青皮、柴胡，服二十余日而愈。

一参军年四十外，突患癣疮，沿及手足。其形如钱堆起，红紫黑靥褪，退即成白癜，经年不瘳。就余治，遂用人参蛤蚧散兼服化毒辛字丸，半月后又服巳字丸，四十余日乃愈。

一友人子年十七，肄业道院。忽髀厌肿痛，状如横痃，叩余索方，即以汗下化毒之法消之，嗣后肛门生疮，认为痔，以烂药敷之不去。后用红粉霜乃痊。又作筋骨疼痛，后生疮如砂仁，邀余商之。余曰：此症染发不一，小症应当大治。伊父好方士，不从余言，每得一方辄便试之。疗年余，肌肉消瘦，外疮水伏，不起不褪，又加骨痛，头额、腿膝发块，精神衰惫。至技穷，复就余治。乃用八珍汤加忍冬花、五加皮、何首乌兼用化毒戊字丸、壬字丸，早晚间服，至三十日痛止。疮褪又加牛膝、枸杞，至五十日，块消，精神渐复。后服补髓丸而愈。

一青楼年二十，六作骨痛生疮如杨梅，求治之。余用玉枢丹五钱，作二次服，大泻之。每日用子羊肉十两，黄芪两许，土茯苓四两，共煮啖之，兼以化毒丙子丸，服至十三日大疮干褪，即生细疮如痣，随生随褪，疤无异色，月余痊愈。

一司掾年近五十，初夏染疳疮，服大汗大下等药约数斗，至仲冬，肢体剥落，饮食不进，筋骨疼痛，黑斑遍身。耳无闻，目无见，命悬旦夕。余视之，精神惫甚，毒气深固，意不许治。病家笃恳用补脾药，旬日才知食味。方用化毒壬字丸与甲字丸早晚间服，兼饮大补养荣膏，至二十日，每黑癍中生一细疮，随生随褪，肌癍始泽，疼痛全除，内以补髓丸服之，外以药卷纸筒灸耳。耳渐知声，目渐有光，至五十日方辨人语，因倦于药，十年来未能复全听。

一童子年十二，因父母患霉疮而染喉癣延年余，饮食艰难，喉闭声哑。余谓毒气壅于肺道，以至音声不出。每日早服化毒庚字丸，晚服犀角解毒丸。至半月，喉癣始痊。又用琼玉膏，不时噙嚥，至二十日，声出如昔。

一友年近三十，初习医。偶中杨梅疮毒，喉间忽生一疮。如蕈认为喉蛾，大用清凉解毒之药不效。延二百余日，饮食竟不进，垂毙。适余至，其友以症告。余曰：此梅疮症也。次日往视手上有数疮隐肉，遂用化毒丙字丸强吞，以独参汤接饮，间以煎剂调理。至七日，疮发口鼻舌本。至十日外能进粥。又服庚字丸。至二十日后善饭。不服余药，自为调理。

一黄冠年二旬余，染砂仁疮欲速愈。闻方辄试，未满百日而形惫食减，始就余治，诊其脉六部俱沉微而缓，余谓寒凉太过，脾胃受伤，以致饮食不进，外疮水伏，兼之筋骨疼痛，当以补中益胃，使毒气升发而易化。用补中益气汤倍加参术，服至七日，饮食渐增。兼以化毒戊字丸，早晚服之。至半月，疮势起发，筋骨痛定。又更乙字丸，服至二十五日，疮痂尽褪而愈。后服犬补丸一料，元神复旺。

一农年四十余，丙子春初，前阴生疮，状如鼓椎，他处无一点。屡医不效。交冬更服苏州瓶药，以土茯苓煎汤作引，约用百五十斤。至丁丑夏，其疾反重。日夜痛苦，无一刻安卧，其臭甚恶。虽妻儿不敢近。炙之不去，点之不减，方就余治。诊两手脉俱沉微而缓，惟左尺欲绝，是少阴经受病名，曰独脚阳梅疮。向被不经之药妄投，毒将内攻，是以胸膈迷闷，饮食少进。遂用牙皂、升麻、首乌、牛膝、木通、忍冬花煎饮吞获心丹，早晚服壬字化毒丸，至半月方效。更用人参、黄芪、枸杞、牛膝、鹿角、当归、升麻、穿山甲煎服，至二十日外，痛渐减，始得安卧。兼以灵药外敷，至五十日疮褪，毒气将脱，而患者吝费罢药，精神恐未能如旧。

霉疮方法

夫霉疮为患，正气不虚则邪毒不入。如肝气虚，邪毒乘之，则发横痃，或成鱼口，甚则筋疼，疮如砂仁。肾气虚，邪毒乘之，则生下疳，或为蛀梗，甚则骨痛，疮形如烂柿。肺气虚，邪毒乘之，则毒聚于上，不为筋疼，必生疮如花。脾气虚，邪毒乘之，则毒流四肢，不作骨痛，必生疮如痘。心气虚，邪毒乘之，则发大疮，形如杨梅，左右相对而作楚。有一经独虚而邪气独盛者，有两经三经同虚而齐病者，有现于外而满身生疮者，有伏于内而遍体骨痛者，所以出入无常而隐见不一也。当详究脉理，按其毒气有无轻重，应发表则当发表，应攻里则当攻里，应疏利则当疏利，应温补则当温补，应凉解则当凉解，勿令虚实颠倒，断削元神。盖病重而药轻者，但无近效。病轻而药重者，必生他变。所以治此症者，须标本兼治，不可偏施。以攻邪补元为主。

主方

凡染有毒之妓，或与患者接谈，稍有所感，不拘便毒疳疮，或发际生疮，梳下薄屑如麸，或手足肌肤红点如斑隐肉，当服此方，使正气足而邪气自除也。若间服牛黄化毒丸，其效甚捷。

人参 黄芪 川芎 甘草各一钱 当归二钱 忍冬花 汉防己各一钱五分 升麻 防风 山甲各八分

用水二大钟，加生姜三片煎，至半饥时服。渣再煎。

牛黄化毒丹

治已上初见形症。

牛黄四分（须用西黄色鲜黄者 用之乌金黄亦可肝 黄形如笔管厚实者功次之广黄味薄功不及半） 琥珀五分 血竭 制大黄 雄黄 朱砂（须择镜面大块，不涉砂石者用之近有炼丹不就转与药店卖者有大毒不入服药） 白鲜皮 穿山甲 乳香 木香各取头末一钱五分 蝉蜕末二钱 生生乳一钱 没药一钱七分 川贝母三钱

上各制为末，用神曲末五钱，打稠糊入药，捣匀，丸如梧桐子大。另研朱砂为衣，每早空心服十五丸，每晚空腹服十十丸，砂糖汤送下，中病则已。如余毒未尽，药不可撤。服此丸，切忌烦劳恼怒焦躁。茶酒止可用十分之三。

养荣汤

治肝经形症。益其正气，兼服化毒甲字丸，标本同治。

当归三钱 白芍 川芎 丹皮 远志 龙胆草 夏枯草各一钱 青皮 柴

胡各八分

用水二钟，煎八分服。渣再煎，七分服。

甲字化毒丸

治肝经内外前后形症。

升麻二钱　牛黄四分　生生乳配矾石用佐药炼百日而成，成则生生不息。乃此症始末要药。但制度繁费不易修合，如火候不到者服之无验。余识此方，三年始得矾石煅炼得法，十年间屡用屡验，诚千古不易，王道之圣药也。未有此药不可依方修合，议余方之不灵方法已著名　雄黄须择旧坑所产透明不臭者用之，各一钱　朱砂　乳香各一钱七分　月月红　白僵蚕　穿山甲　白鲜皮各取头末一钱五分　广木香　熟大黄　牡丹皮各二钱五分

上各制为末，用神曲末五钱打稠糊入药，捣匀。丸如桐子大，另研朱砂为衣，每早空心服十三丸，每晚空腹服九丸，人参汤下，炒米汤亦可。病重者，逢三六九日加服三丸。元弱者，不必加。病去药减。如余邪未尽，药不可撤。服此丸切忌恼怒焦烦。茶酒止可用十分之三。

补真汤

治肾经形症，益其正气，兼服壬字化毒丸，标本同治。

何首乌　川牛膝　枸杞子各三钱　五加皮　当归身　石斛各二钱　杜仲　黄柏各一钱

用水二大盅，煎八分，食前服，渣再煎服。

壬字化毒丸

治肾经内外前后形症。

虎胫骨酥炙　龟板酥炙　穿山甲脆炙　朱砂各一钱六分　月月红即血余用童子头发月剃者，煅，一钱五分　蝉退末二钱　没药　乳香　白鲜皮　雄黄各一钱五分　生生乳一钱　牛黄五分　土贝母二钱　沉香七分，取沉水色黑，味甜香者用

之　琥珀七分

上各制为末，用神曲末五钱，打稠糊入药捣匀，丸如桐子大，另研朱砂为衣。每早空心服十五丸，每晚空腹服十丸，人参汤送下，枸杞汤亦可。病去药减，如余邪未尽，药不可撤，禁忌同前。

保脾饮

治脾经形症，益其正气，兼服戊字化毒丸。标本同治。

金钗石斛 薏苡仁 忍冬花各二钱 山药 茯苓 牡丹皮 陈皮各一钱 人参 甘草 木香各六分

用水二大盅加枣二枚，煎八分服，渣再煎服。

戊字化毒丸

经脾经前后形症

牛黄四分 升麻 生生乳各一钱 木香 朱砂 雄黄 穿山甲 白鲜皮 乳香各一钱五分，择滴乳不杂砂石者，炙用 制大黄二钱，宜九浸九蒸九晒 每黄十两当耗煮酒五十两入药则泻中有补 威灵仙 没药 血竭 贝母各一钱八分

上各制为末，用神曲末五钱打稠糊，入药捣匀，丸如桐子大，另研朱砂为衣。每早空心服十五丸，每晚空腹服十丸，人参汤送下，奇良汤亦可。病去药减，如余邪未尽，药不可撤。禁忌同前。

益卫散

治肺经形症，益其正气，兼服庚字化毒丸，标本同治。

人参 贝母 白芨 百合 阿胶 桔梗 天冬各一钱 山药 木香 甘草各七分

用水二盅，煎八分，通口服，渣再煎服。

庚字化毒丸

治肺经内外前后形症。

蝉蜕炒去沙土 穿山甲炙 川贝母各二钱 钟乳石（须择湖广产者，长大脆

白用天葵甘草水煮一日研万遍用之，色杂性坚者不用）　生生乳以上各一钱　郁金二钱　牛黄四分五厘　木香　月月红　乳香　白鲜皮　雄黄各一钱五分　朱砂一钱七分

上各制为末，用神曲末五钱打稠糊，入药捣匀，丸如桐子大，另研朱砂为衣。每早空心服十五丸，每晚空腹服十丸，人参汤送下，奇良汤亦可。病去药减。如余毒未尽，药不可撤。禁忌同前。

安神散

治心经形症，益其正气，兼服丙字化毒丸，标本同治。

人参　茯神　黄连　甘草各一两　远志七分　石菖蒲　柏子仁　生地　赤芍　木通各一钱二分

用水二盅加圆肉七枚，煎八分服。渣再煎服。

丙字化毒丸

治心经内外前后形症

牛黄　珍珠各五分　犀角（蜜色味香有棕纹者用之）　瓜儿　血竭　紫草　朱砂　雄黄　白鲜皮　乳香　月月红各一钱五分　姜蚕（酒拌砂去丝）　蝉蜕　山甲各一钱三分　生生乳一钱　赤芍药二钱

上各制为末，用神曲末五钱打稠糊，入药捣匀。丸如桐子大，另研朱砂为衣。每早空心服十六丸，每晚空腹服十一丸，人参汤送下，龙眼汤亦可。病去药减，如余邪未尽，药不可撤。切忌恼怒焦躁，茶酒止可用十分之三。

凡服十干丸，先用滚汤汩咽，清胸中浊气，嗣服丸药，药后啖糕果之类，压丸药下胃日宜尊法，毋忽。

通气饮

治横痃初起，或两髀俱肿作痛。肉未坚实，应服此方。

木通　瓜蒌子各五钱　忍冬花　粉甘草各三钱　贝母　紫苏叶各二钱

用水二大盅，煎八分，空腹服。渣再煎，七分服。

消毒饮

治便毒单生肿硬，大作痛者，服此方。

归尾　粉草　熟大黄　黑丑捣碎各三钱　僵蚕　贝母各二钱

用水酒各一大盅，煎八分，空腹服，渣煎七分服。

单方

治同前

黑丑头末七钱。空腹热酒调服，或汗或下，下后以粥饮止。

五虎汤

治同前。有元气　服之

全蝎　僵蚕　穿山甲炙一钱五分　蜈蚣三条　斑蝥三个去头足，糯米拌炒，生大黄二钱

上研为末，分二次空腹酒服。

内托散

治便毒肿痛，将作脓者服之。

地榆一两　黄芪　粉草　忍冬花　穿山甲　白芷各二钱

用酒二大盅，煎至一钟。空腹服，渣再煎服。

透脓散

治便毒。有脓未破，作痛作胀。

皂角刺　黄芪　牛膝各三钱　川芎一钱　当归尾　穿山甲　忍冬花　汉防己各一钱五分

用水二大钟，煎八分空腹服。渣再煎七分。若服前方不验者，感毒必重，当服甲字化毒丸收功。

解毒汤

治下疳初起。

连翘 荆芥 木通 黄连 生地 牛膝 忍冬花 滑石 甘草 何首乌各等分

用水二大盅，煎八分服，渣再煎七分服。

解毒丸

治同前。

白芷一两 斑蝥四十九个

二物和一处用酒拌，湿透，文火炒燥，拣出斑蝥用白芷、全蝎、胡桃肉各一两二物，新瓦上焙微焦，生大黄一两晒燥，四物共研细末，酒面打糊为丸如绿豆大。每服三钱，热酒送下。

掺药方

治下疳疮

海巴子（煅存性，一名贝子）

研极细，每一两末加冰片五分，五色粉霜三分再研，盛磁罐听用。

又方

雨前芽茶 麻黄细切各一钱五分

连四纸方七寸许，用铅粉钱半擦在纸上，铺前二味卷筒，火灼存性，研细，加冰片一分，再研，盛罐听用。

薰洗方

苦参 川椒 忍冬花各两许

用水三四碗煎数沸，洗薰后，洗疮口拭干，用掺药从四沿掺之，用薰洗掺药不效者，毒中必深，当服壬字化毒丸收功。

加味化毒饮

治下疳疮腐烂陷下有凹，或包皮肿如鸡肫，或肌肤见形如斑如疹，将发疮者，当服此方。

汉防己　当归　忍冬花　白鲜皮　连翘　羌活　川芎各三两　牙皂五钱

上切片分作七帖，每帖加奇良四两，猪胰子一枚，水四碗，煎至二钟，分二次服。渣再煎一盅，服七帖后，倘或不效者，取化毒丸收效。

解表饮

治下疳便毒同起，内作筋骨疼痛者服之。

麻黄　紫苏　桔梗各三钱　川芎　升麻　当归　忍冬花各五钱　僵蚕　蝉蜕各三钱五分　子羊肉十两

用煮酒十碗，煎至三盅，顿服。厚衣盖覆，出汗透为度。其被浸水中，大便去空野。

加味风流饮

治疮初起，不生疳疮便毒者服之。

防风　荆芥　川芎　升麻　鼠黏子　花粉　白鲜皮　僵蚕　甘草　穿山甲　牛膝　何首乌　赤芍　木通　五加皮各等分

用水三大盅，加猪胰半只，奇良一两煎至一碗。热服，取微汗为度。渣再煎服。兼服庚戌二字化毒丸。

牛黄蟾酥丸

发表化毒能治一切疔肿痈疽疮疡。

西黄二钱　蟾酥二钱　麝香二分　朱砂　雄黄　乳香各一钱五分

先以蟾酥切片，热酒化软，将五味细末和蟾酥捣，丸如黍米大。每服七丸，葱头热酒送下，出冷汗为度。

万病解毒丹

治疮毒初起，可作下药，胜用大黄克伐胃气。

山茨菇二两须择严处士，产色紫血价重者方是，白者用之效薄　红芽大戟去木切薄片，取头末，一两五钱　千金子去壳去油，净末，二两　文蛤三两　朱砂　雄黄

各五钱 **麝香**一钱，须择当门子干燥者抵三钱用

上制为细末，以糯米稀粥捣成锭子，量人大小虚实，服一钱上下，白滚汤磨化。

凡患疳疮，便毒未愈，有生疮之兆，预煎此油服之，可免面部生疮。

麻油八两。用自己头发三五钱，煎化作二次服，再服亦可。

凡患疮头面及不便处者，先薰洗后点药，五日即愈。

制生生乳法

煅炼矾石三钱 云母石二钱五分 硝石一两六钱，即盆硝 朱砂液九钱六分，即朱色粉红者为上 晋矾一两二钱 绿矾一两八钱 食盐两半 枯矾五钱六分 青盐三钱五分

上件共研不见星，入羊锡罐内，三方一顶火，俟药化，面上有霜，头起离火，俟冷用。铁盏盖扎盐泥固济，待罐口泥干，入八卦炉内，先用文火候，盏底热微微擦，水加炭平口用武火三香足离火。先用甘草、牙皂各二钱煎浓汁收盏底白丹砂，棉纸包裹浸汁内片时，取出连纸埋土中，三日夜取来晒干。每两加冰麝七厘，辰砂九分共研极细，外用乳香钱二分，滚水炖化和前末研匀为丸。每重一钱一分，外以黄蜡封固，即名生生乳。照方配合服之，刻日奏效。每见公子王孙，沾染此疾，百药无效者，皆因方之不当，药之不真也。余愿此方公之海内，而后世易为采择，永无差误。然世之毒药，古方往往用之，各有制度耳。如水银一物得云母、矾石同炼，其毒即解。不比粉霜、轻粉之醋烈也。余用生生乳，配风药而治大麻风，配痨药而治传尸痨，配虫药而治诸虫疾，配膈药而治噎塞翻，胃配疮药而治顽毒顽癣，久漏骨痛。种种奇效，不独治广疮毒气，之圣药也。大凡药性与禀性有异，人有杀药者，毒药服之，竟不觉察，

奏功亦缓。性有不杀药者，服之便觉眩冒，奏效亦速。所以为医全在活泼。经曰大积大聚，衰其大半而止，不必尽剂，须要体察病情。功效未全者，再宜进药。或间日再服，或停两三日再服。务宜消息增除，毋使过剂，以生药病。

制金鼎砒方法

净白砒二两五钱，研细末　出山铅十六两，开如大豆许，敲为薄片

用小城罐一个，以铅片掺砒末重重叠在罐内，用文火镕化，俟青烟起，白烟来，霜飞罐口方离火冷定，铅面清如水色，如金者，无渣质者为妙。若色青黑，非出山铅也。用之无效。

结毒方法

夫结毒者，霉疮毒气结于四肢百骸，孔窍经络，不易散解，作痛作肿，久则块破，溃烂不已。治此症者，不外乎攻补。攻则毒气去，补则正气强。经曰邪之所凑，其气必虚。虚者，空也无也。譬诸国内虚则人民离散，百祸易起。人之虚者，亦犹是已。又曰不能治其虚，安问其余。盖言虚者为百病之本，宜首举以冠诸症也。

毒结于肝胆二经者，内作筋痛，攻走胁肋。上至于头，下至于足。转侧艰难，手不能举，足不能步。或颈项发块，或破烂上下，或传他经，致生别病，当用乙字化毒丸，兼用煎剂调理。

乙字化毒丸

治以上诸症。

牛黄　丁香　牙皂各五分　琥珀须择体坚燥者用之　郁金　生生乳各一钱　朱砂　雄黄　月月红　白鲜皮　乳香　穿山甲各五钱五分　制大黄二钱　僵蚕四钱

上制为末，用神曲末五钱打稠糊，入药捣匀，丸如桐子大。另研朱砂为衣，每早空心服十三丸，每晚空腹服九丸，人参汤送下，炒米汤亦可。病去药减，如余邪未尽，药不可撤。百日内勿使大劳

大怒，顺时调理。

煎药方

当归二钱 芍药一钱 川芎七分 人参 丹皮各八分 胆草 柴胡 红花各五分 枸杞二钱 石斛一钱五分

用水二钟加莲子十粒，煎八分服。渣再煎。

胃气弱加奇良一两，薏苡三钱；魂不宁加酸枣仁二钱；气不顺加乌药，香附，青皮各一钱；泄泻加白术，山药各一钱五分。

毒结于膀胱并肾经者，内作骨痛，流注上下，抽掣时痛。发块百会，委中，涌泉等穴。或阳物腐烂不已，或阴囊肿胀作溃，或生独脚阳梅疮。或传他经，致生别病，当用癸字化毒丸，兼用煎剂调理。

癸字化毒丸

治已上诸症。

牛黄五分 鹿角屑三钱 沉香 生生乳各一钱 朱砂 雄黄 月月红 白鲜皮 乳香 穿山甲各钱半 神水一钱（用出山铅十斤打薄片二十块，块上贴银箔，取尖底缸二只，一样的上缸开一孔，底中绳穿铅片悬上缸下缸盛米醋、火酒各十斤，缸口架磁盆一个，将缸合好用面条封固，以文火下烧。俟酒醋干，取出盘中者是） 人中白二钱五分择乡间诚实人家不生疮毒疾病者，取制入药有效 制何首乌三钱

上制为末，用神曲末五钱打稠糊，入药捣匀，丸如桐子大，另研朱砂为衣。早空心服十五丸，每晚空腹服九丸，人参汤送下，枸杞汤亦可。病去药减，如余毒未尽，药不可撤。百日内勿使大劳大怒，顺时调理。

煎药方

牛膝 枸杞 山茱萸 五加皮 当归各二钱 何首乌 补骨脂 淫羊藿 川石斛 山药各一钱二分

用水二盅加川椒一撮，煎八分服，渣再煎。

精气不固加菖蒲，人参各一钱，五味四分；内热加熟地，黄柏，牡丹皮各一钱；盗汗加白芍，酸枣仁，麦门冬各一钱二分。

毒结于脾胃二经者，外为小块肌肉蛀烂蔓延，或发大块破溃腿臁，或手足生鹅掌风癣，或传他经致生别病，当用巳字化毒丸，兼用煎剂调理。

巳字化毒丸

治以上诸症。

牛黄 牙皂各五分 木香二钱 生生乳一钱 乳香 没药各一钱七分 穿山甲 白鲜皮 朱砂 雄黄 月月红各一钱五分 熟大黄 僵蚕各二钱 血竭一钱七分

上制末，用神曲末五钱打稠糊，入药捣匀，丸如桐子大，另研朱砂为衣。每早空心服十三丸，每晚空腹服九丸。人参汤送下，砂糖汤亦可。病去药减，如余毒未尽，药不可撤。百日内勿使大劳大怒，顺时调理。

煎药方

茯苓 山药 石斛 陈皮各一钱 薏苡仁三钱 当归二钱 白芍 丹皮各八分 木香 甘草各五分 肉桂三分

用水二盅加砂仁六分，煎至八分服，渣再煎服。

饮食少进，胸中胀闷，加厚朴，豆仁各一钱；有痰加半夏，枳实，白术各一钱；泄泻加肉果，诃子各七分，减当归。

毒结于大肠肺经者，为喉癣，多作痰唾久则成，天白蚁渐蚀，鼻梁低陷；或肌肤生癣，硬靥如钱，色红紫褪过即成白点；或不生癣，竟成白癜风；或传他经，致生别病。当服辛字化毒丸，兼以煎剂调理。

辛字化毒丸

治以上诸症。

白花蛇（真蕲州产者佳） 羚羊角 白鲜皮 牛黄五分 钟乳粉 生生乳各一钱 穿山甲 月月红 乳香 朱砂 雄黄各一钱五分 槐花二钱 神水七分 川贝母二钱 蜂房炙净末一钱

上制末，用神曲末五钱打稠糊，入药捣匀，丸如桐子大，另研朱砂为衣。每早空心服十三丸，每晚空腹服九丸。人参汤送下，熟蜜汤亦可。病去药减，如余邪未尽，药不可撤。百日内勿使大劳大怒。顺时调理。

煎药方

人参 茯苓 天门冬 贝母 当归 玄参各一钱二分 白芍二钱 麦门冬 黄芩各八分 五味子四分

用二盅水加枇杷叶三片，煎八分服，滓再煎。

痰多加白术，天麻，桔红各一钱。

喘急加桑皮，甘草，紫苏子各一钱。

毒结于心小肠经者，毒注瞳仁，似乎内障。或见或不见；或毒聚舌本作肿；或十指惨痛无时；或疮生遍体内，有不易结痂而腐烂不已者；或传他经致生别病。当服丁字化毒丸，兼以煎剂调理。

丁字化毒丸

治已上诸症。

牛黄 珍珠 蜈蚣（去头足，炙）各四分 犀角 生生乳 牙皂各一钱 月月红 白鲜皮 朱砂各一钱七分 雄黄 乳香 穿山甲各一钱五分 琥珀五分 贝母二钱 血竭 郁金 制大黄二钱

上制末，用神曲末五钱打稠糊，入药捣匀，丸如桐子大。另研朱砂为衣。每早空心服十五丸，每晚空腹服十丸，人参汤送下，圆

眼汤亦可。病去药减，如余毒未尽，药不可撤。百日内勿使大劳大怒，顺时调理。

煎药方

人参 茯苓 柏子仁 当归 生地黄各一钱二分 远志 麦门冬 牡丹皮 黄连 甘草各八两

用水二盅加圆眼肉十枚，煎八分服，渣再煎。

不眠加枣仁，栀子各一钱二分；咳嗽加贝母，知母，桑白皮各一钱；咽喉干燥加玄参，连翘各一钱。

心经元阳虚怯畏寒者，加大附子八分，倍人参。

拢毒丸

治生疮时，悮服轻粉、粉霜。服前方无效者，当用此丸间服。

槐花一两 川椒二两 象牙末 黄丹 乳香 没药 人中白各二两 血竭 蜈蚣 穿山甲各一钱 金顶砒 生生乳各一钱

上制末，用神曲末一两五钱打稠糊，入药捣匀，丸如桐子大。另研朱砂为衣。每日早服二十丸，晚服十五丸，土茯苓汤送下。百日内忌房劳、恼怒，日宜食猪肉数两。

又方

用出山铅九斤，打造壶瓶一大把，盛火酒十斤，奇良二十一两，乳香、红花各一两，川椒、龟板各二两。封瓶口坐锅中，水煮一日，夜取出，埋地中三日，去火毒。每日早晚，任意饮数杯。

加味地黄丸。

治病愈后，精血未复者宜服。

熟地黄八两酒煮 山茱萸、山药各四两 茯苓 牡丹皮各二两五钱 泽泻二两 当归身 枸杞子各三两

上各制末，捣熟地极烂，和药。如干加炼蜜再捣。千杵丸如梧

桐子大。每日早晚服二钱，淡盐汤送下。

补髓丸

治病愈后，精髓空虚者，必宜服之。

人参一两 地黄四两 鹿茸一两五钱醋炙 当归四两 枸杞三两 柏子 茯神 白术各二两 麦门冬一两五钱 钟乳粉七钱 沉香五钱 石斛二两

上各制末，炼蜜和丸如桐子大。每日早晚服七十丸，秋石点汤送下，醇酒亦可。

安神丸

治病愈后精神恍惚，升痰动火烦渴。

人参 柏子 当归 麦冬 枣仁各一两 生地 远志 菖蒲 玄参 贝母 黄连 五味各七钱

上各制末，龙眼肉七两熬膏，和丸如绿豆大，辰砂为衣。每服五十丸，灯心汤送下。

加味养亲丸

治妇人病愈后，气血衰少，发热作嗽。

当归三两 熟地 白芍 丹皮各两半 香附四两 人参 贝母 阿胶 山药 茯苓 黄芩 川芎各一两 白术一两

上各制末，炼蜜捣和丸如桐子大。每日早晚服八九十丸，淡盐汤送下。

助胃膏

治脾胃虚弱，饮食少进，肌肤不泽。

奇良二十两 甘草二两炙 枸杞子 补骨脂三两炒 薏苡仁两炒

先用大枣二斤，水三十碗，煎至水减一半，去大枣加前药，文火熬浓，约存汁四钟。加饴糖十两，再熬数沸，盛磁瓶坐冷水内一日。每日服五六次，每次服三钱七，后饮人参汤，其效更速。

凡患筋骨疼痛，先服化毒丸七日，外用后方熨烙。

熨烙方

川乌 草乌 肉桂 军姜 胡葱各等分捣细

煮糯米饮，和药捣匀，敷患处外以火熨之。

凡患喉癣久不愈者，先服化毒丸七日，外用后方吹之。

吹药方

西黄一分 冰片一分 珍珠二分 朱砂八分 象牙末七分 龙骨一钱 瑶球一钱五分裹，金店内用者是

上制共研极细，盛磁罐。患者先用苦茶泊嗽，日吹三五次。

凡患鹅掌风癣，先服化毒丸九日，外用后方薰洗，方可擦药。

薰洗方

用桐油一斤，内活蟾四只。

文火煮之。洗患处拭干，嗣用生鸡脑醮五色粉霜擦患处，以肉熟为度。日一吹，中病则已。

五色粉霜

是外科要药，点梅疮去腐肉，长新肌，能愈诸疮。杀诸虫，敷诸毒。

水银二两，铅一两，火硝四两，白矾三两，青盐八钱。研匀入阳城罐内，文火煨一香，去其湿气，用铁油盏盖口，以铁线扎紧，盐泥封固。先文后武，武火时盏上擦水到三香，离火取出。埋土中二日夜，取出晒干研细，盛罐听用。

膏药方

贴杨梅疮及癣疮、鹅掌风、结毒破烂，拔毒呼脓暖筋骨长肉生肌听用。

千里光自然汁十两，煮酒六两，内当归、大黄、赤芍、肉桂、

生地、玄参、苦参、踯躅花各五钱。文火煎浓约存汁一碗许，收汁。用麻油二十四两加头发三两煎至滴水成珠，入前药汁，文火煎和加研细铅粉、密陀僧各五两，缓缓搅转，俟火候却好，滴水不老不嫩，离开火后，加入研细乳香，没药，黄占，白占各三钱，麝香三分，粉霜一钱，收罐坐水中，出火毒摊贴，须用重汤顿软。

余按脏腑感染，阳阴传遁，配制化毒十于丸以为定法，而服药亦有约，但人之禀性不同。有素服药，有素不服药。素欲素不欲之殊。在患者当请上工酌拟，详脉气禀赋，药性时候，攻补不失，始获全功。

尊生者，不可不察也。

霉疮宜忌

夫宜忌者，即所苦所欲也。五脏各有所宜，五脏各有所忌。如梅疮一症举世未谙，药物宜忌，并饮食宜忌，混同施治。殊不知从其气则和，违其气则有偏胜之害，故凡有益于阳者，必不宜乎阴；有益于阴者，必不宜乎阳。宜于燥者，不宜乎湿；宜于湿者，不宜乎燥。能破散者，不可以治虚；能收敛者，不可以治实。故药物有良毒之难齐，味之莫测有相益、相济、相畏、相恶、相忌、相制之不同，不谙宜忌者，则其失也。罔请以余所见闻者，陈之一友患便毒，其势炽盛，欲速愈，单服大黄五钱。不利又服七钱，亦不利。后加至两许，终不能通。而大黄毒气上攻，七孔流血而毙。染黄疮，服败毒散不效。后服商陆根汁，遂吐泻。经两日不止，药食俱不受，六日而死。一人患杨梅疮毒结于百会穴，破烂两年，诸医不效。偶遇方士传灵砒方即制服之经，七日齿落喉闭，饮食不进而亡。一人生棉花疮，无力赎药，用毒蛇一条，酒煮罄饮即时昏晕，肤理肿裂出水，至五日方知痛，苦其疮犹不愈。一人患疳疮，便毒兼之。筋骨疼痛，数服草药不效。又取活蟾七只，内猪脂煮食，食未毕作吐不已。水浆不进，方延余治，余诊之曰胃气伤也。非大剂人参不治。遂咀人参五钱加乌梅七个同煎，渐饮之。又服一剂，才能进粥。后用化毒甲字丸一料，服尽而愈。一人生鱼口不痊，服大料五虎汤，少顷小便作胀，日夜叫嗷苦不能溺。邀余诊之，余曰乃斑蝥毒气为患，当速解之。即用猪脂二两，糯米、五合粉草五钱长流水煎，顿服。外以葱白、食盐煎汤揉洗。解出血筋数条，始通其毒，仍不减。后又生疮如砂仁，从余调治方愈。噫今之庸愚袭不经之方，投有毒之药。外患未尽。内毒尚存，诸如此类，误莫能拔。宁知脉症相对，名实相符，方可投剂。今以五藏苦欲药物宜忌，谨录于后。

心为君主之官，神明出焉。其华在面，充在血脉，为阳中之太阳。为牡脏通于夏气，神能固守则气血流通，万物系之以兴亡。思虑太过则虚邪从之，病于内伤者十居六七。病于外感者，百无四五调治者，当以安神养血为主，味忌咸。多食咸则脉凝泣而变色。味宜苦。羊肉、小麦、杏薤之属。心苦散缓急，食酸以收之。五味子之属是已。敛则宁静清明，故宜酸以收其缓也。软者和调之，义也。心君本和调邪气乘之，则燥急。故宜用芒硝之酸寒，除其邪热，以软其燥急。坚劲之气使复其平也。以酸补之，泽泻导心气以入肾也。烦劳则虚而生热。故用参芪甘草，甘温以益元气，而虚热自退。故为之泻也。心以下交于肾为泰。炒盐之咸，以润之即得心与肾交也。火空则发盐为水味得之。使心气下降，是既济之道也。有补之义焉，故软即补也。

心经药食所宜。

药宜

【补】人参 茯神 远志 当归 柏子 石菖蒲 红花 天雄 桂心

血余 紫石英 甘草 苜蓿 辰砂 琥珀 乳香 胎元

【泻】升麻 细辛 麻黄 紫草 木通 穿山甲 连翘 贝母 郁金 赤茯苓 蜂房 犀角 珍珠 血竭 片脑 赤小豆 忍冬花 黄连 牛黄 麝

食宜

羊肉 鹿肉 鸡卵 牛乳 犬肉 猪心 火肉 风鱼 淡菜 龙眼 荔枝 芝麻 绿豆 薄（玻）菜 橙 藕 梨 杏 枣

心经药食所忌

药忌

死砂 生砒 轻粉 苦参 麦冬 蛇 韶粉 蜗牛 硝

食忌

石首鱼 蟹 蛏 猪肝 鸭卵 鹅 蚬 蛤 南曲 豆茄 茭白 诸牡血

肝为将军之官，谋虑出焉。血之本，魂之居也。其华在爪，其充在筋，为阳中之少阳，为牡脏通于春气。魂静则至道不乱，木性不动，动则有摧折之意焉。怒甚血不归肝而溢于外。病于外感内伤者居半。味忌辛，多食辛则筋急而爪枯。味宜酸，犬肉、小豆、李、韭之属。肝苦急，急食甘以缓之，甘草之属是已。扶苏条达，木之象也，升发开展魂之用也，故其性欲散，急食辛以散之，解其束缚也。是散即补也。辛可以散，川芎之属是已。若其太过则屈制之。毋使逾分酸可以收，芍药之属是已。急也，敛也。肝性之所苦也，违其性而苦之。肝斯虚矣，补之以辛。是明以散为补也，细辛，生姜，陈皮之属是已。

肝经药食所宜

药宜

【补】当归 川芎 地黄 山萸 酸枣仁 远志 茯神 甘草 阿胶 桂皮 木瓜 乌梅 琥珀 辰砂 龙齿 龟甲 牛黄

【泻】芍药 胆草 柴胡 青皮 忍冬花 香附 丹皮 瓜蒌 菊花 升麻 木通 射干 秦皮 皂角 薄荷 全蝎 穿山甲 降香 羚羊 乳香 片脑 珍珠 胆矾 姜蚕 麝

食宜

犬肉 鸭雁 鹿肉 鲈鱼 火肉 凤鱼 猪肾 鸡卵 葡萄 橄榄 李荠 林檎 马齿苋

肝经药食所忌

【药忌】

死砂 生砒 轻粉 木鳖 胡黄连 商陆

【食忌】

石首鱼 水鸡 鹅 鸭卵 猪肝 虾 茄 蒜 芋 杏 诸血

脾为仓廪之官，五味出焉。主运动磨物之脏，营之居也。其华在唇四白，其充在肌。此为至阴之类。通于土气为牡脏。意平则智无散越。宜健而不宜滞。湿则滞矣，滞则邪气从之。病于内伤者，多半调治者，当以去湿导滞。味忌酸，多食酸则肉胝胁而唇揭味。宜甘，牛肉、粳米、枣、葵之属。脾苦湿，急食苦以燥之，使复其性之所喜，脾斯健矣。白术之苦，温是已。过燥则复欲缓之以甘，甘草之属是已。稼穑之化，故甘先入脾，性欲健，运气旺则行，补之以甘，人参是已。长夏之令，湿热王人脾气，斯困故当急食苦以泻之，黄连之苦寒是已。虚则宜补，炙甘草之甘以益血，大枣之甘以益气，乃所以补其不足也。

脾经药食所宜

药宜

【补】白术 茯苓 人参 黄芪 薏苡仁 山药 陈皮 甘草 苍术 扁豆 川石斛 豆蔻 天麻 当归 奇良 雄黄 辰砂 丁香 葳蕤 山楂

【泻】升麻　白芍　防己　白芷　砂仁　乌药　草果　大黄　灵仙　鼠粘　忍冬花　山甲　皂子　沉香　没药　乳香　山豆根　乌蛇　牛黄　麝

食宜

牛肉　猪肚　鸭　犬肉　鹿肉　鳗鲈　蚶　时鱼　鸡卵　火肉　羊　鲫鱼　猪胰芡　莲肉　枣　荔枝　橄榄　松子　川椒　姜　莱菔　芹

脾经药食所忌

药忌

死砂　生砒　苦参　胡黄连　地黄　胆草　虾蟆　蜈蚣

食忌

石首鱼　鹅　猪肝　鸭卵　雉　虾　南面　菱　梅　柰　糟　醋　榴　韭　诸血

肺为相傅之官，治节出焉。气之木，魄之居也。其华在毛，其充在皮。为阳中之太阴，为牡脏通于秋气。魄安则德修寿延。气常则顺，气变则逆，逆则违其性矣。病于外感者，居半调治者，常以清肃上焦而使气平。味忌苦，多食苦则皮枯而毛折。味宜辛，鸡肉、黄黍、桃、葱之属。肺苦气上逆，急食苦以泻之，黄芩之属是已。其政敛肃，故其性善收，宜食酸以收之，白芍之属是已。贼肺者，热也。肺受热邪，急食辛以泻之，桑白皮之属是已。不敛则气无所管束，是肺失其职也。故宜补之以酸，使遂其收敛之性，是即补也，五味子之属是已。

肺经药食所宜

药宜

【补】人参　黄芪　茯苓　阿胶　白豆仁　木香　桂枝　沙参　蛤蚧　琥珀　钟乳粉　辰砂　牛黄

【泻】麻黄　杏仁　防风　升麻　川贝母　桔梗　羌活　荆芥　桔红

射干　槟榔　薜皮　花粉　牙皂　兰叶　槐花　鼠粘　山甲　姜蚕　神水　片脑　白花蛇　麝

食宜

鸡　猪肺　火肉　凤鱼　猪胰　羊肉　鸡卵　牛　鸽　鹅　胡荽　莱菔　芹　麻　松子　榛子　梨　榧　柿　蜜　葱

肺经药食所忌

药忌

死砂　生砒　苦参　黄连　斑蝥　胡连　天门冬　铅粉　硫黄　葶苈

食忌

石首鱼　虾蟹　鸭卵　猪肝　麸筋　杏　柰　杨梅　银杏　莴苣　诸血

肾为作强之官，伎巧出焉。封脏之本，精之处也。其华在须发，其充在骨。为阴中之少阴，为牡脏通于冬气，志营则骨髓满，实属真阴。其性本润，故恶燥涸，病于腑者，多外感。病于脏者，多内伤。调治者，当以滋阴益精味。忌甘多食甘，则骨痛而齿落。味宜咸，豕肉、大豆、粟、藿之属。肾苦燥，急食辛以润之，知母之属是已。欲坚急，食苦以坚之。盖肾非坚则无以称作强之职，四急以遇湿热则软，遇寒冷则坚。五味以得咸则软，得苦则坚。故宜急食苦以坚之。黄柏味苦，气寒可以坚肾。故宜急食以遂其欲坚之性也。以苦补之是坚即补也，地黄、黄柏是已。咸能软坚即泻也，泽泻是已。虚者精气夺也，然非益精无以为补，故宜熟地黄、黄柏补之。

肾经药食所宜

药宜

【补】熟地　枸杞　山萸　五味　狗脊　川牛膝　当归　杜仲　首乌　故纸　鳖甲　肉桂　蛇床　羊藿　钟乳　益智仁　败龟　鹿茸　附子　五加皮　磁石　阳起石　天灵盖　虎骨　海狗肾　紫河车　红铅

【泻】黄柏 知母 泽泻 独活 沉香 穿山甲 蝉蜕 全蝎 血竭 乌药 琥珀 牛黄 麝

食宜

豕肉 猪肾 腌鸡 甲鱼 鳗鲈 鹿肉 犬肉 鸡卵 火肉 风鱼 雀 芡 胡桃 干笋 栗

肾经药食所忌

药忌

灵砂 灵砒 轻粉 胡连 蟾酥 蜈螂

食忌

牛肉 鹅 石首鱼 鸭卵 猪肝 虾 蛙 鳊鱼 茄 甜菜 荞麦 南面 柑 糖 青梅

宜忌一则，虽不及于伤寒痘疹，投剂少差，死生立判。是证少错，轻必变而为重，重必至于倾危，毫厘千里，毋得忽略。且宜忌不为智者道也。如产后无虚，肝无补法；痘疮不宜汗下；伤寒不宜进补，此数者皆谓粗工不谙病之进退，故有是戒。余观上古哲人治疾，或以毒药攻之。投毒药者，不尽剂也，所以有十去其几之约。殊不知十去其几之约为最难，而又难于识病气之浅深也。明其病气浅深者，又不拘于药之良毒矣。如扁鹊投人毒药，名闻诸候。五石散不忌参术，感应丸芭黄立施，产后以人参五灵脂同剂，此皆古人心契意会，立方之妙。故良将用兵，奇正虚实。互施者，神算故也。业此术者，岂不亦犹良将乎哉。传曰神而明之存乎，其人信夫。

《窦太师外科全书》注疏

窦默（1196—1280年），字汉卿，初名杰，后改名默，字子声。金末至元初时期名医、名臣、名儒，著名理学家、教育家。广平肥乡县（今河北省邯郸市肥乡区）人。窦氏因元兵南下而避兵河南，遇名医李浩，授以"铜人针法"，遂谙针灸术。又习读宋人理学著作，学成后回到原籍。元世祖忽必烈在位时，历任翰林院侍讲学士、昭文馆大学士等职，累赠太师、魏国公，谥号文正。著有《标幽赋》《针经指南》《流注指要赋》《窦太师流注》《指迷赋》《铜人针经密语》等针灸专著，其"流注八穴""补泻在于手指""莫如用针""气至沉紧"等针灸学说，对后世针灸医家颇有影响，为针灸学的发展做出了杰出贡献。

《疮疡经验全书》，又名《窦氏外科全书》，十三卷，旧题宋为窦汉卿撰，实为窦梦麟补辑明代以前诸书而成，故言本书为窦梦麟所著而托其祖名。本书写作风格与《外科启玄》和《外科正宗》相似，以患病部位分类，且主要内容为作者临证记录编撰而成。卷一至卷七，按发病部位及类别，逐一论述外科病证的证治，共八百一十六条；卷八论述痘疮证治，共一百一十七条；卷九至卷十一，论述灸治、开刀法及内服外用方剂等，共三百五十六条；卷十二论述怪症及小儿杂证证治，共一百八十二条；卷十三论述霉疮证治等，共一百二十三条。

全书收录内容丰富，论证确切，各病证、论、图、方无不悉备。所论疾病范围广泛，非仅外科疮疡一门，亦涉及五官、皮肤性病、内科、小儿科、诊法及解剖等诸多方面。辨证讲求细察脉色，审明顺逆，端详善恶，探识深浅。治疗注重针药并用，内外兼施，选方简明，取穴得宜，另附刀针砭烙等手术方法。

窦默论证疮疡痈疽首先辨脏腑经络所属，如言："青疔者，根在肝""黄疔者，脾中受热，根于胃气""赤疔者，根在心""白疔者，大肠虚热，根在肺""黑疔者，膀胱虚热，根在肾""五疔者，皆因……是以蓄其邪毒，浸溃其脏腑，久而发为疔疮"。根据疔之五色，辨析疮疡病证的脏腑定位。其次，强调标本治疗，其言："单乳蛾，左畔虚阳上攻，其肿微红色者，若肺……急用蕌菜酸汁加玄明粉灌之，旋去痰涎，即吹冰片散，再服苏子降气汤、二陈汤、甘桔汤。如厥重不省人事，气欲绝者，急以茱萸研烂，酸醋调涂脚心""风热喉症，由于……其色鲜红，久而紫赤，急用小刀点之，或用芦刀点之，血微出，火已泻矣，再服煎剂并冰片散吹之，甚效""病疡既成，需寻所自""识其标本而攻之"。根据病证缓急，在治疗疮疡痈疽上强调标本兼顾。再次，窦氏擅长引经用药，其将疮疡细分为十三种，并通过辨别病位的深浅、经络的不同，灵活施治。如，在治疗上部疮疡时，窦氏用药主以黄芩、黄连、栀子等，佐以白芷、川芎，白芷归阳明经，配以川芎引药上达头面部；在治疗下部疮疡时，强调以苍术为主、佐以黄柏，苍术归太阴脾经，配黄柏后可祛除下焦湿热。其根据不同病位的疮疡，治疗主清热解毒祛湿剂，辅以不同引经药，灵活运用，以达用方精要。

窦氏不仅医术精湛，还高度重视医生的人文素养，强调医生应遵循"医者仁心"的原则，坚守"不为良相，愿为良医"的精神。其主张医生应以病人为本，摒弃个人私利，公正无私地施治，做到

"大医治病,先发大慈恻隐之心,誓愿普救含灵之苦"。窦氏对医德的重视,不仅在理论上有相关阐述,且在临证中充分践行,彰显出窦氏对医学道德的高度自觉与崇尚追求。

(田 露)

《窦太师外科全书》藏书线索

清康熙三十六年丁丑（1697）桐石山房刻本：天津市人民图书馆。

清康熙五十六年丁酉（1717）浩然楼刻本：北京图书馆、中国科学院、首都图书馆。

鐵鎚指南

针 经 指 南

宋·窦默 著

石江伟 沈 燕 审校

简　介

《针经指南》为窦默撰。窦氏，初名杰，字汉卿，后改名默。民国三十年《蓟县志》卷四《人物·医学》记载：窦汉卿，金时人，善医，妙于针。有死去经日，胸前稍温，针之立起。宋庆历祥符间，治太子疾愈，封为太师。著有《针经指南》及《疮疡经验全书》。

《针经指南》总一卷。收录了"针经标幽赋"和"流注通玄指要赋"等经典针灸文献，并系统介绍了手足三阴三阳十二经表里干支配合及针刺治疗的补泻手法等，是我国针灸学中很有价值的早期著作之一。

本次点校整理以日本抄本为底本，并以人民卫生出版社1983年铅印本《针灸四书》和《黄帝内经》等书进行他校。

《针经指南》目录

朱序······463
  针经标幽赋······464
  流注通玄指要赋······466
  针经直说······467
  络说······469
  络穴说······469
  络穴辨······469
  交经辨······469
  气血问答······470
  手足三阴三阳表里支干配合（系昼夜百刻十二时定体之图说）
······470
  流注八穴序······472
  定八穴所在······473
  八穴主治症······474
  真言补泻手法······483
  《素问》"泻必用方，补必用员"······484
  春夏刺浅，秋冬刺深······484
  呼吸补泻······484

寒热补泻……………………………………………………485

生成数法（生五加）………………………………486

手指补泻……………………………………………………486

迎随补泻……………………………………………………487

夫妇配合……………………………………………………487

古法流注……………………………………………………488

杂忌法…………………………………………………………488

针灸避忌太一之图序…………………………………488

冬至叶蜇宫说………………………………………………489

太一血忌之图………………………………………………490

月内人神所在之图………………………………………490

每月血支……………………………………………………492

每月血忌……………………………………………………492

定十二支人神……………………………………………492

释运气定日下血气法…………………………………492

释流注逐日时开穴法…………………………………493

释流注十二经络所属法………………………………493

释流注十二经动脉源穴所出法……………………494

十二经配十二支…………………………………………494

十二经配合…………………………………………………494

论九针孔穴应候诀………………………………………495

旁通十二经穴流注孔穴图…………………………495

离合真邪直说………………………………………………496

窦汉卿留住指要后序…………………………………497

朱 序

夫医者以愈疾为良，其愈疾之理，莫妙乎针。故知针者，有决病之功，立效之能。且夫学针之士，宜审而刺之，莫纵巨胆，妄为施设，非徒无益，而又害之。要在定孔穴以精于心，是以取神功而应于手，信知除疴见于目下，决病在于手中。是以轩岐开端，越人知要，《素问》隐其奥，《难经》彰其妙，况为针者，岂曰小补之哉。

人受阴阳以生，足一岁之日有三百六十五，肢节亦分三百六十有五穴，象周天之度也。若稽古神圣成天之功，立民之命，爰作针法。针某穴，疗某病，手得之，心应之，非天下之至神，孰能与于此。卢扁尚矣，此法罕传。余先人心友窦先生，以针法活人，尝著《八穴真经》，演之为论为赋，钩深索隐，披泄玄蕴，后学之士，得此一册而熟读之者，思过半矣。余于壬辰（1292年）冬，被旨来南，遍历闽中诸郡，求其所谓《针法》者，皆不获。旧箧中得先生之遗书，敬用锓梓，以广其传。先生名杰，字汉卿，古洺肥乡人，官至太师，以医学传于世云。

时元贞元年（1295年）岁次乙未良月　成和郎福建等外官医提举　燕山朱良能　致之序。

（据《普济方》补）

针经标幽赋

拯救之法，妙用者针。察岁时于天道，定形气于予心。春夏瘦而刺浅，秋冬肥而刺深。不穷经络阴阳，多逢刺禁；既论脏腑虚实，须向经寻。原夫起自中焦，水初下漏。太阴为始，至厥阴而方终；穴出云门，抵期门而最后。正经十二，别络走三百余支；正侧偃伏，气血有六百余候。手足三阳，手走头而头走足；手足三阴，足走腹而胸走手。要识迎随，须明逆顺。况夫阴阳，气血多少为最。厥阴、太阳，少气多血；太阴、少阴，少血多气。而又气多血少者，少阳之分；气盛血多者，阳明之位。先详多少之宜，次察应至之气。轻滑慢而未来，沉涩紧而已至。既至也，量寒热而留疾；未至也，据虚实而候气。气之至也，若鱼吞钩饵之沉浮；气未至也，似闭处幽堂之深邃。气速至而效速，气迟至而不治。观夫九针之法，毫针最微；七星上应，众穴主持。本形金也，有蠲邪扶正之道；短长水也，有决凝开滞之机。定刺象木，或斜或正；口藏比火，进阳补赢。循机扪塞以象土，实应五行而可知。然是一寸六分，包含妙理；虽细拟于毫发，同贯多歧。可平五脏之寒热，能调六腑之实虚。拘挛闭塞，遣八邪而去矣；寒热痛痹，开四关而已之。凡刺者，使本神朝而后入；既刺也，使本神定而气随。神不朝而勿刺，神已定而可施。定脚处，取气血为主意；下手处，认水木是根基。天地人三才也，涌泉同璇玑、百会；上中下三部也，大包与天枢、地机。阳跷、阳维并督脉，主肩背腰腿在表之病；阴跷、阴维、任、冲、带，去心腹胁肋在里之疑。二陵、二跷、二交，似续而交五大；两间、两商、两井，相依而列两支。足见取穴之法，必有分寸；先审自意，次观肉分。或屈伸而得之，或平直而安定。在阳部筋骨之侧，陷下为真；在阴分郄腘之间，动脉相应。取五穴用一穴而必端；取三经用一经而可正。头部与肩部详分，督脉与任脉易定。明标与本，论刺深刺浅之经；住痛移疼，取相交相贯之径。岂不闻，脏腑病，而求门、海、俞、募之微；经络滞，而求原、别、交会之道。更穷四根三结，依标本而刺无不痊；但用八法五门，分主客而针无不效。八脉始终连八会，本是纪纲；十二经络十二原，是为枢要。一日取六十六穴之法，方见幽微；一时取一十二经之原，始知要妙。原夫补泻之法，非呼吸而在手指；速效之功，要交正而识本经。交经缪刺，左有病而右畔取；泻络远针，头有病而脚上针。巨刺与缪刺各异，微针与妙刺相通。观部分，而知经络之虚实，视浮沉，而辨脏腑之寒温。且夫先令针耀，而虑针损；次藏口内，而欲针温。目无外视，手如握虎；心无内慕，如待贵人。左手重而多按，欲令气散；右手轻而徐入，不痛之因。空心恐怯，直立侧而多晕；背目沉掐，坐卧平而没昏。推于十干十变，知孔穴之开阖；论其五行五脏，察日时之旺衰。伏如横弩，应若发机。阴交、阳别而定血晕，阴跷、阴维而下胎衣。痹厥偏枯，迎随俾经络接续；漏崩带下，温补使气血依归。静以久留，停针待之。必准者，取照海治喉中之闭塞；端的处，用大钟治心内之呆痴。大抵疼痛实泻，痒麻虚补。体重节痛而俞居，心下痞满而井主。心胀咽痛，针太冲而必除；脾冷胃疼，泻公孙而立愈。胸满腹痛刺内关，胁疼肋痛针飞虎。筋挛骨痛而补魂门，体热劳嗽而泻魄户。头风头痛，刺申脉与金门；眼痒眼疼，泻光明于地五。泻阴郄，止盗汗，治小儿骨蒸；刺偏历，利小便，医大人水蛊。中风环跳而宜刺，虚损天枢而可取。由是午前卯后，太阴生而疾温；离左酉南，月朔死而速冷。循扪弹努，留吸母而坚长；爪下伸提，疾呼子而嘘短。动退空歇，迎夺右而泻凉；推内进搓，随济左而补暖。慎之！大患危疾，色脉不顺而莫针；寒热风阴，饥饱醉劳而切忌。望不补而晦不泻，弦不夺而朔不济。精其心而穷其法，无灸艾而坏其肌；正其理而求其原，免投针而失其位。避灸处而和四肢，四十有九；禁刺处而除六俞，二十有二。抑又闻，高皇抱疾未瘥，李氏针巨阙而后苏；太子暴死为厥，越人针维会而复醒。肩井、曲池，甄权刺臂痛而复射；悬钟、环跳，华佗刺躄足而立行。秋夫针腰俞而鬼免沉疴；王纂针交俞而妖精立出。刺肝俞与命门，使瞽士视秋毫之末；取少阳与交别，俾聋夫听夏蚋之声。嗟夫！去圣逾远，此道渐坠。或不得意而散其学，或衒其能而犯禁忌。愚庸志浅，难契于玄言；至道渊深，得之者有几。偶述斯言，不敢示诸明达者焉，庶几乎童蒙之心启。

流注通玄指要赋

必欲治病，莫如用针，巧运神机之妙，工开圣理之深。外取砭针，能蠲邪而扶正；中含水火，善回阳而倒阴。原夫络别支殊，经交错综。或沟池溪谷以歧异，或山海丘陵而隙共。斯流派以难揆，在条纲而有统。理繁而昧，纵补泻以何功；法捷而明，自迎随而得用。且如行步难移，太冲最奇。人中除脊膂之强痛，神门去心性之呆痴。风伤项急，始求于风府；头晕目眩，要觅于风池。耳闭须听会而治也，眼痛则合谷以推之。胸结身黄，取涌泉而即可；脑昏目赤，泻攒竹以偏宜。若两肘之拘挛，仗曲池而平扫；四肢之懒惰，凭照海以消除。牙齿痛吕细堪治，头项强承浆可保。太白宣导于气冲，阴陵开通于水道。腹膨而胀，夺内庭兮休迟，筋转而疼，泻承山而在早。大抵脚腕痛，昆仑解愈；膝股疼，阴市能医。痫发癫狂兮，凭后溪而疗理；疟生寒热兮，仗间使以扶持。期门罢胸满血膨而可已，劳宫退胃翻心痛亦何疑。稽夫大敦去七疝之偏坠，王公谓此；三里却五劳之羸瘦，华老言斯。固知腕骨祛黄，然谷泻肾。行间治膝肿、目疾，尺泽去肘疼、筋紧。目昏不见，二间宜取；鼻窒无闻，迎香可引。肩井除两臂难任，丝竹疗头疼不忍。咳嗽寒痰，列缺堪治；眵䁾冷泪，临泣尤准。髋骨将腿痛以祛残，肾俞把腰疼而泻尽。以见越人治尸厥于维会，随手而苏；文伯泻死胎于阴交，应针而陨。圣人于是察麻与痛，分实与虚。实则自外而入也，虚则自内而出欤。是故济母而裨其不足，夺子而平其有馀。观二十七之经络，一一明辨；据四百四之疾症，件件皆除。故得夭柱都无，跻斯民于寿域；几微已判，彰往古之玄书。抑又闻；心胸病，求掌后之大陵；肩背患，责肘前之三里。冷痹肾败，取足阳明之土；连脐腹痛，泻足少阴之水。脊间心后者，针中渚而立瘥；胁下肋边者，刺阳陵而即止。头项痛，拟后溪以安然；腰脚疼，在委中而已矣。夫用针之士，于此理苟能明焉；收祛邪之功，而在乎捻指。

针经直说

手太阳小肠经

踝中（腕骨是也）。肩解（背后缝是也）。

手阳明大肠经

上柱骨（缺盆处横骨是也）。颐（颧处是也）。颧（谓颐骨也）。

足厥阴肝经

足跗（足面是也）。胁（腋下是也）。腘（屈心是也）。巅（头心是也）。人迎（气颡上两傍动脉是也）。股（大腿是也）。督脉（从人中入巅、下项骶是也）。

足少阳胆经

颊车（牙车卷曲二穴是也）。髀厌（膝下腿上节处是也）。辅骨（膝外是也）。绝骨（外踝上是也）。三毛（大指上三毛是也）。马刀挟瘿（胲肘底胲膔是也）。

足少阴肾经

踹内（腿肚是也）。痿厥（节弱是也）。

手少阴心经

锐骨（掌下节骨是也）。

手厥阴心包络经

心包（包裹心之肉是也）。大动（心动是也）。

手太阴肺经

胃口（贲门是也）。腋下、臑内（臂节是也）。

足太阳膀胱经

髃（脊后是也）。膂（脊内傍肉是也）。髀枢（髀骨节是也）。

足阳明胃之经

颐后下廉（面下周环是也）。乳内廉（乳内中间是也）。贲响腹胀（气上撞是也）。上曰膺，下曰胸，骭骨（䯒骨是也）。身以前（只是身前、身后也，又曰面前、背后是也）。

手少阳三焦经

膻中（胸乳之间是也）。

足太阴脾经

核骨（孤拐骨是也）。胻骨（胫足骨是也）。得后（大便是也）。与气（下气是也）。

若拟得与下气注解为说文理，反害经意，不可宗则。王冰之解《素问》，后之明者，多有议论取舍，岂止此一云焉。

络　说

络一十有五；有横络（三百余），有丝络，一万八千。有孙络，不知其纪。

络穴说

络穴正在两经中间。假令立身叉手取之，大指次指端尽处，手腕后高骨缝间，列缺是也。内为手太阴肺经，外为手阳明大肠经，列缺邪交两经之中。若刺络穴，表里皆治，他皆仿此。

络穴辨

流注六十六穴内，无此一十五络穴，一十二经，每经络各有一络穴，外有三络穴：阳跻络，在足太阳经，阴跷络，在足少阴经；脾之大络，在足太阴经，此一十五络穴之辨。

交经辨

足厥阴肝经，内踝八寸，交出足太阴脾经之后；足太阴脾经，却交出足厥阴肝经之前。

气血问答

予问：脉之理果是气邪？果是血邪？答曰：气血之波澜，身体之橐籥，此说特未契理。脉者，陌也，魂魄之生，气血之府也。天地之祖，万物之宗。此说极有气味，吾常拟此。予问：经之理果何意邪？答曰：经者气血经历之路也，故曰经。予问：同身寸之"寸"拟何寸为寸？答曰：以中指、大指相屈如环，取侧纹两角为寸，各随大小取之。问：手太阴经起自肺，何邪？答曰：食入于胃，输精于脾，播气于肺，此之谓也。问曰：周身之穴各有两，如补泻时，只刺病所邪？两穴俱刺邪？答曰：不然，随病左右而补泻之。左则左补泻，右则右补泻。问曰：何为络？答曰：横者为络，络穴一十有五。问曰：《针经》云："灸几壮"，针讫而复灸何也？答曰：针则针，灸则灸；若针而弗灸，若灸而弗针。问曰：荣卫之理，果何为邪？答曰：《难经》云："血为荣，气为卫，荣行脉中，卫行脉外。"问曰：撚针之法，有左有右。何谓之左？何谓之右？答曰：以大指、次指相合，大指往上进，谓之左；大指往下退，谓之右。如内（纳）针时，须索一左一右。

手足三阴三阳表里支干配合
（系昼夜百刻十二时定体之图说）

手太阴肺经配手阳明大肠经相为表里（立手为上）：

手太阴肺经，五穴为阴穴，大指内侧角起，少商、鱼际、太渊、经渠、尺泽。肺属金，在支为未，在干为辛。手阳明大肠经，六穴为阳穴，从大指次指内侧角起，商阳、二间、三间、合谷、阳溪、曲池。大肠属金，在支为卯，在干为庚。——此之谓阴阳表里支干配合也。

手厥阴心包络经配手少阳三焦经相为表里（立手为中）：

手厥阴心包络经，五穴为阴穴，从中指之端起，中冲、劳宫、大陵、间使、曲泽。心包属火，在支为巳，在干为乙。手少阳三焦经，六穴为阳穴，从小指次指之端，去爪甲角起，关冲、液门、中渚、阳池、支沟、天井。三焦属火，在支为寅，在干为甲。——此之谓阴阳表里支干配合也。

手少阴心经配手太阳小肠经相为表里（立手为下）：

手少阴心经，五穴为阴穴，从小指内侧角起，少冲、少府、神门、灵道、少海。心属火，在支为午，在干为丁。手太阳小肠经，六穴为阳穴，从小指之端，去爪甲分起，少泽、前谷、后溪、腕骨、小海。小肠属火，在支为辰，在干为丙。——此之谓阴阳表里支干配合也。

足厥阴肝经配足少阳胆经相为表里：

足厥阴肝经上内踝八寸，交出太阴之后，此所谓交经，五穴为阴穴，从足大趾端起，大敦、行间、太冲、中封、曲泉。肝属木，在支为亥，在干为乙。足少阳胆经，六穴为阳穴，从小趾次趾之端起，窍阴、侠溪、临泣、丘墟、阳辅、阳陵泉。胆属木，在支为申，在干为甲。——此之谓阴阳表里支干配合也。

足太阴脾经配足阳明胃经相为表里：

足太阴脾经，却交入厥阴之前，五穴为阴穴，从大趾内侧端起，隐白、大都、太白、商丘、阴陵泉。脾属土，在支为丑，在干为己。足阳明胃经，六穴为阳穴，从足大趾次趾之端起，厉兑、内庭、陷谷、冲阳、解溪、三里。胃属土，在支为酉，在干为戊。——此之谓阴阳表里支干相配合也。

足少阴肾经配足太阳膀胱经相为表里：

足少阴肾经，五穴为阴穴，从足心陷中起，涌泉、然谷、太溪、复溜、阴谷。肾属水，在支为子，在干为癸。足太阳膀胱经，六穴为阳穴，从小趾外侧起，至阴、通谷、束骨、京骨、昆仑、委中。膀胱属火，在支为戌，在干为壬。——此之谓阴阳表里支干相配合也。

此手足三阴三阳十二经、六十六穴，井荥俞经合，配合金木水火土，经络流注，或交，或正，表里内外，支干配合。诸家针经图说，分析讲解，故从而述其大概，质之于先生而证之，力所不逮，理所未同，复被教诲指诀。仅得泮然冰解，沛然川决、胸臆有学问，幸不致相自矛盾。凡刺孔穴，各有所据经络；究所系疾证、日辰禁忌，虚实补泻，不可不察，深明经（络）之分、孔穴所在。如此者，百无一殆。

手少阳三焦经，手厥阴心包络经直说：

手少阳三焦经，诸阳气之父，属府。

手厥阴心包络经，诸阴血之母，属藏。

流注八穴序

交经八穴者，针道之要也。然不知孰氏之所述，但序云：乃少室隐者之所传也，近代往往用之弥验。予少时尝得其本于山人宋子华，子华以此术行于河淮间四十一年。起危笃，患随手应者，岂胜数哉！予嗜此术，亦何啻伯伦之嗜酒也，第恨斯学之初，心术未偿，手法未成，而兵火荐至，家藏图籍与其旳本悉亡之，今十五年矣，切求而莫之获。近日得之于铜台碑字王氏家，其本悉如旧家所藏，但一二字讹及味之，亦无所害矣。予复试此，一一精捷，疾莫不瘳，苟诊视之明，俾上下合而攻之，如会王师，擒微奸，捕细盗，虽有不获者，寡矣。噫！神乎哉，是术也，今得之，亦天之厚予于是也，多矣。然予之所嗜，非欲以籍此而私己之为也，盖欲民生，举无痒疴疾痛，瘤蠃残瘵之苦而为之也。惟学者亦嗜是焉如是，非予所敢知也。

定八穴所在

公孙二穴，足太阴脾之经。在足大指内侧本节后一寸，陷中。令病人坐蹉两足底，相对取之。合内关穴。

内关二穴，手厥阴心包之经，在手掌后二寸。令病人稳坐，仰手取之。独会。

临泣二穴，足少阳胆之经，在足小指次指本节后一寸，陷中。一云：去侠溪一寸五分。令病人垂足取之。亦合于外关。

外关二穴，手少阳三焦经，在手腕后二寸，别起心主。令病人稳坐，覆手取之。独会。

后溪二穴，手太阳小肠之经，在手小指外侧本节后陷中。令病人稳坐，覆手取之。合申脉。

申脉二穴，足太阳膀胱经，在足外踝下赤白肉际，陷中。令病人重脚坐取之，侧卧取亦得。合于后溪穴。

照海二穴，足少阴肾之经，在足内踝下赤白肉际，陷中。令病人稳坐，足底相对取之。合列缺。

列缺二穴，手太阴肺之经，在手腕后一寸半。两手相叉指头尽处，筋骨罅间取之是。合照海。

八穴主治症

公孙二穴　主治二十七症

九种心痛	心胃
痰膈涎闷	心胃
脐腹痛并胀	三焦胃
胁肋疼痛	心脾
产后血迷	心主
胎衣不下	小肠胃
泄泻不止	大肠胃
疢气疼痛	心胃
里急后重	大肠三焦
伤寒结胸	小肠心
水膈酒痰	肝胃
中满不快，反胃呕吐	胃
腹胁胀满痛	脾胃
肠风下血	大肠包络
大人小儿脱肛不收	大肠肺
气隔	心肺
食隔不下	胃脾
食积疼痛	胃脾
癖气并小儿食癖	小肠心主
儿枕痛	小肠三焦

酒癖	胃三焦
腹鸣	小肠胃
血刺痛	肝脾
小儿脾泻	脾肾
泻腹痛	大肠胃
胸中刺痛	心
疟疾心痛	心包络

右件病证,公孙悉主之。先取公孙,后取内关。

内关二穴　主治二十五症

中满不快	心胃
伤寒不解	心主
心胸痞满	肝胃
吐逆不定	脾胃
胸满痰膈	肺心
腹痛	胃
泄泻滑肠	大肠
酒痰膈痛	心主
米谷不化	胃
横竖痃气	肝胃
小儿脱肛	大肠肺
九种心痛	心主胃
胁肋痛	肝胆
妇人血刺痛	肝
肠鸣	大肠
积块痛	肝脾

男子酒癖	脾肝
水膈并心下痞痛	脾胃
气膈食不下	胃心肺
腹肋胀痛	脾胃心主
肠风下血	大肠
伤寒结胸	胃
里急后重	小肠
食膈不下食	心主胃
疟疾寒热	胆

右件病证，内关悉主之。

临泣二穴　主治二十五症

足跌肿痛	胃
手足麻	小肠三焦
手指战掉	肝心主
赤眼并冷泪	膀胱
咽喉肿痛	三焦
手足挛急	肝肾
胁肋痛	胆
牙齿痛	胃大肠
手足发热	胃心主
解利伤寒	膀胱
腿胯痛	胆
脚膝肿痛	胃肝
四肢不遂	胆
头风肿	膀胱

头项肿	膀胱
浮风瘙痒	肺
身体肿	肾胃
身体麻	肝脾
头目眩晕	膀胱
筋挛骨痛	肝胃
颊腮痛	大肠
雷头风	胆
眼目肿痛	肝心
中风手足不举	肾
耳聋	肾胆

右件病证，临泣悉主之。先取临泣，后取外关。

外关二穴　主治二十七症

肢节肿痛	肾
臂膊冷痛	三焦
鼻衄	肺
手足发热	三焦
手指节痛不能屈	三焦
眉棱中痛	膀胱
手足疼痛	胃
产后恶风	肾胃
伤寒自汗	胃肺
头风	膀胱
四肢不遂	胆胃
筋骨疼痛	肝肾

迎风泪出	肝
赤目疼痛	肝心
腰背肿痛	肾
手足麻痛并无力	胃
眼肿	心
头风掉眩痛	膀胱
伤寒表热	膀胱
破伤风	胃肝
手臂痛	大肠三焦
头项痛	小肠
盗汗	心主
目翳或隐涩	肝
产后身肿	胃肾
腰胯痛	肾
雷头风	胆

右件病证，外关悉主之。

后溪二穴　主治二十四症

手足挛急	肝
手足颤掉	肝三焦
头风痛	三焦膀胱
伤寒不解	膀胱
盗汗不止	肺心
中风不语	包络肝
牙齿痛	胃大肠
癫痫吐沫	胃

腰背强痛	肾
筋骨痛	肝胃
咽喉闭塞	肾肺胃
腮颊肿痛	胃小肠
伤寒项强或痛	膀胱
膝胫肿痛	肾
手足麻	胃
眼赤肿	肝心
伤寒头痛	膀胱
表汗不出	肺胃
冲风泪下	肝胆
破伤风搐	肝
产后汗出恶风	肺
喉痹	肺肝
脚膝腿痛	胃
手麻痹	大肠

右件病证，后溪悉主之。先取后溪，后取申脉。

申脉二穴　主治二十五症

腰背强痛	膀胱
肢节烦痛	肾肝
手足不遂	胃胆
伤寒头痛	膀胱
身体肿满	胃
头面自汗	胃
癫痫	肝

目赤肿痛	膀胱
伤风自汗	胃
头风痒痛	胆
眉棱痛	膀胱
雷头风	胆
手臂痛	大肠
臂冷	三焦
产后自汗	肾
鼻衄	肺
破伤风	肝
肢节肿痛	肾肝
腿膝肿痛	胃
耳聋	肾
手足麻	胆
吹奶	胃
洗头风	膀胱
手足挛	肝肾
产后恶风	肾

右件病证，申脉悉主之。先取申脉，后取后溪。

列缺二穴　主治三十一症

寒痛泄泻	脾
妇人血积或败血	肝
咽喉肿痛	胃
死胎不出及衣不下	肝
牙齿肿痛	胃大肠

小肠气撮痛	小肠
胁癖痛	肝肺
吐唾脓血	肺
咳嗽寒痰	肺
痃气	胃
食噎不下	胃
脐腹撮痛	脾
心腹痛	脾
肠鸣下痢	大肠
痔痒痛、漏血	大肠
腹痛、泻痢	脾
产后腰痛	肾肝
产后发狂	心
产后不语	心包络
米谷不化	脾肾
男子酒癖	胃肝
乳痈肿痛	胃
妇人血块	肝肾
温疟不差	胆
吐逆不止	脾胃
小便下血	小肠
小便不通	膀胱
大便闭塞	大肠
大便脓血	大肠
胸膈痛痞	心胃

诸积聚脓痰膈　　　　　心胃

右件病证，列缺悉主之。先取列缺，后取照海。

照海二穴　主治二十九症

喉咙闭塞　　　　　胃

小腹冷痛　　　　　肾肝

小便淋涩并不通　　膀胱

妇人血晕　　　　　肺肾

膀胱气痛　　　　　膀胱

胎衣不下　　　　　肾

脐腹痛　　　　　　脾

小腹胀满　　　　　小肠

肠癖下血　　　　　大肠

饮食不纳，反胃吐食　胃

男子癖并酒积　　　肺肝

肠鸣下痢腹痛　　　大肠

中满不快　　　　　胃

食不化　　　　　　胃

妇人血积　　　　　脾心主

儿枕痛　　　　　　胃肝

难产　　　　　　　肾肝

泄泻　　　　　　　脾

呕吐　　　　　　　胃

酒疾　　　　　　　脾

疝气　　　　　　　胃

气块　　　　　　　脾肝肾

酒痹	胃肝
气膈	心主
大便不通	大肠
食劳黄	脾胃
肠风痒	大肠
癖痛	肝肺
足热厥	心主

右件病证，照海悉主之。先取照海，后取列缺。

右法先刺主证之穴，随病左右上下所在取之，仍循扪导引，按法祛除，如病未已，必求合穴，未已，则求之，须要停针待气，使上下相接，快然失其所苦，而后出针。

直言补泻手法

补法

左手掐空，右手置针于穴上，令病人咳嗽一声，针入透入腠理，令病人吹气一口，随吹针至分寸，待针头沉紧时，转针头以手循扪，觉气至，却回针头向下，觉针头沉紧，令病人吸气一口，随吸出针，乃闭其穴谓一手急撚孔是也。虚羸、气弱、痒麻者，补之。

泻法

左手掐穴，右手置针于穴上，令病人咳嗽一声，针入腠理，复令病人吸气一口，随吸气入针至分寸，觉针沉紧，转针头向病所，觉气至病若觉病退，便转针头向下，以手循扪，觉针沉紧，令病人吹气一口，随吹气一口而徐出其针，则不闭其穴，命之曰泻。丰肥、坚硬、疼痛者，泻之。

《素问》"泻必用方，补必用员"

夫泻必用方，以气方盛也，以月方满也，以日方温也，以身方定也，以息方吸而内针。及复候其方吸而转针，及复候其方呼而徐引针，故曰泻。

夫补必用"员"，员者行也，行者移也。谓行不宣之气，移谓移未复之脉。故刺必中其荥，乃复候吸而推针至血，故"员"与"方"非针也。余不知圣人之意，请后之明达之士详究焉。

春夏刺浅，秋冬刺深

《内经》曰："病有浮沉，刺有浅深，各正（至）其理，无反（过）其道。"然春夏为阳，其气在外，人气亦浮，凡刺者，故浅取之。秋冬为阴，其气在内，人气在脏，凡刺者，故当深取之。又言："春夏各致一阴，秋冬各致一阳。"秋冬各致一阳者，谓春夏为阳，为阴所养，故刺之各致一阴。秋冬为阴，为阳所养，故刺之各致一阳。春夏温必致一阴者，谓下针至肾肝之部，得其气针便出之，是以"引持之"，阴也。秋冬寒必致一阳者，谓下针浅刺至心肺之部，得其气推而内之，良久出之，是"推内之"，阳也。故《素问》曰："春夏养阳，秋冬养阴"也。

呼吸补泻

补泻者，言呼吸、出内以为其法。然补之时，从卫取气也。取者，言其有也。《素问》曰："必先扪而循之，切而散之，推而按之，弹而努之，爪而下之，通而取之。外引其门，以闭其神，呼尽内针，静以久留。以气至为故，如待贵宾，不知日暮，其气已至，适而自护。候吸引针，气不得出，各在其处，推合其门，令神气存，大气留止，故命曰补。"是取其气而不令气大出也。当泻之时，从荣置气也，置其气而不用也。故《素问》曰："吸则内针，无令气忤，静以久留，无令邪布。吸则转针，以得气为故，候呼引针，呼尽乃去，大气皆出，故命曰泻。"泻者，是置其气而不用也。若阳气不足而阴血有余者，当先补其阳，而后泻其阴。阴血不足而阳气有余者，当先补其阴，而后泻其阳。以此则阴阳调和，荣卫自然通行，此为针之要也。

寒热补泻

假令补冷，先令病人咳嗽一声，得入腠理；复令病人吹气一口，随吹下针，至六七分，渐进肾肝之部，停针。徐徐良久，复退针一豆许，乃撚针，问病人觉热否？然后针至三四分，及心肺之部，又令病人吸气，内针、撚针，使气下行至病所。却外撚针，使气上行，直过所针穴一二寸，乃吸而外撚针出，以手速按其穴，此为补。

夫病后热者，治之以寒也，何如？须其寒者，先刺入阳之分，后得气，推内至阴之分。复令病人地气入而天气出，谨按生成之息数足，其病人自觉清凉矣。夫病恶寒者，治之以热也，何如？须其热者，先刺入阴之分，后得气，徐引针至阳之分，复令病人天气入而地气出，亦谨按生成之息数足，其病人自觉和暖矣。

生成数法（生五加）

冷补之时，使气至病所，更用生成之息数，令病人鼻中吸气、口中出气，按所病脏腑之数，自觉热矣。

当热泻之时，使气至病所，更用生成之息数，令病人鼻中出气、口中吸气，按所病脏腑之数，自觉清凉矣。

手指补泻

《经》云：凡补泻，非必呼吸、出内，而在乎手指，何谓也？故动、摇、进、退、搓、盘、弹、撚、循、扪、摄、按、爪、切者是也。今略备于后。

动：动者，如气不行，将针伸提而已。

退：退者，为补泻欲出针时，各先退针一豆许，然后却留针，方可出之，此为退也。

搓：搓者，凡令人觉热，向外卧针似搓线之貌，勿转太紧。治寒向里卧针，依前转法，以为搓也。

进：进者，凡不得气，男外女内者，及春夏秋冬各有进退之理，此之为进也。

盘：盘者，为如针腹部，于穴内轻盘摇而已，为盘之也。

摇：摇者，凡泻时，欲出针，必须动摇而出是也。

弹：弹者，凡补时，可用大指甲经弹针，使气疾行也。如泻，不可用也。

撚：撚者，以手撚针也。务要识乎左右也，左为外，右为内，慎记耳。

循：循者，凡下针于穴部分经络之处，用手上下循之，使气血往来而已。《经》云：推之则行前，引之则止是也。

扪：扪者，凡补时，用手扪闭其穴是也。

摄：摄者，下针如气涩滞，随经络上，用大指甲上下切，其气血自得通行也。

按：按者，以手按针无得进退，如按切之状是也。

爪：爪者，凡下针用手指作力，置针有准也。

切：切者，凡欲下针，必先用大指甲左右于穴切之，令气血宣切，然后下针，是不伤荣卫也。

迎随补泻

《经》云：东方实而西方虚，泻南方而补北方，何谓也？此实母泻子之法，非只刺一经而已。假令肝木之病实，泻心火之子，补肾水之母，其肝经自得其平矣。五藏皆仿此而行之。

夫妇配合

大言阴与阳，小言夫与妇，阴日阴时则当刺阴干，阳日阳时则当刺阳干，故阴阳者气血也。阴日血先气后，阳日气先血后。经云：荣行脉中，卫行脉外。然阴日虽遇阳时，刺阴干者何也？盖阴日血先行引，气后随血入脉中而行，此为妇有气，夫往从之者，故阴干是也。阳日虽遇阴时，刺阳干者何也？盖阳日气先行引，血后随气流注，在脉外而行，此为夫有气，妇往从之者，故阳干是也，如斯之论，此之谓也。

古法流注

《经》云：其气始从中焦，注手太阴、阳明，阳明注足阳明、太阴，太阴注手少阴、太阳，太阳注足太阳、少阴；少阴注手心主、少阳，少阳注足少阳、厥阴；厥阴注还于手太阴。如环无端，周流不息，昼夜行流，与天同度。此法如气血所主之经络，手一经中井、荥、俞、经、合，迎随而补泻之。亦用东方实而西方虚，泻南方而补北方是也。

杂忌法

杂忌法有数端。《经》云：恶于针石者，不可与言至巧；气血羸劣者，不可刺；久病笃危者，不可刺；大寒大热、大风大雨、大饥大饱、大醉大劳，皆不可刺。然大寒无刺，令病人于无风暖室中，啜以粥食，饮醪酪，令病人无畏寒气，候气血调匀，然后可刺。如此治之，无疾不愈。余皆仿此而行之。《经》云：无刺漉漉之汗，无刺混混之脉，无刺熇熇之热，此之谓也。

针灸避忌太一之图序

《经》曰：太一日游，以冬至之日，始居于叶蛰之宫。从其宫数所在，日徙一处，至九日复反于一。常如是无已，周而复始。此乃太一日游之法也。其旨甚明，别无所隐。奈行针之士，无有知者，纵有知者，秘而不传，致使圣人之法，罕行于世，良可叹也。仆虽非医流，平昔尝留心于医，言之闻之备知其详。知而不述岂仁乎？辄以短见，遂将逐节太一所直之日，编次成图。其图始自，八节得主之日，从其宫至所在之处，首一终九，日徙一宫，至九日复反于一。周而复始，如是次而行之。计每宫各得五日，九之则一节之日悉备。今一一条次，备细开具于逐宫之内，使观者临图，即见逐节太一所直之日在何宫内，乃知人之身体所忌之处，庶得行针之士，知而避之，俾人无忤犯太一之凶，此仆之本意也。仆诚非沽名者，以年齿衰朽，恐身殁之后，圣人之法淹没于世，故编此图，发明厥旨，命工镌石，传其不朽，贵得其法与时偕行焉，览者勿以自衒见诮。时大定丙午岁（1186年）上元日，平水 闭邪瞆叟 述。

冬至叶蛰宫说

巽	离	坤
忌戊辰己巳 阴落宫 立夏 （四）	忌丙午 上天宫 夏至 （九）	忌戊申己未 玄委宫 立秋 （二）
忌乙卯 仓门宫 春分 （三）	忌诸戊己 招遥宫 中州 （五）	忌辛酉 仓果宫 秋分 （七）
忌戊寅己丑 天留宫 立春 （八）	忌壬子 叶蛰宫 冬至 （一）	忌戊戌己亥 新落宫 立冬 （六）

震（左侧） 兑（右侧）
艮 坎 乾

冬至叶蛰宫图按周身立法，取九宫方位。离为上部，中州为中部，坎为下部，巽、坤为二肩臂，震、兑为左右胁，乾、艮为左右二足。太一游至处，禁忌针灸（若起叶蛰宫，取冬至一日为首，他皆仿此）。

太一血忌之图

《经》曰：身形之应九野，左足应立春，其日戊寅、己丑；左胁应春分，其日乙卯；左手应立夏，其日戊辰、己巳；膺喉首头应夏至，其日丙午；右手应立秋，其日戊申、己未；右胁应秋分，其日辛酉；右足应立冬，其日戊戌、己亥；腰尻下窍应冬至，其日壬子；六府膈下三藏应中州，其大概禁太一所在之日及诸戊巳。凡此九者，善候八正所在之处，所主左右上下，身体有疾病疮肿欲治，无以其所直之日刺之，是谓天忌日。

附：针灸杂说

建安后学　窦桂芳　类次

月内人神所在之图

（新添逐日辰忌）

一日在足大指厥阴分，刺之跗肿。

二日在足外踝少阳分，刺之经筋缓。

三日在股内少阴分，刺之少腹痛。

四日在腰太阳分，刺之腰偻无力。

五日在口太阴分，刺灸之舌强。

六日在两手阳明分，刺之咽喉不利一云在足小指。

七日在内踝少阴分，刺灸之阴经筋急。

八日在手腕太阳分，刺灸之腕不收。

九日在尻厥阴分，刺灸之病结。

十日在腰背太阳分，刺灸之腰背偻。

十一日在鼻柱阳明分，刺灸之齿面肿。

十二日在发际少阳分，刺之令人耳重听。

十三日在牙齿少阴分，刺灸之气寒。

十四日在胃脘阳明分，刺之气肿。

十五日在遍身。不宜补泻，针灸大忌。

十六日在胸太阳分，刺之逆息。

十七日在气冲阳明分，刺之难息。

十八日在股内少阴分，刺之引阴气痛。

十九日在足跗阳明分，刺灸之发肿。

二十日在内踝少阴分，刺之经筋挛。

二十一日在手小指太阳分，刺之手不仁。

二十二日在足外踝少阳分，刺之经筋缓。

二十三日在肝及足厥阴分，刺之发转筋。

二十四日在手阳明分，刺灸之咽喉中不利。

二十五日在足阳明分，刺灸之胃气胀。

二十六日在胸太阴分，刺灸之令人喘嗽。

二十七日在膝阳明分，刺之足经厥逆。

二十八日在阴少阴分，刺之少腹急痛。

二十九日在膝胫厥阴分，刺之筋痿少力。

三十日在足跌，此日忌针灸。

每月血支

正月丑　二月寅　三月卯　四月辰
五月巳　六月午　七月未　八月申
九月酉　十月戌　十一月亥　十二月子

每月血忌

正月丑　二月未　三月寅　四月申
五月卯　六月酉　七月辰　八戌
九月巳　十月亥　十一月午　十二月子

定十二支人神

子目丑耳寅胸前，卯齿辰腰巳手间，午心未足申头上，酉膝戌阴亥在胫，此是人神十二支，针灸避之获康安。

释运气定日下血气法

井荥逐日夺时功，十日循还是一宫。血气相迎行脏腑，通流十干本元宗。阳日从卫先行气，阴日从荣血可通。阳日气先脉出外，阴日脉内血先从，气先血后还行腑，行脏荣先气后攻。阳干五行补五脏，阴干行脏五行同。井荥流注俞经合，用建通流日下穷。连转五遭成五十，遍行脏腑五行终。

释流注逐日时开穴法

甲窍阴，乙大敦，丙少泽，丁少冲，戊厉兑，已隐白，庚商阳，辛少商，壬至阴，癸涌泉。

释流注十二经络所属法

手太阴肺经穴
少商鱼际与太渊，经渠尺泽肺相连（肺之经辛）。

手阳明大肠经穴
商阳二三间合谷（四穴），阳溪曲池大肠原（大肠经庚）。

手少阴心经穴
少冲少府属于心，神门灵道少海寻（心之经丁）。

手太阳小肠经穴
少泽前谷后溪腕，阳各小海小肠经（小肠经丙）。

足厥阴肝经穴
大敦行间太冲看，中封曲泉于肝（肝之经乙）。

足少阳胆经穴
窍阴侠溪临泣胆，丘墟阳辅阳陵泉（胆之经甲）。

足太阴脾经穴
隐白大都太白脾，商丘阴陵切要知（脾之经己）。

足少阴肾经穴
涌泉然谷太溪穴，复溜阴谷肾之经（肾之经癸）。

足阳明胃经穴

厉兑内庭陷骨胃,冲阳解溪三里随(胃之经戊)。

足太阳膀胱经穴

至阴通谷束京骨(二穴),昆仑委中是膀胱(膀胱经壬)。

手厥阴心包经穴

中冲劳宫心包络,大陵间使曲泽传(心包络经乙)。

手少阳三焦经穴

关冲液门并中渚,阳池支沟天井原(三焦经申)。

释流注十二经动脉源穴所出法

甲出丘墟乙太冲,丙归腕骨是原中,丁出大陵原内过,戊胃冲阳气可通,己出太白庚合谷,辛缘本出太渊同。壬归京谷期巾过,癸出之时太溪空。

十二经配十二支

寅属肺,卯属大肠,辰属胃,巳属脾,午属心,未属小肠,申属膀胱,酉属肾,戌属心主,亥属三焦,子属胆,丑属肝。

十二经配合

膀胱配肾,胆配肝,脾配胃,肺配大肠,心包络配三焦,心配小肠。

论九针孔穴应候诀

九针者，上应天地，下应四时阴阳。

一天　二地　三人　四时　五音　六律　七星　八风　九野

身形以应：一皮，二肉，三脉，四筋，五声音，六阴阳，七睛齿，八风，九窍。

九针各有攻病之能：一针，二员针，三鍉针，四锋针，五铍针，六圆利针，七毫针，八长针，九火针。

旁通十二经穴流注孔穴图

	肺	心	肝	脾	肾	心包络
春刺井木	少商	少冲	大敦	隐白	涌泉	中冲
夏刺荥火	鱼际	少府	行间	大都	然谷	劳宫
季夏刺腧土	太渊	神门	太冲	太白	太溪	大陵
秋刺经金	经渠	灵道	中封	商丘	复溜	间使
冬刺合水	尺泽	少海	曲泉	阴陵泉	阴谷	曲泽
	大肠	小肠	胆	胃	膀胱	三焦
所出为井金	商阳	少泽	窍阴	厉兑	至阴	关冲
所流为荥水	二间	前谷	侠溪	内庭	通谷	液门
所注为腧木	三间	后溪	临泣	陷谷	束骨	阳池 中渚
所过为原	合谷	腕骨	丘墟	冲阳	京骨	阳池
所行为经火	阳溪	阳谷	阳辅	解溪	昆仑	支沟
所入为合土	曲池	少海	阳陵	三里	委中	天井

离合真邪直说

古有"离合真邪"云者，盖圣人欲使其真邪相离，而勿合之谓也。若邪入于真，则真受其蠹，而不遂其纯一之真，真之不遂，则其所谓真也。罹害有不可言者，真被乎邪，则邪窃其柄，而肆无横逆之。邪既横逆，则其邪为患，复可胜言哉。呜呼！真邪之不可合也如此。胡为真，胡为邪？真之为言也：天理流行，赋与万物，万物得以为生者皆真也，圣人保之如持盈；邪之为言也：天地间非四时五行之正气，而差臻迭至者皆邪也。圣人避之犹矢石，其防微杜渐之严如是，渊有旨哉。盖真立则邪远，邪厉则真残；邪固可除，真尤宜养，养真之道，无须异求。但饮食、男女，节之以限；风寒暑湿，御之以时；复能实慈恕以爱人，虚中襟而应物，念虑必为之防，举止必为之敬，如斯内外交养固备，则吾之生，不求生而生，无期寿而寿矣。不然，摄养少或不严，则六邪乘隙竞入，诸疾交生，众害并作，则吾之真所能存者几希。故圣人忧之，为揆度、权衡机宜所在，示之以克邪之方，使屏之如雪污、拔刺而无遗者以此。古人有云：树德务滋，除恶务本，亦此意也。然去邪之方，经旨俱存，再拜遗诠，敬为节录。

窦汉卿流注指要后序

　　望闻问切，推明得病之源；补泻迎随，揭示用针之要。予于是学，始迄于今，虽常覃思以研精，竟未钩玄而赜隐。哦经传之暇日，承外舅之训言，云及世纷，孰非兵扰。其人也，神无依而心无定；或病之，精必夺而气必衰。兼万国以乱而隔殊，医物绝商而那得。访方有效，历市无求，不若砭功，立排疾势。乃以受教，遂敏求师，前后仅十七年，无一二真个辈。后避屯于蔡邑，方获诀于李君。斯人以针道救疾也，除疼痛于目前，愈瘵疾于指下。信所谓伏如横弩，应若发机，万举万全，百发百中者也。加以好生之念，素无窃利之心。尝谓予曰：天宝不泄于非人，圣道须传于贤者。仆不自揆，遂伸有求之恳，获垂无吝之诚。授穴之所秘者，四十有三；疗疾而弗瘳者，万千无一。遂铭诸心，而著之髓，务拯其困，而扶其危。而后除疼痛迅若手拈，破结聚涣如冰释。夫针也者，果神矣哉！然念兹穴俞或忘，借其声律则易记。辄裁八韵，赋就一篇。讵敢匿于己私，庶共传于同志。

壬辰（1232年）重九前二日谨题

《针经指南》注疏

针刺补泻自《黄帝内经》《难经》而始，但多为名称及治疗原则而无具体实际的操作描述，宋以前文献中见到的针刺补泻方法基本与《黄帝内经》相同。稍后出现的《刺法论》专篇，论针法补泻颇详，是继《黄帝内经》《难经》之后对针刺法的又一次较系统的总结，对金元时期的针法研究产生了很大的影响。

直至金元针灸名医窦汉卿《针经指南》立说之后，才将针刺补泻之具体操作清楚说明，可以说是详细描述手法操作之第一人。窦氏在宋金元理学思潮的影响下，宗素难之意又有所创新，既继承发扬了内难中针刺补泻的理论，又根据自己的临床实践进行发挥，详尽细致地描述了针刺泻法、补法、春夏秋冬刺法、寒热补泻法、呼吸补泻、手指补泻等操作方法，整理规范了补泻术式，以增强针刺效应，为针刺手法的发展奠定了基础。其后琼瑶真人《琼瑶神书》在十四法基础上提出了"琼瑶真人秘传神针手法心授口诀二十四字"，又经徐凤《针灸大全·金针赋》载入，集单复式手法各十四种，对十四字法作了更进一步地论述，归纳为"下针十四法"，成为"发明窦太师针法"的专著。明·高武《针灸聚英》详细地解释了十四法，杨继洲《针灸大成》则将其衍化为"十二字分次第手法"与"下手八法"，可见窦氏手指补泻十四法影响之深远。窦氏创立的寒热补泻法，也可以说是金元之后"烧山火"、"透天凉"法之雏形。

同时窦氏受《铜人腧穴针灸图经》和《子午流注针经》的影响

也较大，其著作中多摘录此二书的内容。此外窦氏对其几位老师的临床经验进行总结，如《流注通玄指要赋》的四十三穴和交经八穴等，并说明这些穴位主治疾病及注意事项，语言简要得当且易于记诵，便于临床医生掌握和应用。

窦默的《针经标幽赋》主要论述刺法、取穴、治疗等针灸学一般问题，是一篇很好的学习针灸的入门读物，为历代医家所重视，先后有王开、徐凤、杨继洲、吴崑、李学川等为此赋作注。而且这种作赋以记载针灸理论、临床经验的方式，以其琅琅上口易诵易记而受到效仿，后世针灸歌赋也由此愈来愈多。

在国家科技工作专项"经穴主治规律和经穴主治国家标准研究"（2005年1月）中，《窦太师针经》是确定国家标准经穴主治文献依据的四支源头文献之一，书中所载腧穴主治及奇穴对现今腧穴主治理论研究具有重要意义。

窦汉卿是中国针灸学术史上一位承前启后的人物，他为后世针刺手法的昌盛起到了重要的促进作用，他的针灸学术理论为元明时期的针灸学术繁荣做出了不可磨灭的贡献，明清时代众多的医家，如徐凤、高武、陈会、汪机、吴崑、杨继洲等，均受到窦氏的影响，并对后世直至现代的针灸理论与临床治疗产生了巨大的影响。

（王博瑶）

《针经指南》藏书线索

日本抄本：中国中医研究院。

跋

中医学是一门防病、治病、养生和延年益寿的科学，与西医学同属于生命科学范畴即医学科学，这是中医学的根本属性；但由于中医学在形成和发展的漫长历史过程中，具有特殊的历史背景，使中医学具有浓厚的中华民族传统文化底蕴和内涵，赋予了中医学文化属性；同时，一个地区的历史、地理、人文环境，又赋予了中医学地域属性。这不仅契合了中医因地制宜的学术思想，也产生了诸如津沽、岭南、钱塘、齐鲁、中原、川蜀、吴中、绍兴等医派，各具特色，这些医学流派对于当地的中医学发展起到了积极的推动作用。

津沽中医在数百年来，不断地发展和融合，形成了具有地方文化特点的医学流派，也有人称为"津沽医派"，其中"汇通学派"影响甚广。它根植于中华传统中医文化沃土之中，又繁殖之于津沽大地上，是中医优秀传统文化的重要部分，也是本市中医药文化的宝贵财富；所以我们必须重视津沽中医文化的收集、挖掘和整理。

在弘扬津沽中医药文化方面，天津市中医药研究院、天津中医药大学等本市各级中医机构，响应2020年天津市卫生健康委员会关于"挖掘中医古医籍"的具体要求，做了一些具体工作。

津沽中医传统文化历史悠久，有着丰厚的文化底蕴。自建卫筑城以来，中医药就保驾这里的人们繁衍生息。同时，也不断涌现出一批蜚声杏林的大家，如宋代窦默，以针术及外科闻名于世；明代蒋仪，有"津人之善医者"之称谓；清代高憩云，以外科见长，能治愈一般外科医家所不能治之大症；近代名医张锡纯，在津创立中西汇通医社，力主中西汇通等。同时，也刊行了大量的中医药书籍，如洪吉人《补注瘟疫论》、寇兰泉《痧症传信方》、丁国瑞《治痢捷要新书》《说疫》、窦默《窦太师外科全书》、高思敬《高憩云外科十种》、徐士銮《医方丛话》、戴绪安《验方汇集》、张锡纯《医学衷中参西录》、毛景义《中西医话》等，彰显了津沽中医在疫病、外科、中西汇通等方面之特色。

这些书籍作为系列丛书出版，我认为有其历史意义和现实意义。

一、有助于厘清津沽中医药历史文化的发展脉络，通过研究津沽医派的形成、发展和演变，可以更好地理解中医药文化的传承和发展过程，从而为中医药文化的保护和传承提供历史依据。

二、有助于总结和传承各家中医的特色理论与临床经验，通过研究津沽医派的学术特点，可以更好地提升本市中医药的临床疗效和学术水平。

三、有助于深化中医学与地方传统文化交融互进关系的客观认识，通过研究津沽医派与津沽传统文化关系，可以更好地推动本市中医药文化的创新性发展和创造性转化。

四、有助于提升研究"津沽医派"的现实意义，通过研究"津沽医派"，可以制定现代中医学术流派评价要素体系，提出发展现代中医学术流派的方略与建议，从而推动中医药教育、学术传承、文化传播等有的放矢地开展。

在此谨祝《津沽中医珍籍》系列丛书陆续问世,并愿中医同道,勤求古训,博采众方,传承精华,守正创新!为中医药事业贡献绵薄之力。

国际欧亚科学院院士
中国中医科学院学部执行委员
国医大师
中央文史馆馆员

张大宁

2025年元月

《津沽中医珍籍》系列丛书总书目

洪天锡《补注瘟疫论》

寇兰皋《痧症传信方》

蒋仪《医镜》《药镜》

戴绪安《验方汇集》《注礼堂医学平举要》

窦默《窦太师外科全书》《针经指南》

徐士銮《医方丛话》

刘济川《外科心法真验指掌》

朱耀荣《三指捷编》

唐载庭《温病析疑》

丁良甫《增补瘟疫论》《治痢捷要新书》《说疫》

张相臣《蘷蕳轩丸散真方汇录》《经验良方》

陈曾源《伤寒课义》《温病讲义》《国医正言》

沈肖卿《伤寒问答》

白之纪《增补痘科辑要》

张砚农《砚斋心悟》（残卷）

房陆《痘科温故集》

高憩云《外科医镜》《逆症汇录》《外科三字经》《外科问答》
　　《六气感证》《五脏六腑图说》《运气指掌》

陈微尘《舌苔新诀》《脉决提纲》《伤寒简要》《温病抉微》
　　《洴澼良规》

王静斋《养生医药浅说》《王氏家传疹科心法》

毛景义《中西医话》

吴卫尔《中华新药物学大辞典》

尚未收集津沽医家之书目

（以下津沽医家之书目，据《中医古籍联合目录》《中国分省医籍考》《津门医粹文物图集》等书籍的记载，并查阅相关地方志所得。此乃珍籍矣，至今不知所处，如能获之，补录其中，何其幸哉。）

窦默《流注指要赋》《六十六穴流注秘诀》《铜人针经密语》
　　《医论》

洪天锡《素问解》《灵枢解》

华光炜《引痘略》《引痘新略》

王春园《针灸学编》《咽喉指掌》

张相臣《白喉忌表征驳义》《张相臣增按亟斋居士达生篇》
　　《医药卫生格言汇编》《民国新本草拾遗》
　　《丸散真方续录》《时证简要》《医案草》

白之纪《刘氏辑要》《自订痘科心法要略》

毛景义《喉科选粹》《本草分经解》《素问注解》《运气指掌》

丁子良《竹园医话》《竹园白话报》《天津竹园报》《竹园丛话》
　　《济世良方》《敬慎医室集效方》《养生简易法》

陈曾源《伤寒注解》《伤寒析经》《方脉讲义》《温痧验方汇编》
　　《疫病翼经》《喉科心经》《瘟病析义》《女科阐经》

赵沛霖《小儿育疗法》

王静斋《古杂病篇诠释》

王绍荫《验方选编》《王氏妇科》

尉稼谦《新国医讲义十四种》《时疫科》《内科杂病学科》
《临症实验录》

陈微尘《四言脉诀》

程介三《医学三字经集注》《痘疹辑要補正》《产宝浅注》
《医库点滴》《治病药方》《广瘟疫论浅注》《医学杂记》
《医学辑要》

杨如候《医学新论》《素灵生理新论》《灵素气化新论》
《温病讲义》《五色诊钩元》

杨达夫《集注叶天士温热论》《温病研究》《内经研究》
《达夫医话》《灵素生理新论》《灵素气化新论》
《温病讲义》《五色诊钩元》《脑病新论》《医学新论》

陆观虎 陆观豹《食用本草学》

王趾周《国医伤寒新解》《传染病中西汇通三篇》
《中西时方妙用》

孙静明《中国医学约编十种》

（2025年春整理）